贵州省研究生教育创新计划项目黔教合
（YJSCXJH〔2020〕014）资助出版

中医心病内科

规培、硕士研究生、执医考试重点百问

■ 孙 刚 郝轩轩 主 编

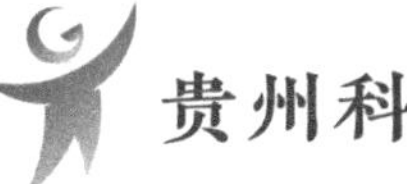

贵州科技出版社

图书在版编目(CIP)数据

中医心病内科规培、硕士研究生、执医考试重点百问/孙刚，郝轩轩主编. -- 贵阳 ：贵州科技出版社，2023.4
ISBN 978-7-5532-1137-4

Ⅰ. ①中… Ⅱ. ①孙… ②郝… Ⅲ. ①心脏血管疾病-中医诊断学-自学参考资料②心脏血管疾病-中医治疗学-自学参考资料 Ⅳ. ①R259.4

中国版本图书馆 CIP 数据核字(2022)第 197986 号

中医心病内科规培、硕士研究生、执医考试重点百问

出版发行	贵州科技出版社
地　　址	贵阳市观山湖区会展东路 SOHO 区 A 座(邮政编码:550081)
网　　址	http://www.gzstph.com
出 版 人	王立红
经　　销	全国各地新华书店
印　　刷	贵州新华印务有限责任公司
版　　次	2023 年 4 月第 1 版
印　　次	2023 年 4 月第 1 次
字　　数	580 千字
印　　张	22.25
开　　本	889 mm×1194 mm　1/16
书　　号	ISBN 978-7-5532-1137-4
定　　价	118.00 元

《中医心病内科规培、硕士研究生、执医考试重点百问》编委会

主　编：孙　刚　郝轩轩

编　委：王　丹　周　琦　郑　涛

吴　娟　徐　廉　苏学旭

王劲红　徐伟伟　郭英普

杨　君　鲁亦捷　谢相屹

封廷约　王占占　邓昭美

游　敏　李　斌　欧阳春泉

杨　涵　岑　悦　孙杨媛雅

审　阅：卫　蓉

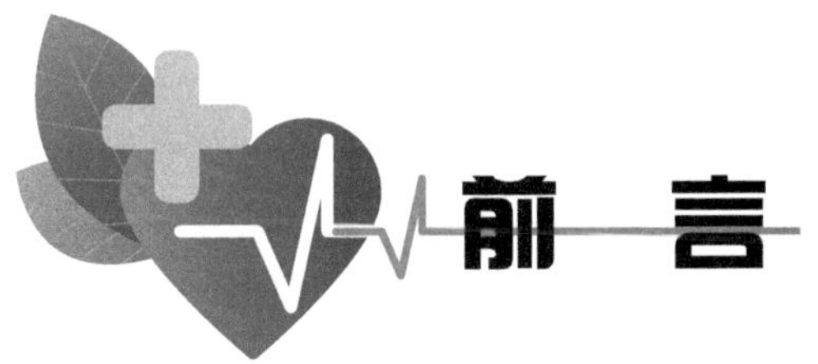

前言

本书是我院①心血管内科(即心病内科)为以研究生、高年级医学生为主体的规培②同学们所编写的一本书。

目前对研究生的培养形式,主要是并轨培养,即学位研究生教育与规培"双轨合一"的培养方式。规培教育为我科的主要教学内容,而培养合格的中医心病内科人才是我科应尽的责任。诚如古语"教然后知困",经过几年的实践,积极围绕规培教育,我们申请了"中医内科学心血管专业研究生教材建设探索研究",并得到贵州省教育厅、贵州省研究生教育创新计划项目等的大力支持。通过开展针对性的调查研究,并对研究生规培教学中各项意见进行分析,我们发现规培教学存在考试内容与教学内容不一致、临床教材缺失的问题。我们意识到有必要编写一本系统的读本,并希望其能达到如下目的:

1. 系统构建中医心病理论。中医心病在理论和实践中与现代心血管疾病既有交叉重叠,又有其特殊的一面。正确认识两者关系,既有利于传承和发展中医心病理论,又可发挥中医药的优势。

2. 体现中医心病学术内涵。追本溯源,中医心病的内涵根植于《黄帝内经》"心主血脉""心主神明"两大主题。心主血脉涉及胸痹心痛、汗证、心悸、心衰,而心主神明涉及癫病、狂病、郁病、不寐。其中汗证、不寐、癫病、狂病、郁病均按规培结业实践技能考核大纲和研究生考试大纲进行了补充。

3. 体现临床实践中规范的现代治疗。现代医学为临床实践提供了规范和指南,是规培教学中的重要内容。通过对规培结业实践技能考核大纲和执业医师资格考试大纲的解读,我们补充了心肌病、心律失常、心包疾病、外周血管病、肺动脉高压及肺心病、血脂异常等内容。

4. 引导思维,传授方法。在上述内容的基础上,我们希望本书能通过临床教学,激励读者思维,构建理、法、方、药为一体的中医辨证体系,同时建立现代医学逻辑,构建诊断规范、用药合理的西医临床过程,并于附录中完善了心病内科中医经典论述、心病常用方剂及中成

①指贵州中医药大学第一附属医院,后同。

②指住院医师规范化培训。

药等。

本书由贵州中医药大学第一附属医院心血管内科全体医生编写，其中王劲红医生、鲁亦捷医生结合病历质量控制，完成了病历书写，研究生杨涵、李斌、游敏、岑悦参与了文字工作，南京中医药大学医学系九年制学生孙杨媛雅参与了附录的整理。书中图片大部分来自本院临床病例，少部分为引用（亦标明来源）。本书得到贵州中医药大学研究生处，贵州省教育厅，贵州中医药大学第一附属医院医教科、规培办的大力支持，贵州中医药大学第一附属医院卫蓉教授提出了宝贵建议并审阅了文稿，在此一并致谢。

希望本书能为相关学生提供帮助，成为陪伴各位读者完成学习、应对考试征途上的良师益友。因编者水平有限，不足之处在所难免，望读者、专家不吝指正，为不断提高临床医学教学水平，一起来努力！

孙　刚

2022 年 1 月

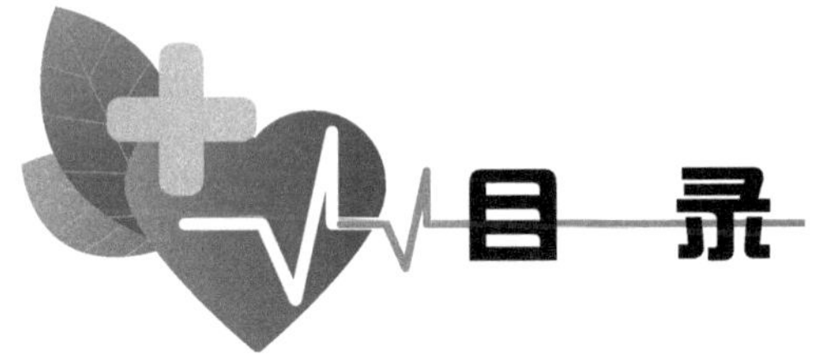

目录

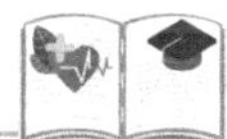

上篇　心病基础

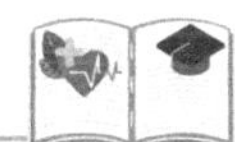

第一章　心血管系统

【基本知识】

心血管系统的主要功能是提供血液循环的动力，保障物质运输，将由消化系统吸收的营养物质和肺摄入的氧运送到全身各系统器官的组织和细胞，同时将组织和细胞产生的溶于水的代谢产物及二氧化碳运送到肾、皮肤、肺排出体外，以保证机体新陈代谢不断进行；将内分泌系统所分泌的激素与生物活性物质输送至相应的靶器官，以实现机体的体液调节。此外，心血管系统可分泌血管活性物质，如心房钠尿肽；血管内皮细胞可合成与分泌内皮素、内皮细胞生长因子等，参与机体多种功能的调节。

第一节　心血管系统构成

（一）心血管系统由什么构成？

心血管系统又称循环系统，由心、动脉、静脉和毛细血管等构成，维持正常的血液循环。

1. 心（heart）

心由心肌组成，是血液循环的“动力泵”。心腔被房间隔和室间隔分为互不相通的左、右两半，又经房室口分为心房和心室，故心有4个心腔：左心房、左心室、右心房和右心室。同侧的心房和心室之间借房室口相通，心房接受静脉，以引流血液回心；心室发出动脉，以输送血液出心，左心房室口、右心房室口和动脉口均有瓣膜，可顺血流而开放，逆血流而关闭，以保证血液定向流动。

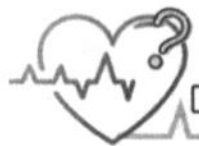

2. 动脉(artery)

动脉是运送血液离心的血管。由心室发出的血管称为动脉,在行程中不断分细,最后移行为毛细血管。动脉内血液压力高,流速较快,因而动脉管壁较厚,具富有弹性和收缩性等特点。在活体的某些部位还可扪及动脉随心跳而搏动。

3. 静脉(vein)

静脉是引导血液回心的血管。小静脉由毛细血管静脉端汇合而成,最后汇入心房。与动脉相比,静脉管壁薄,管腔大(即容积较大),弹性小。

4. 毛细血管(capillary)

毛细血管是连接动脉、静脉的管道,并彼此吻合成网。毛细血管数量多,管壁薄,通透性大,管内血流缓慢,是血液与组织液进行物质交换的场所。

(二)循环系统有哪些?

在神经体液调节下,血液在心血管系统中循环不息。人体主要的循环系统有体循环和肺循环。

1. 体循环

血液由左心室搏出,经主动脉及其分支到达全身毛细血管,血液通过毛细血管壁与周围的组织、细胞进行物质和气体交换,再通过各级静脉回流,最后经上腔静脉、下腔静脉及冠状窦回至右心房。

2. 肺循环

血液由右心室搏出,经肺动脉干及其各级分支到达肺泡毛细血管进行气体交换,再经各级静脉回至左心房。

体循环和肺循环同时进行,体循环以动脉血滋养全身各部器官,并将全身各部的代谢产物及二氧化碳运回心,而肺循环使静脉血转变成含氧饱和的动脉血。

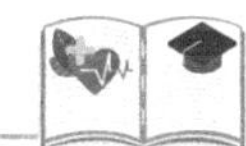

第二节　心的解剖

【基本知识】

心是一个中空的肌性器官，周围裹以心包，位于胸腔的中纵隔内，长轴由右上斜向左下，与身体正中线呈45°。心的位置可因体形和体位的不同有所改变，大小约与本人拳头相近。

1. 心的位置

心约2/3在身体正中矢状面的左侧，1/3在右侧。心的前方对向胸骨体和第2~6肋软骨，大部分被肺和胸膜遮盖，只有一小部分与胸骨体下部左半及左侧第4、5肋软骨接触，在心包前形成了一个没有胸膜被覆的裸区。心的后方平对第5~8胸椎，与食管和胸主动脉等相邻。心的下方是膈。心的两侧与胸膜腔和肺相邻。

2. 心的外形

心似前后略扁倒置的圆锥体，外形可分为一尖、一底、两面、三缘、四沟。

1）一尖

一尖指心尖。心尖圆钝、游离，朝向左前下方，由左心室构成，体表位置在左侧第5肋间隙、左锁骨中线内侧1~2 cm处，活体在此处可触及心尖的搏动。

2）一底

一底指心底。心底近似四方形，朝向右后上方，主要由左心房和小部分右心房构成。自心底中央到心尖为心的长轴，此轴与正中矢状面成45°。

3）两面

两面指胸肋面和膈面。①心的前面为胸肋面，大部分由右心房和右心室构成，小部分由左心耳和左心室构成。②心的下面为膈面，几乎呈水平位，贴于膈上，由左、右心室构成。

4）三缘

三缘指右缘、左缘和下缘。①心的右缘由右心房构成。②心的左缘圆钝，大部分为左心室，小部分为左心耳。③心的下缘近似水平位，较锐，由右心室和心尖构成。

5）四沟

四沟指心的表面有4条沟，其可作为4个心腔的表面分界。①冠状沟：近心底处，有一几乎呈环形的冠状沟，又称房室沟，是心房与心室在心表面的分界标志。②前室间沟和后室间沟：自冠状沟向下至心尖右侧的纵沟，在胸肋面形成前室间沟，在膈面形成后室间沟，是左、右心室在心表面的分界标志。③后房间沟：在心底，右心房与右肺上静脉、肺下静脉交界处的浅沟,称后房间沟。

3. 心腔

心有右心房、右心室、左心房、左心室 4 个腔。左心房、右心房间的房间隔和左心室、右心室间的室间隔将心腔分为互不相通的左、右两半。每侧心房和心室间借房室口相通。心在发育过程中沿其长轴轻度向左旋转,故右半心大部分位于右前面,左半心大部分位于左后面。

1) *右心房*

右心房构成心的右上部,是心腔中最靠右侧的部分,壁薄腔大。右心房前上部向左突出成三角形盲囊,称右心耳。右心房后部的内壁光滑,内有上腔静脉口、下腔静脉口和冠状窦口,这也是右心房的入口,分别引导人体上半身、下半身和心本身的静脉血回流入右心房。右房室口是右心房的出口,下通右心室。(【知识拓展 A】)

2) *右心室*

右心室位于右心房的左前下方,直接位于胸骨体下半部分和左侧第 4、5 肋软骨的后方。在胸骨左缘第 4 肋间隙做心内注射多注入右心室。右心室的入口为右房室口,出口为肺动脉口。

右房室口周缘有致密结缔组织构成的纤维环(三尖瓣环),环上附有 3 片略呈三角形的瓣膜,称三尖瓣(即右房室瓣),按其位置分为前尖、后尖和隔侧尖。当心室收缩时,由于血液的推动使三尖瓣对合而关闭房室口,而乳头肌的收缩和腱索的牵拉,使三尖瓣不致翻向右心房,以防止右心室的血液逆流回右心房。

右心室流出道位于右心室的左上部,肺动脉口上通肺动脉干,肺动脉口周缘的纤维环为肺动脉瓣环,环上附有 3 个半月形的瓣膜,称肺动脉瓣。当心室收缩时,血液冲开肺动脉瓣流入肺动脉;当心室舒张时,肺动脉瓣被倒流的血液推动而关闭,阻止肺动脉的血液逆流回右心室。

3) *左心房*

左心房位于右心房的左后方,后方与食管相毗邻。左心房扩大时可压迫食管。左心房向左前方突出的部分称左心耳。左心房后壁两侧各有 1 个入口,为 2 对肺静脉的开口。左心房的出口为左房室口,下通左心室。

4) *左心室*

左心室位于右心室的左后下方。左心室壁厚 9~12 mm,是右心室壁厚度的 3 倍。左心室的入口为左房室口,出口为主动脉口。

左房室口周缘有致密结缔组织构成的纤维环,为二尖瓣环,环上附有二尖瓣。按其位置分为前尖和后尖,前尖较大,呈半卵圆形;后尖较小,略似长条形。各尖瓣的游离缘和室面也借腱索连于乳头肌。左心室有前、后 2 组乳头肌,所发腱索也连于相邻的 2 个瓣膜上。二尖瓣环、二尖瓣、腱索和乳头肌在结构和功能上是一个整体,统称二尖瓣复合体,其功能是心室

收缩时防止血液逆流。

左心室流出道为主动脉口。主动脉口周缘的纤维环为主动脉瓣环，环上也附有3个半月形的瓣膜，称主动脉瓣。当左心室收缩时，二尖瓣关闭，主动脉瓣开放，血液流入主动脉。当左心室舒张时，主动脉瓣关闭，二尖瓣开放，左心房的血液流入左心室。

4. 心的血管

心自身血液供应来自升主动脉发出的左、右冠状动脉，并经冠状窦回流入右心房。心本身的血液循环称为冠脉循环。(【知识拓展B】)

1) *左冠状动脉*

起自主动脉左窦(左后窦)。由左心耳与肺动脉干之间进入冠状沟，然后分为前室间支和旋支，或可发出第3支血管，即中间支。①前室间支又称前降支，是左冠状动脉的延续，起始处外径平均约4 mm。它沿前室间沟下行至心尖切迹，多数绕至后面在后室间沟上行至下1/3处。②旋支又称左旋支，沿冠状沟绕至左心室后面。旋支及其沿途发出的分支分布于左心房、左心室部分前壁、左心室侧壁、左心室后壁的一部分或大部分等。

2) *右冠状动脉*

起自主动脉右窦(前窦)。由右心耳与肺动脉干之间进入冠状沟，绕至心的后面房室交点处分为2个终支，即后室间支和右旋支(或左心室后支)。右冠状动脉主要分布于右心房、右心室前壁大部分、右心室侧壁、右心室后壁及左心室后壁的一部分、室间隔后1/3、窦房结和房室结等。

3) *冠状动脉的分布类型*

左、右冠状动脉在心的胸肋面分布比较恒定，但在心的膈面的分布范围变异较大。依据左、右冠状动脉在膈面分布的范围，学者将冠状动脉的分布类型分为3型。①右优势型：右冠状动脉分布于右心室膈面和左心室膈面的一部分或全部。此型占冠状动脉分布类型的65.7%。②均衡型：左冠状动脉的旋支和右冠状动脉分别分布于左、右心室的膈面，互不越过房室交点和后室间沟。此型占冠状动脉分布类型的28.7%。③左优势型：左冠状动脉的旋支除分布于左心室膈面外，还越过房室交点和后室间沟，分布于右心室膈面的一部分。此型占冠状动脉分布类型的5.6%。

4) *心的静脉*

冠状窦位于心后面的冠状沟内。心的静脉血约有90%由冠状窦流入右心房。

5. 心的神经

心的神经包括内脏运动神经和内脏感觉神经2类，其中内脏运动神经纤维主要来自交感干和迷走神经的心支，在主动脉弓的下方和后方形成心丛，再由心丛发出纤维随冠状动脉进入心壁，少数纤维直接进入心房。

1)内脏运动神经

内脏运动神经包括交感神经和副交感神经。①交感神经兴奋时,心率加快、心肌收缩力加强及冠状动脉舒张。②副交感神经兴奋时,心率减慢、心肌收缩力减弱。

2)内脏感觉神经

心内膜有丰富的感觉神经纤维。感觉神经纤维在交感神经和迷走神经的心支中上行,终于脊髓和延髓。传导心痛觉的神经纤维,沿交感神经行走(颈心上神经除外)至脊髓胸1~4或1~5节段。与心反射有关的感觉神经纤维,沿迷走神经行走,进入延髓。当发生心绞痛时,常在胸前区及左上臂内侧感到疼痛(牵涉痛)。(【知识拓展C】)

6. 心包

心包是包裹心及出入心的大血管根部的圆锥形纤维浆膜囊,可分为浆膜心包(内层)和纤维心包(外层)2个部分。

1)纤维心包

纤维心包由结缔组织构成,包裹于浆膜心包壁层的外面。它向上移行于大血管的外膜,下方紧附于膈的中心腱,前方及两侧附着于纵隔胸膜、胸骨体下部左半部分及第4、5肋软骨,后方与食管和胸主动脉的结缔组织相连。

2)浆膜心包

浆膜心包由浆膜构成,分为脏层和壁层。脏层形成心外膜;壁层附着于纤维心包的内面。脏层和壁层在进出心的大血管根部互相移行。脏层和壁层之间的腔隙称心包腔,内含少量浆液,起润滑作用。在心包腔内,脏层和壁层转折处的间隙称心包窦。

【知识拓展A】

右心房前部的内面有许多平行的肌隆起,称梳状肌。梳状肌延伸至右心耳内面,其肌束交错呈网状,而当心功能发生障碍时血流易在此处淤积形成血凝块,血凝块脱落成栓子可引起血栓。

右心房的后内侧壁为房间隔,在房间隔右侧面中下部有一浅窝,称卵圆窝。卵圆窝是胎儿时期卵圆孔闭合后的遗迹。房间隔缺损多发生于此处。

【知识拓展B】

左、右冠状动脉存在许多吻合,但吻合支细小,因此,当其中的血管发生急性梗死时,侧支循环不能形成,易致心肌缺血坏死。

【知识拓展C】

在心绞痛时,酸性代谢产生刺激的神经为内脏运动神经,故其胸痛性质不是体神经刺激的锐痛,多表现为钝痛、闷痛压迫,同时因其涉及多个神经节段,所以还会有牵涉痛,可放射

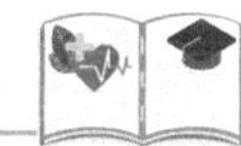

至手臂内侧、无名指、小指。

(三)心传导系的功能和构成有哪些?

心的机械活动由心电活动触发,由起搏细胞和心传导系构成。心传导系由特殊的心肌纤维构成,其功能是产生并传导冲动,维持心正常的节律性搏动。心传导系包括窦房结,结间束,房室结,房室束及其分出的左、右束支,浦肯野(Purkinje)纤维网。

1. 窦房结

窦房结位于上腔静脉与右心房交界处的界沟上端的心外膜深面,其中央有窦房结动脉通过。窦房结内有能自动去极化产生兴奋的起搏细胞,简称P细胞。窦房结是心的正常起搏点。

2. 结间束

窦房结产生的兴奋由结间束传导至房室结。结间束分为3束下行,包括前结间束、中结间束、后结间束。

3. 房室结

房室结位于房间隔下部,冠状窦口上方的心内膜下。房室结内纤维交织成迷路状,形成保护性阻滞。

4. 房室束

房室束又称希氏(His)束,起自房室结前端,然后分为左、右束支。①右束支,从室间隔下缘沿室间隔的右心室面向前下走行,分支连于心内膜下Purkinje纤维网。②左束支,在室间隔的左心室面呈瀑布状向前、后散开,因此,大致将散开的分支分成左前上支、左后下支和室间隔支3组,这3组分支分别下行到达前乳头肌、后乳头肌和室间隔,再分支连于心内膜下Purkinje纤维网。

5. Purkinje纤维网

房室束左、右束支的分支在心内膜下交织成心内膜下网,即Purkinje纤维网。该网深入心室肌形成心肌内Purkinje纤维网。由窦房结发出的节律性冲动,最终通过Purkinje纤维,由心内膜传向心外膜,并分别兴奋心房肌和心室肌,从而引起心的节律性搏动。

(郝轩轩)

第三节 心的生化检查

（四）心肌损伤标志物应具备什么样的性质才能较好地服务临床？

优质的心肌损伤标志物应具备以下特点：①快速，应在疾病早期即有表达。②高敏感性、高特异性，能准确地做出诊断。③有一定的持续时间，以便判断疾病时期。④对预后有一定的评判价值。

【知识拓展】

心及血管可以分泌各种心血管活性物质参与机体的代谢，在纠正血流动力学异常，改善血管容量和动力上发挥重要作用。在生理和病理状态下，可以通过血中相关生化指标的水平来了解机体状况。

1. 利尿钠肽

利尿钠肽是心衰（heart failure，HF）诊断、患者管理、临床事件风险评估的重要指标，临床上常用的指标是脑钠肽或 B 型利尿钠肽（brain natriuretic peptide，BNP）及 N 端脑钠肽前体（NT-proBNP）。未经治疗者若利尿钠肽水平正常可基本排除心衰诊断，已接受治疗者若利尿钠肽水平高则提示预后差，但左心室肥厚、心动过速、心肌缺血、肺动脉栓塞、慢性阻塞性肺疾病（chronic obstructive pulmonary disease，COPD）等缺氧状态，肾功能不全，肝硬化，感染，败血症，高龄等均可引起利尿钠肽水平升高，临证时应加以分析。

利尿钠肽的临床检测已成为心衰诊治各环节的重要指标，在临床上是心血管疾病患者心功能评价的必查项目。

1）用于心衰的排除诊断

急性心衰：BNP<100 ng/L，NT-proBNP<300 ng/L。

慢性心衰：BNP<35 ng/L，NT-proBNP<125 ng/L，但其敏感性和特异性较急性心衰低。

2）用于心衰的确定诊断

急性心衰：NT-proBNP 的诊断阈值需根据患者年龄和肾功能调整。50 岁以下 NT-proBNP>450 ng/L；50 岁以上 NT-proBNP>900 ng/L；75 岁以上 NT-proBNP>1800 ng/L；肾功能不全（肾小球滤过率< 60 mL/min）NT-proBNP>1200 ng/L。

3）用于心衰的预后评判

BNP/NT-proBNP 还有助于心衰患者预后的评估，若经过治疗其水平仍居高不下，常提

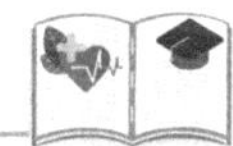

示预后不良。

2. 心肌肌钙蛋白T(cTnT)

肌钙蛋白(troponin,Tn)是肌肉收缩的调节蛋白,由3个亚基即肌钙蛋白c(TnC)、肌钙蛋白T(TnT)和肌钙蛋白I(TnI)组成。其中,TnT有快骨骼肌型(fsTnT)、慢骨骼肌型(ssTnT)和心肌型(cTnT)。绝大多数cTnT以复合物的形式存在于细丝上,而6%~8%的cTnT以游离的形式存在于心肌细胞质中。当心肌细胞损伤时,cTnT便被释放到血清中。因此,cTnT水平变化对诊断心肌缺血损伤的严重程度有重要价值。

1)cTnT的参考值

cTnT正常参考值0.02~0.13 μg/L。cTnT>0.2 μg/L,为临界值。当cTnT>0.5 μg/L时,可以诊断为急性心肌梗死(acute myocardial infarction,AMI)。

由于心肌肌钙蛋白(cTn)的相对分子质量较小,心肌损伤后游离的cTn从心肌细胞质释放入血,使血清cTn水平迅速升高,其升高的倍数往往会超过肌酸激酶(creatine kinase,CK)或肌酸激酶同工酶(CK-MB)升高的倍数。

cTn升高所需时间与CK-MB相似,但其释放所持续的时间较长,因而可保持cTn较长时间的高水平状态。

2)cTnT的临床意义

(1)诊断急性心肌梗死:cTnT是诊断急性心肌梗死的确定性标志物。急性心肌梗死发病后3~6 h cTnT水平即升高,10~24 h cTnT水平达峰值,其峰值可为正常参考值的30~40倍,恢复正常需要10~15天。其诊断急性心肌梗死的灵敏度为50%~59%,特异性为74%~96%,故其特异性明显优于CK-MB和乳酸脱氢酶(lactate dehydrogenase, LD),对非Q波性心肌梗死、亚急性心肌梗死或CK-MB无法诊断的患者更有价值。

(2)判断微小心肌损伤:不稳定型心绞痛(unstable angina,UA)患者常发生微小心肌损伤(minor myocardial damage,MMD),这种心肌损伤只有检测cTnT才能确诊。因此,cTnT水平变化对诊断MMD和判断UA预后有重要价值。

(3)预测血液透析患者心血管事件:肾衰竭患者往往合并心肌缺血性损伤,这是导致其死亡的主要原因之一。及时检测cTnT水平变化,可预测肾衰竭患者心血管事件的发生。cTnT水平升高提示预后不良或发生猝死的可能性增大。

(4)其他:cTnT还可作为判断急性心肌梗死后溶栓治疗是否出现冠状动脉再灌注,以及评价围手术期和经皮腔内冠状动脉成形术(pereutaneous transluminal coronary angioplasty,PTCA)心肌受损程度的较好指标。钝性心肌外伤、心肌挫伤、甲减患者的心肌损伤、药物损伤、严重脓毒血症所致的左心衰,均可出现cTnT水平升高。

3. 心肌肌钙蛋白I(cTnI)

cTnI可抑制肌动蛋白中ATP酶的活性,使肌肉松弛,防止肌纤维收缩。cTnI以复合物和游离的形式存在于心肌细胞质中,当心肌损伤时,cTnI 即可释放入血液,故血清 cTnI 水平变化可以反映心肌细胞损伤的程度。

1)cTnI 的参考值

cTnI 的正常参考值:cTnI<0.2 μg/L 为正常;cTnI>1.5 μg/L 为临界值。

2)cTnI 的临床意义

(1)诊断急性心肌梗死:cTnI 对诊断急性心肌梗死与 cTnT 无显著性差异。与 cTnT 相比,cTnI 具有较低的初始灵敏度和较高的特异性。急性心肌梗死发病后 3~6 h cTnI 水平即升高,14~20 h cTnI 水平达到峰值,5~7 天恢复正常。其诊断急性心肌梗死的灵敏度为 6%~44%,特异性为 93%~99%。

(2)判断 MMD:UA 患者 cTnI 水平也可升高,提示心肌有 MMD。

(3)其他:急性心肌炎患者 cTnI 水平也会升高,其阳性率达 88%,但多为低水平升高。

4. 肌红蛋白

肌红蛋白是一种存在于骨骼肌和心肌中的含氧结合蛋白,而正常人血清肌红蛋白含量极少。当心肌或骨骼肌损伤时,肌红蛋白水平升高,这对诊断急性心肌梗死和骨骼肌损害有一定价值。肌红蛋白检测的适应证:早期诊断急性心肌梗死和心肌再梗死;监测急性心肌梗死后溶栓治疗的效果;评估骨骼肌疾病的病程;监测肌红蛋白清除率,以评估复合性创伤或横纹肌溶解并发肾衰竭的危险;监测康复运动患者的运动训练量。

1)肌红蛋白的参考值

①定性:阴性。②定量:酶联免疫吸附测定(enzyme linked immunosorbent assay,ELISA)测得血清肌红蛋白为 50~85 μg/L,放射免疫测定(radioimmunoassay,RIA)测得尿液肌红蛋白为 6~85 μg/L;肌红蛋白>75 g/L 为临界值。

2)肌红蛋白的临床意义

(1)诊断急性心肌梗死:肌红蛋白的相对分子质量小,心肌细胞损伤后即可从受损的心肌细胞中释放,故肌红蛋白水平在急性心肌梗死发病后 0.5~2 h 即可升高,5~12 h 达到峰值,18~30 h 恢复正常。所以,肌红蛋白可作为早期诊断急性心肌梗死的指标,且明显优于 CK-MB 和 LD。其诊断急性心肌梗死的灵敏度为 50%~59%。

(2)判断急性心肌梗死病情:肌红蛋白主要由肾排泄,而急性心肌梗死患者血清中升高的肌红蛋白很快从肾清除,发病后一般在 18~30 h 内即可恢复正常。如果此时肌红蛋白持续升高或反复波动,提示心肌梗死持续存在,或再次发生心肌梗死及梗死范围扩大等。

(3)其他:①判断骨骼肌损伤,如急性肌肉损伤、肌病。②休克。③急性或慢性肾衰竭。

(孙刚、李斌)

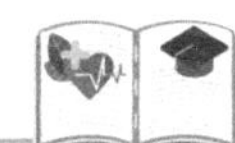

第四节　心电图知识

【基本知识】

心电图在心血管疾病诊疗中意义重大，对于急性心肌梗死、心律失常具有直接诊断价值，对于其他心血管疾病亦可提供心电信息，借以判断传导、缺血、房室大小、电解质等情况，是心血管患者必不可少的检查项目。

（五）心电图形成的机制是什么？

心电活动是心电图形成的基本条件。若干活体细胞的瞬时心电产生瞬时向量，若干个瞬时向量构成心电立体向量环，心电立体向量环经二次投影产生心电图。其中，向横面的投影由胸导联记录，向额面的投影由肢体导联记录。

（六）正常心电图有什么特点？

在安静清醒状态下，正常心率范围为 60～100 次/min，正常心电轴范围在 −30°～+90°之间，正常 12 导联心电图波形特点见图 1。

1. P 波

P 波代表心房肌除极的电位变化。

（1）形态：P 波的形态在大部分导联上一般呈钝圆形。心的激动起源于窦房结，P 波方向在 Ⅰ、Ⅱ、aVF、V_4～V_6 导联向上，在 aVR 导联向下，其余导联可呈双向、倒置或低平。

（2）时间：正常人 P 波时间一般小于 0.12 s。

（3）振幅：P 波振幅在肢体导联一般小于 0.25 mV，在胸导联一般小于 0.2 mV。

2. PR 间期

PR 间期指从 P 波的起点至 QRS 波群的起点，代表心房肌开始除极至心室肌开始除极的时间。心率在正常范围时，PR 间期为 0.12～0.20 s。

3. QRS 波群

QRS 波群代表心室肌除极的电位变化。

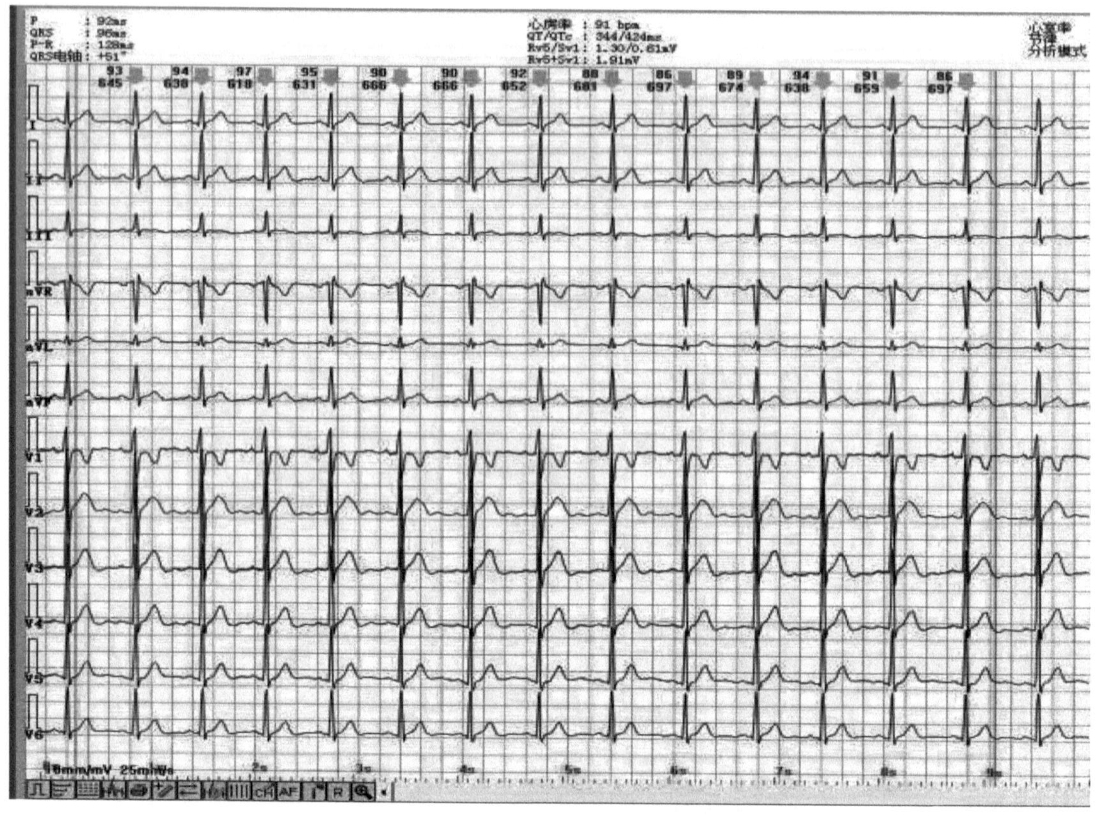

图 1　正常 12 导联心电图波形特点

(1)时间:正常人 QRS 波群时间一般不超过 0.11 s,多数在 0.06~0.10 s。

(2)形态和振幅:在胸导联,正常人 V_1、V_2 导联 QRS 波群多呈 rS 型,V_1 导联的 R 波振幅一般不超过 1.0 mV。V_5、V_6 导联 QRS 波群可呈 qR 型、qRs 型、Rs 型或 R 型,且 R 波振幅一般不超过 2.5 mV。胸导联的 R 波从 V_1~V_5 导联逐渐升高,V_6 导联的 R 波振幅一般低于 V_5 导联的 R 波。

(3)正常 R 峰时间在 V_1、V_2 导联一般不超过 0.03 s,在 V_5、V_6 导联一般不超过 0.05 s。

(4)Q 波:正常人的 Q 波时间一般不超过 0.03 s(除Ⅲ和 aVR 导联外)。

4. J 点

QRS 波群的终末与 ST 段起始的交接点称为 J 点。

5. ST 段

ST 段指自 QRS 波群的终点至 T 波起点间的线段,代表心室肌缓慢复极的过程。ST 段大多为一等电位线,有时亦可有轻微的偏移,但在任一导联,ST 段下移一般不超过 0.05 mV。成人 ST 段抬高在 V_2、V_3 导联较明显,可达 0.2 mV 或更高,且男性抬高程度一般大于女性。在 V_4~V_6 导联及肢体导联,ST 段抬高的程度很少超过 0.1 mV。

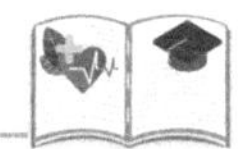

6. T 波

T 波代表心室肌快速复极时的电位变化。

(1)形态:正常 T 波形态两肢不对称,前半部斜度较平缓,而后半部斜度较陡。T 波的方向大多与 QRS 主波的方向一致。

(2)振幅:除Ⅲ、aVL、aVF、V_1~V_3 导联外,其他导联 T 波振幅一般不应低于同导联 R 波的 1/10。T 波振幅在胸导联有时可高达 1.2~1.5 mV,但尚属正常。

7. QT 间期

QT 间期指 QRS 波群的起点至 T 波终点的间距,代表心室肌除极和复极全过程所需的时间。QT 间期的长短与心率的快慢密切相关,心率越快,QT 间期越短,反之则越长。心率在 60~100 次/min 时,QT 间期的正常范围为 0.32~0.44 s。

8. U 波

在 T 波之后 0.02~0.04 s 出现的振幅很低小的波称为 U 波,其产生机制至今尚未完全清楚。近年来的研究认为,心室肌舒张的机械作用可能是形成 U 波的原因。

(七)心电图可诊断房室肥大与肥厚吗?

凡可引起心房或心室负荷增加的因素发展到一定阶段都会导致房室肥大与肥厚,其结果是引起 P 波或 QRS 波群振幅和时间的改变,所以 P 波或 QRS 波群对诊断房室肥大与肥厚有一定的帮助。需要指出的是,每个电压标准诊断左心室肥厚的敏感性和特异性是不同的。另外,QRS 波群电压还受到年龄、性别及体型差异等诸多因素的影响。心电图电压标准诊断左心室肥厚的敏感性通常较低(<50%),而特异性较高(85%~90%)。在符合一项或几项 QRS 波群电压升高标准的基础上,结合其他阳性指标,一般支持左心室肥厚的诊断。符合的条件越多,诊断的可靠性越大。如仅有 QRS 波群电压升高,而无其他任何阳性指标,应慎重诊断左心室肥厚。临床心电图报告左心室肥厚,往往需要进一步做心脏超声以协助判断。

【知识拓展】

1. 心房肥大

心房肥大在心电图上主要表现为 P 波振幅、除极时间及形态的改变。

1) 右心房肥大

正常情况下右心房先除极,左心房后除极,故右心房肥大时,总的心房除极时间并未延长,心电图主要表现为 P 波(心房除极波)振幅升高(见图 2)。

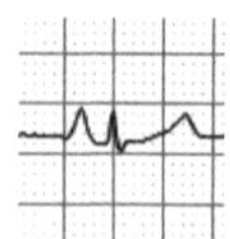

图 2　P 波(心房除极波)振幅升高

(1)P 波尖而高耸,其振幅≥0.25 mV,以Ⅱ、Ⅲ、aVF 导联表现最为突出,又称"肺型 P 波"(见图 3)。

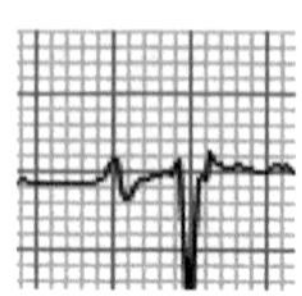

图 3　肺型 P 波

(2)V_1 导联 P 波直立时,振幅≥0.15 mV,如 P 波呈双向,其振幅≥0.20 mV。

2)左心房肥大

由于左心房最后除极,故当左心房肥大时,心电图主要表现为心房除极时间延长。

(1)P 波增宽,其时间≥0.12 s,P 波常呈双峰型,两峰间距≥0.04 s,以Ⅰ、Ⅱ、aVL 导联最为明显,又称"二尖瓣型 P 波"(见图 4)。

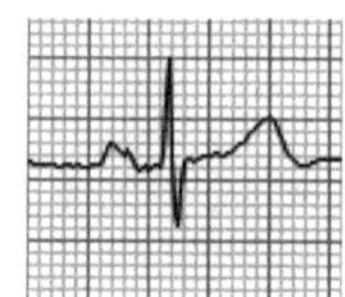

图 4　二尖瓣型 P 波

(2)PR 间期缩短,P 波时间与 PR 间期时间之比>1.6。

(3)V_1 导联上 P 波常呈先正而后出现深宽的负向波。将 V_1 导联负向 P 波的时间乘以负向 P 波振幅,称为 P 波终末电势(Ptf)。左心房肥大时,Ptf(绝对值)≥0.04。

3)双心房肥大

双心房肥大的心电图表现为:

(1)P 波增宽,其时间≥0.12 s,振幅≥0.25 mV。

(2)V_1 导联 P 波高大双相,上下振幅均超过正常范围。

2. 心室肥厚

心室肥厚是心室舒张期或(和)收缩期负荷过重导致的,是器质性心脏病的常见后果。当心室肥厚达到一定程度时,参与除极的心肌细胞明显增加,可引起心电图变化。

1)左心室肥厚

常用的左心室肥厚电压标准如下:

(1)QRS 波群电压升高。胸导联,R_{V5} 或 R_{V6}>2.5 mV,$R_{V5}+S_{V1}$>4.0 mV(男性)或>3.5 mV(女性);肢体导联,R_{I}>1.5 mV,R_{aVL}>1.2 mV,R_{aVF}>2.0 mV,$R_{I}+S_{III}$>2.5 mV。

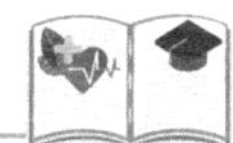

(2)可出现额面 QRS 波群心电轴左偏。

(3)QRS 波群时间延长到 0.10~0.11 s。

(4)在 R 波为主的导联(如 V_5、V_6 导联)上,ST 段可呈下斜型压低达 0.05 mV 以上,T 波低平、双向或倒置。

如图 5,心电图表现为:①R_{V5} 电压大于 2.5 mV。②$R_{V5}+S_{V1}$ 电压为 4.81 mV,大于 4.0 mV。

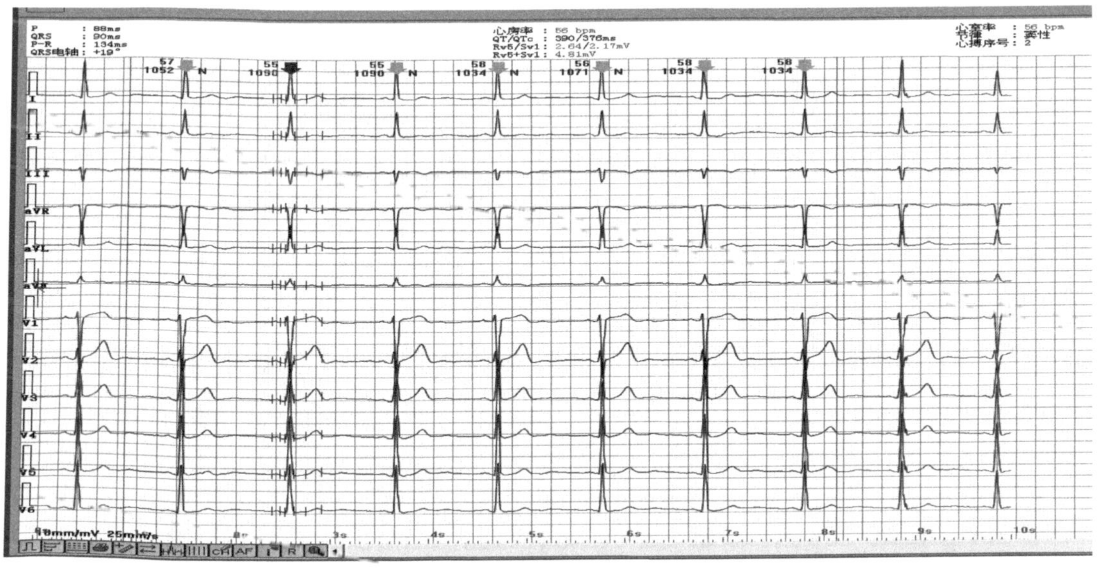

图 5　左心室肥厚心电图表现

2)右心室肥厚

右心室壁厚度仅有左心室壁的 1/3,只有当右心室壁的厚度达到相当程度时,才会使综合向量由左心室优势转向右心室优势,并导致位于右心室面导联(V_1、aVR)的 R 波升高,而位于左心室面导联的 S 波变深。

(1)V_1 导联 R/S≥1,呈 R 型或 Rs 型,重度右心室肥厚可使 V_1 导联呈 qR 型(除心肌梗死);V_5 导联 R/S≤1 或 S 波比正常加深;aVR 导联以 R 波为主,R/q 或 R/S≥1。

(2)$R_{V1}+S_{V5}$>1.05 mV(重症>1.2 mV);R_{aVR}>0.5 mV。

(3)心电轴右偏>+90°(重症右偏可>+110°)。

(4)常同时伴有右胸导联(V_1、V_2)ST 段压低及 T 波倒置,属继发性 ST-T 改变。

如图 6,心电图表现为:①电轴右偏。②R_{V1} 大于 1.0 mV。③$R_{V1}+S_{V5}$ 大于 1.2 mV。

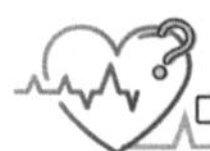

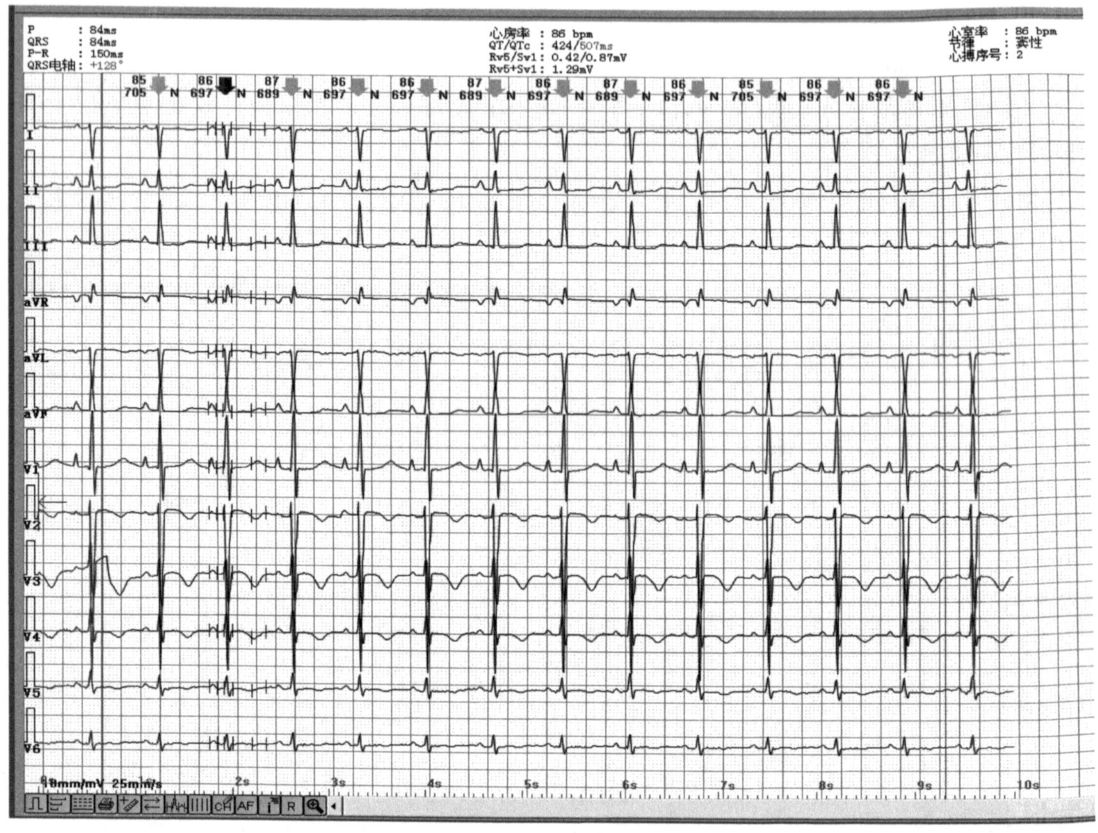

图 6　右心室肥厚心电图表现

3) 双侧心室肥厚

双侧心室肥厚情况较为复杂,心电图可以表现为以下 3 种情况:

(1) 大致正常心电图:由于双侧心室电压同时升高,增加的除极向量方向相反而互相抵消。

(2) 单侧心室肥厚:心电图只表现出一侧心室肥厚,而另一侧心室肥厚的图形被掩盖。

(3) 双侧心室肥厚:心电图既表现右心室肥厚的心电图特征(如 V_1 导联以 R 波为主,电轴右偏等),又存在左心室肥厚的某些征象(如 V_5 导联 R/S>1,R 波振幅升高等)。

(八) 心电图可以诊断心肌缺血吗?

可以。发生心肌缺血时,复极过程发生改变,心电图上出现 ST-T 改变。

【知识拓展】

若心内膜下心肌缺血,缺血心肌复极时间较正常时更加延迟,使原来存在的与心外膜复极向量相抗衡的心内膜复极向量减小或消失,致使 T 波向量增加,出现高大的 T 波。例如,

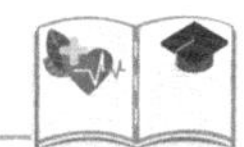

下壁心内膜下缺血，下壁导联Ⅱ、Ⅲ、aVF 可出现高大直立的 T 波；前壁心内膜下缺血，胸导联可出现高耸直立的 T 波。

若心外膜下心肌缺血（包括透壁性心肌缺血），心外膜动作电位时程比正常时程明显延长，从而引起心肌复极顺序的逆转，即心内膜开始先复极，膜外电位为正，而缺血的心外膜心肌尚未复极，膜外电位仍呈相对的负性，于是出现与正常方向相反的 T 波向量。此时面向缺血区的导联记录出倒置的 T 波。例如，下壁心外膜下缺血，下壁导联Ⅱ、Ⅲ、aVF 可出现 T 波倒置；前壁心外膜下缺血，胸导联可出现 T 波倒置。

如图 7，ST 段在Ⅱ、Ⅲ、aVF、$V_3 \sim V_6$ 导联压低大于 0.05 mV。

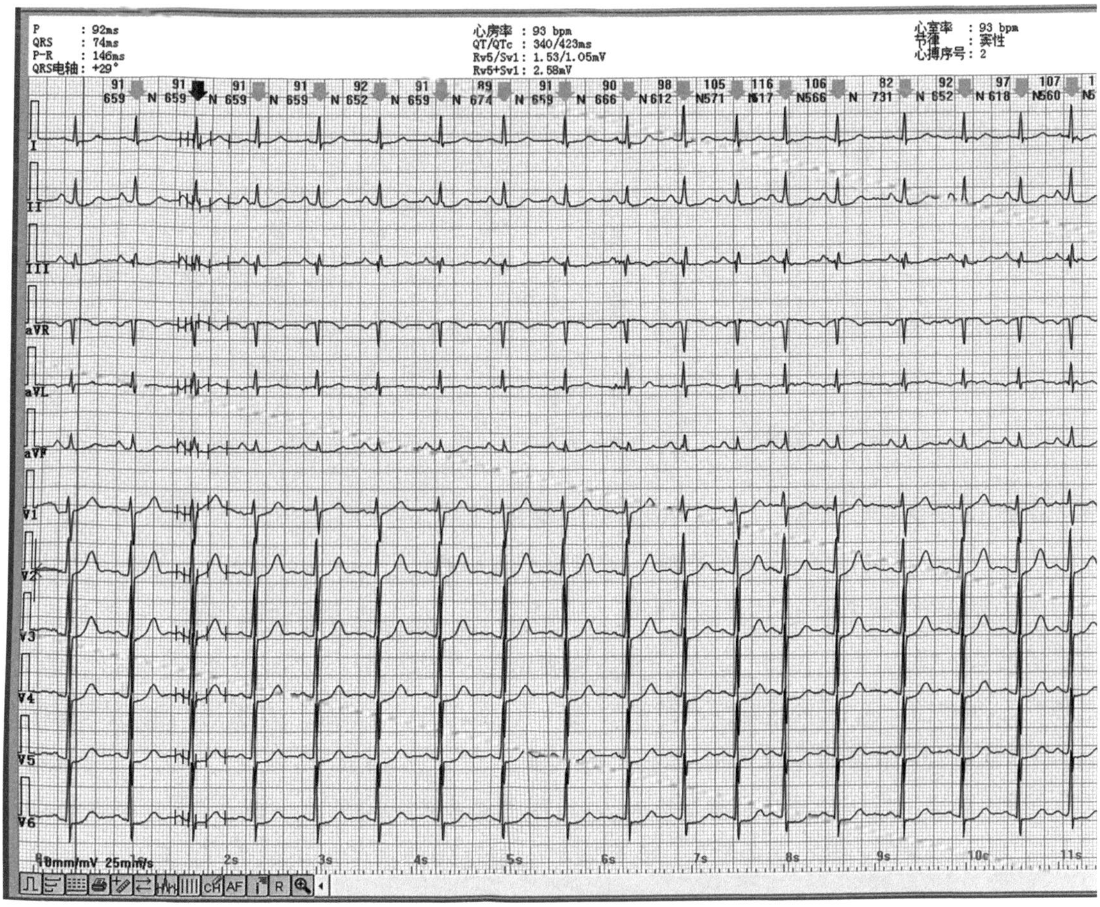

图 7　心肌缺血 ST 段改变

心肌缺血除了 T 波改变外，还可出现损伤型 ST 段改变（见图 8）。损伤型 ST 段改变可表现为 ST 段压低及 ST 段抬高 2 种类型，目前 ST 段压低较为多见。

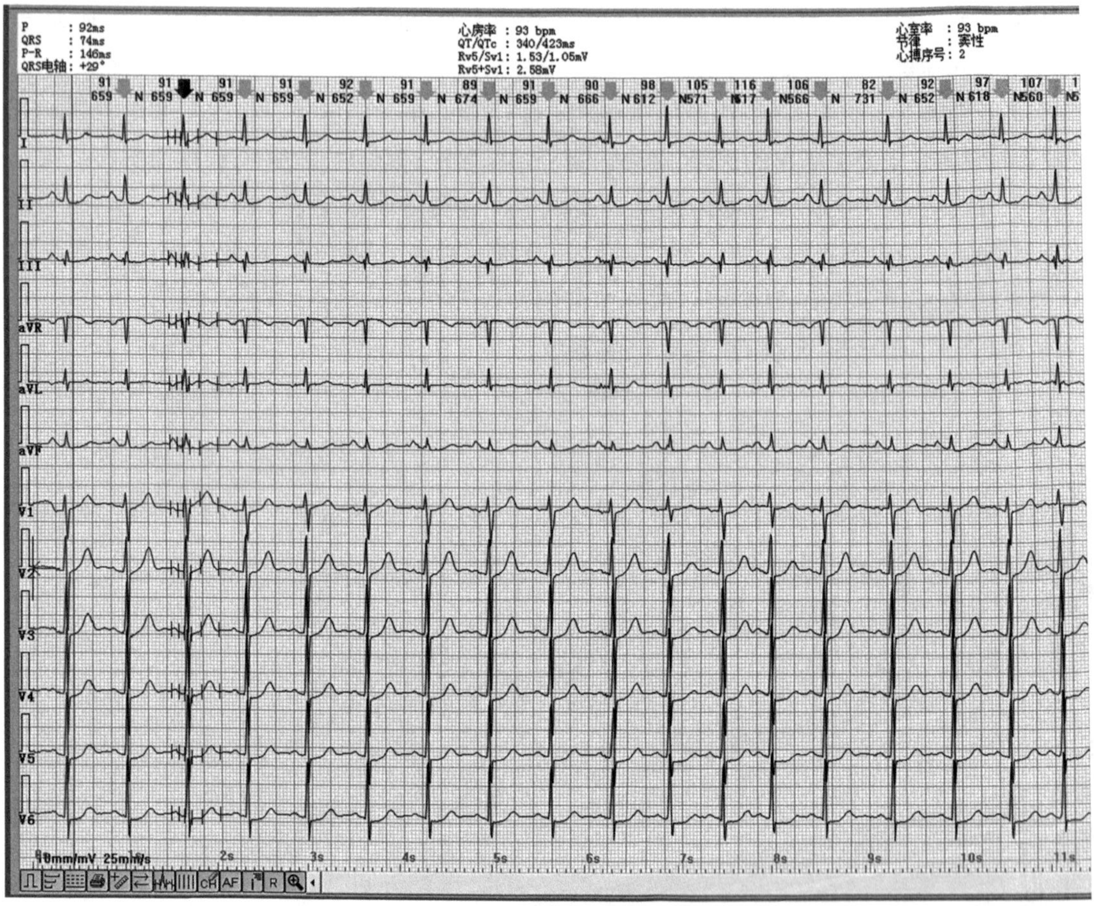

图 8　损伤型 ST 段改变

心肌损伤时,ST 段向量从正常心肌指向损伤心肌。心内膜下心肌损伤时,ST 段向量背离心外膜面指向心内膜,使位于心外膜面的导联出现 ST 段压低;心外膜下心肌损伤时(包括透壁性心肌缺血),ST 段向量指向心外膜面的导联,引起 ST 段抬高。发生损伤型 ST 段改变时,对侧部位的导联常可记录到相反的 ST 段改变。

另外,临床上发生透壁性心肌缺血时,心电图往往表现为心外膜下缺血(T 波深倒置)或心外膜下损伤(ST 段抬高)2 种类型。有学者把引起这种现象的原因归为:①透壁性心肌缺血时,心外膜缺血范围常大于心内膜。②由于检测电极靠近心外膜缺血区,因此透壁性心肌缺血在心电图上主要表现为心外膜缺血改变。

(九)急性心肌梗死发生后心电图有什么特征性改变?

急性心肌梗死发生后,心电图的变化随着心肌缺血、损伤、坏死的发展和恢复而呈现一定的演变规律。根据心电图图形的演变过程和演变时间,可将急性心肌梗死分为超急性期、急性期、近期(亚急性期)和陈旧期(愈合期),所以临床针对急性心肌梗死患者应多次记录

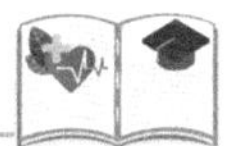

其心电图，避免漏诊。其心电图特征图形及其动态演变是诊断的重要依据。

如图9(1)，心电图表现为：①$V_1 \sim V_5$ 导联呈现异常Q波。②ST段在 $V_1 \sim V_6$ 导联弓背抬高。

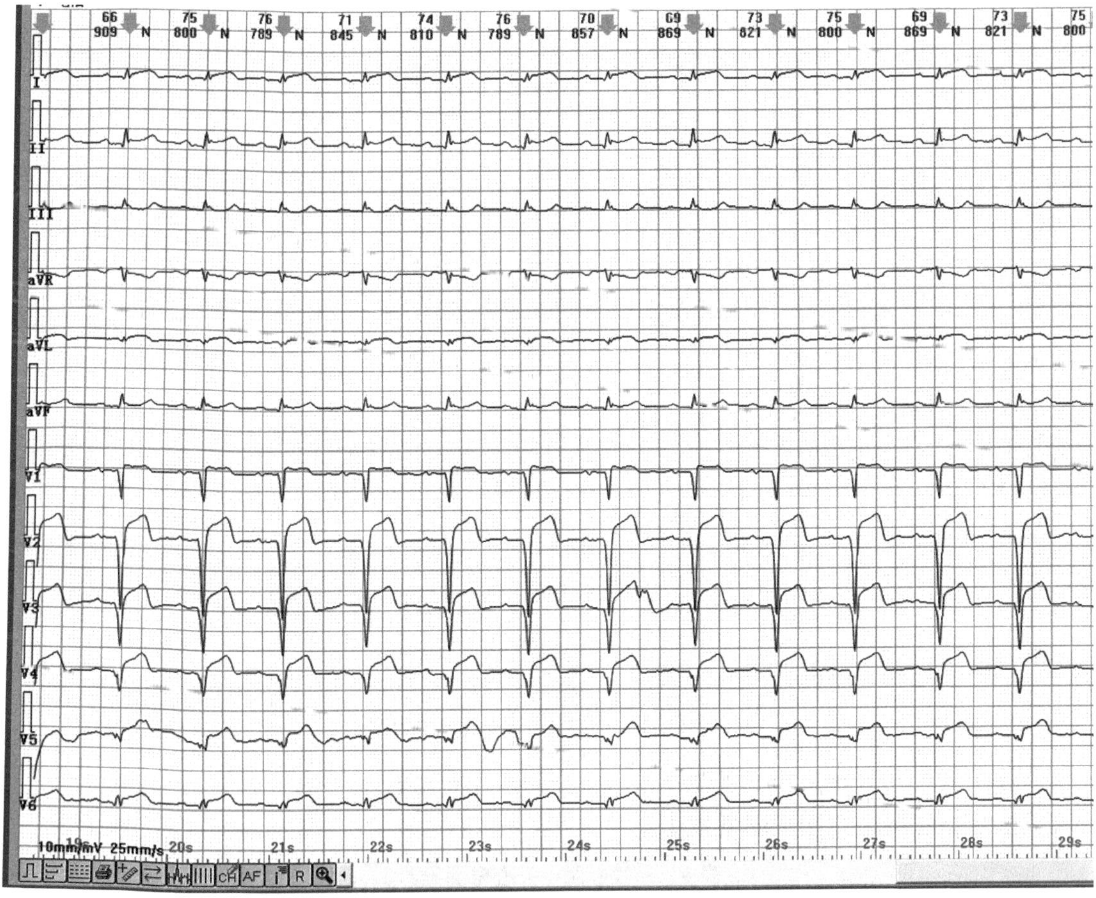

图9(1) 心肌梗死心电图表现

如图9(2)，心电图表现为：①$V_3 \sim V_5$ 导联呈现异常Q波。②ST段在 $V_1 \sim V_5$ 导联弓背抬高。

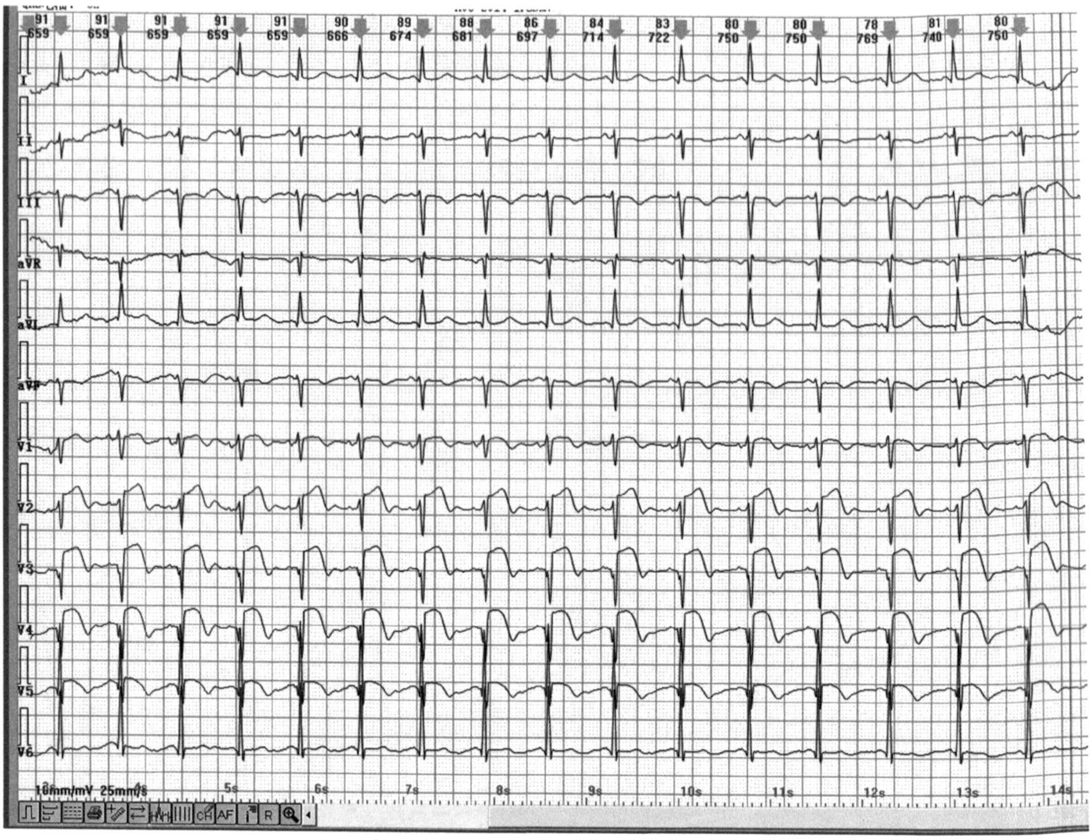

图 9(2)　心肌梗死心电图表现

以上 2 幅图均提示急性心肌梗死。

急性心肌梗死心电图异同见表 1。

表 1　急性心肌梗死心电图异同

正常	超急性期	急性期	亚急性期	陈旧期
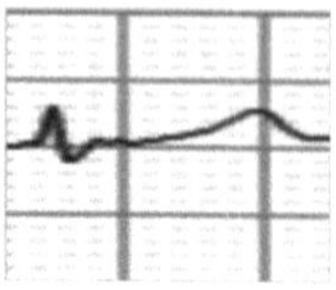	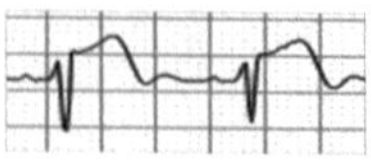	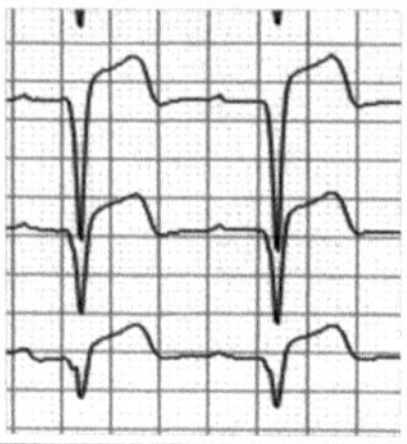	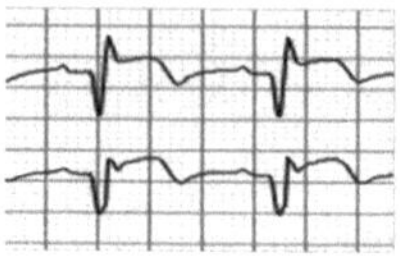	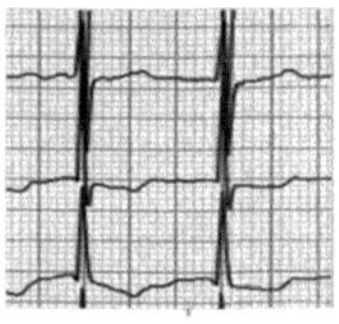
大多为一等电位线，亦可有轻微偏移(详见第 14 页)	ST 段上斜型或弓背向上型抬高	ST 段呈弓背向上型抬高，呈单向曲线，出现异常 Q 波	ST 段向基线回落，Q 波持续存在	ST-T 持续倒置、低平，Q 波或消失

(1)超急性期(亦称超急性损伤期)：急性心肌梗死发病数分钟后，首先出现短暂的心内膜下心肌缺血，心电图上产生高大的 T 波，以后迅速出现 ST 段上斜型或弓背向上型抬高，与高耸直立的 T 波相连。由于急性损伤性阻滞，可见 QRS 波群振幅升高，并轻度增宽，但尚未

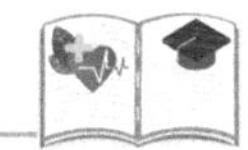

出现异常 Q 波。这些表现一般仅持续数小时，此期若能进行及时的干预和治疗，可避免发展为心肌梗死或使已发生心肌梗死的范围趋于缩小。

(2)急性期：开始于心肌梗死后数小时或数日，可持续数周，心电图呈现一个动态演变过程。ST 段呈弓背向上型抬高，抬高显著者可形成单向曲线，继而逐渐下降；心肌坏死导致面向坏死区导联的 R 波振幅降低或丢失，出现异常 Q 波或 QS 波；T 波由直立开始倒置，并逐渐加深。坏死型的 Q 波、损伤型的 ST 段抬高和缺血型的 T 波倒置在此期可同时并存。

(3)亚急性期：出现于心肌梗死后数周至数月，以坏死及缺血图形为主要特征。抬高的 ST 段恢复至基线，缺血型的 T 波由倒置较深逐渐变浅，坏死型的 Q 波持续存在。

(4)陈旧期：常出现在急性心肌梗死数月之后，ST 段和 T 波恢复正常或 T 波持续倒置、低平，趋于恒定不变，残留下坏死型的 Q 波。理论上坏死型的 Q 波将持续存在，但随着瘢痕组织的缩小和周围心肌的代偿性肥大，其范围在数年后有可能明显缩小。小范围心肌梗死的图形改变有可能变得很不典型，异常的 Q 波甚至可消失。

(十)有期前收缩的患者必须做心电图检查吗?

期前收缩又称过早搏动，过早搏动又简称早搏。

临床上有许多期前收缩患者，可以有症状，亦可无症状，往往在脉诊或听诊中发现期前收缩的情况，如不借助心电图，则不能深入了解其来源、形态、危害等，故必须做心电图检查。

【知识拓展】

窦房结以外的异位起搏点提前发生的冲动，称为期前收缩。按起源可将期前收缩分为单源、多源；按频度可将期前收缩分为偶发和频发，并可诱发心动过速；按起源部位可将期前收缩分为窦性、室性、房性、交界性。

单源性期前收缩：指期前收缩来自同一异位起搏点或有固定的折返径路，其形态、联律间期相同。

多源性期前收缩：指在同一导联中出现 2 种或 2 种以上形态，以及联律间期互不相同的异位搏动。如联律间期固定，而形态各异，则称为多形性期前收缩，其临床意义与多源性期前收缩相似。

频发性期前收缩：常见的二联律与三联律就是一种有规律的频发性期前收缩。前者指期前收缩与窦性心律交替出现；后者指 2 个窦性心律后出现 1 次期前收缩。

室性期前收缩：如图 10，箭头标记处为室性期前收缩。其心电图表现为：①提前出现的 QRS-T 波前无 P 波或无相关的 P 波。②提前出现的 QRS 波群形态宽大畸形，时间通常>0.1 s，T 波方向多与 QRS 波群的主波方向相反。③往往为完全性代偿间歇，即提前收缩前后的 2 个窦性 P 波间距等于正常 PP 间距的 2 倍。

房性期前收缩：如图 11，箭头标记处为房性期前收缩。其心电图表现为：①提前出现的异位 P'波,其形态与窦性 P 波不同。②P'R 间期>0.12 s。③大多数为不完全性代偿间歇,即期前收缩前后 2 个窦性 P 波的间距小于正常 PP 间距的 2 倍。

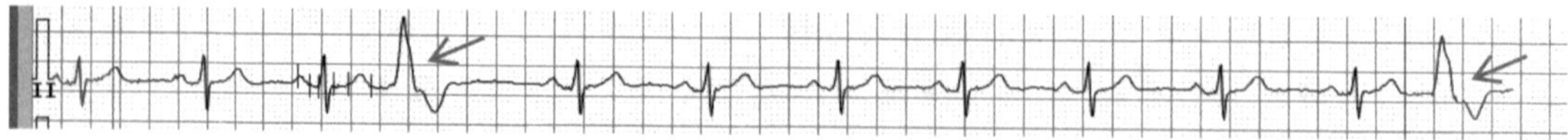

图 10　室性期前收缩心电图表现

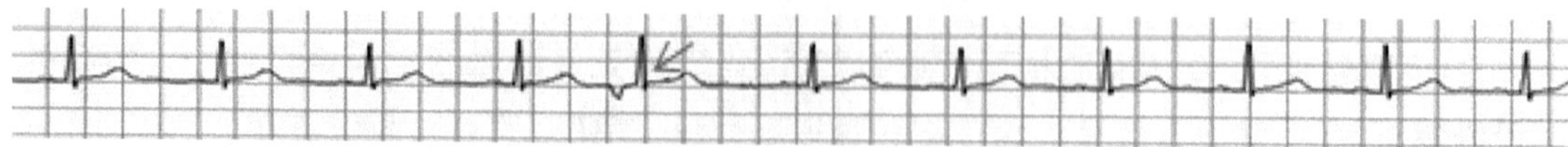

图 11　房性期前收缩心电图表现

若异位 P'波下传心室引起 QRS 波群增宽变形,多呈右束支传导阻滞图形,称为房性期前收缩伴室内差异性传导。某些房性期前收缩的 P'R 间期可以延长。若异位 P'波后无 QRS-T 波,则称为未下传的房性期前收缩。有时易把未下传的房性期前收缩引起的长间期误认为是窦房传导阻滞、窦性停搏或窦性心律不齐,应注意鉴别。

交界性期前收缩:如图 12,箭头标记处为交界性期前收缩。其心电图表现为:①提前出现的 QRS-T 波,QRS-T 波前无窦性 P 波,形态与窦性下传者基本相同。②出现逆行 P'波(P 波在Ⅱ、Ⅲ、aVF 导联倒置,在 aVR 导联直立),可发生于 QRS 波群之前(P'R 间期<0.12 s)或 QRS 波群之后(RP'间期<0.20 s),或者与 QRS 波群相重叠。③大多数为完全性代偿间歇。

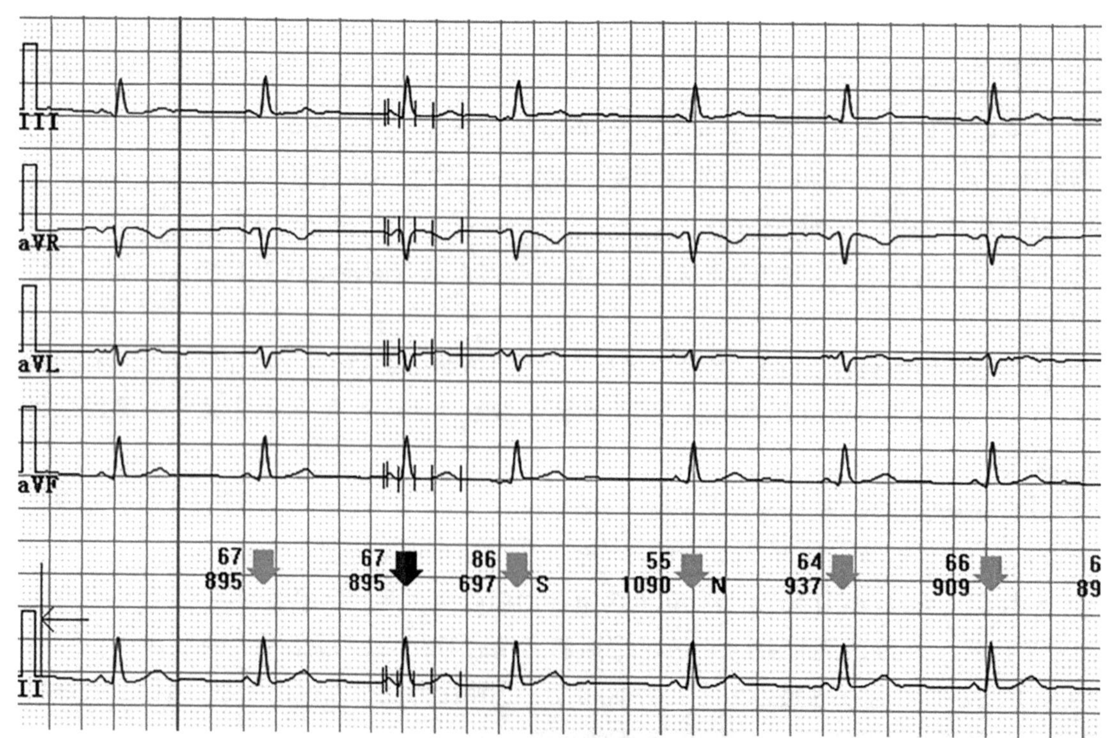

图 12　交界性期前收缩心电图表现

(十一)何谓室上性心动过速?

室上性心动过速泛指起源在心室以上或途径不限于心室的快速心律,可包括房室折返性心动过速、房室结折返性心动过速、窦房结折返性心动过速、加速性交界性心动过速,以及起源于心房的心房颤动(简称房颤)、心房扑动(简称房扑)和房性心动过速。

如图 13,心电图表现为:①PR 间期整齐。②QRS 波群时间正常。③频率 176 次/min。④ST-T 改变。

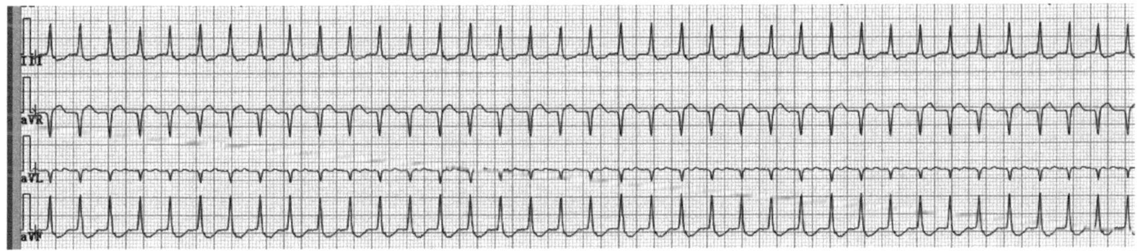

图 13 室上性心动过速心电图表现

该类心动过速发作时有突发、突止的特点,频率一般在 160~250 次/min,节律快而规则,QRS 波群形态一般正常(当伴有束支传导阻滞或室内差异性传导时,可呈宽 QRS 波群心动过速)。临床上最常见的室上性心动过速类型为预激旁路引发的房室折返性心动过速,以及房室结双径路引发的房室结折返性心动过速。心动过速通常可由 1 个房性期前收缩诱发。

(十二)引起室性心律失常的机制及其临床意义是什么?

室性心律失常的机制包括自律性升高、折返激动和触发机制,临床主要见于器质性心脏病,尤其是缺血性心脏病和特发性心肌病。其危害可导致血流动力学紊乱,并可导致室性心动过速、心室颤动(简称室颤)、心源性猝死。

如图 14,心电图表现为:①RR 间期整齐。②QRS 波群时间>0. 10 s。③频率 133 次/min,>100 次/min。④V_1 导联可见房室分离。

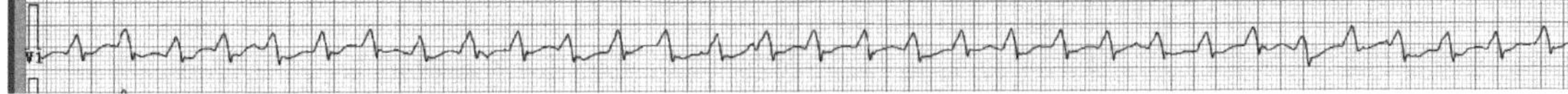

图 14 室性心律失常心电图表现

室性心动过速(室性心律失常常见类型)属于宽 QRS 波群心动过速类型,心电图表现为:①频率多在 140~200 次/min 之间,节律可稍不齐。②QRS 波群形态宽大畸形,时间通常>0. 12 s。③如能发现 P 波,并且 P 波频率慢于 QRS 波群频率,PR 无固定关系(房室分离),则可明确诊断。④偶尔心房激动夺获心室或发生室性融合波,也支持室性心动过速的诊断。

【知识拓展】

除了室性心动过速外，阵发性室上性心动过速伴心室内差异性传导，阵发性室上性心动过速伴束支传导阻滞或室内传导延迟，室上性心律失常［房性心动过速（简称房速）、心房扑动或心房颤动］经房室旁路前传，经房室旁路前传的房室折返性心动过速等，亦可表现为宽QRS波群心动过速类型，应注意鉴别诊断。

（十三）心房颤动心电图有什么特征性表现？

如图15，心房颤动心电图表现为：①RR间期绝对不齐。②窦性P波消失。③V_1导联可见f波。

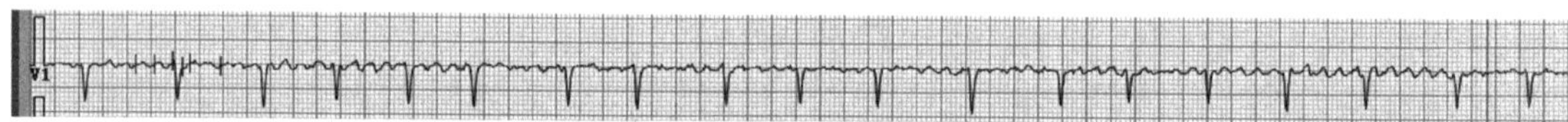

图15　心房颤动心电图表现（V_1导联）

心房颤动的心电图特点为：正常P波消失，代以大小不等、形状各异的颤动波（f波），通常以V_1导联最明显；心房颤动波可较粗大，亦可较细小；心房颤动波的频率为350~600次/min；RR间期绝对不齐，QRS波群一般不增宽。若是前一个RR间距偏长而与下一个QRS波群相距较近时，易出现一个增宽变形的QRS波群，这可能是心房颤动伴室内差异传导，并非室性期前收缩，应注意鉴别。持续性心房颤动患者，如果心电图上出现RR间期绝对规则，且心室率缓慢，常提示发生完全性房室传导阻滞。

【知识拓展】

心房颤动是临床上很常见的心律失常。心房颤动可以是阵发性也可以是持续性的，大多发生在器质性心脏病基础上，多与心房肥大、心肌受损、心衰等有关。但也有少部分心房颤动患者无明显器质性心脏病。发生心房颤动的机制比较复杂，可能为微折返激动所致。一部分心房颤动可能是局部病灶触发机制。心房颤动时整个心房失去协调一致的收缩，心排血量降低，且易形成附壁血栓。

心室颤动往往是心脏骤停前的短暂征象，也可以因急性心肌缺血或心电紊乱而发生。由于心脏出现多灶性局部兴奋，以致完全失去排血功能。心电图上QRS-T波完全消失，出现大小不等、极不匀齐的低小波，频率200~500次/min。

如图16，心室颤动心电图表现为：①出现连续不规则且振幅高低不等的波形。②QRS波群和T波形态完全消失。③频率250~500次/min。

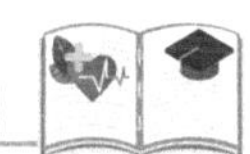

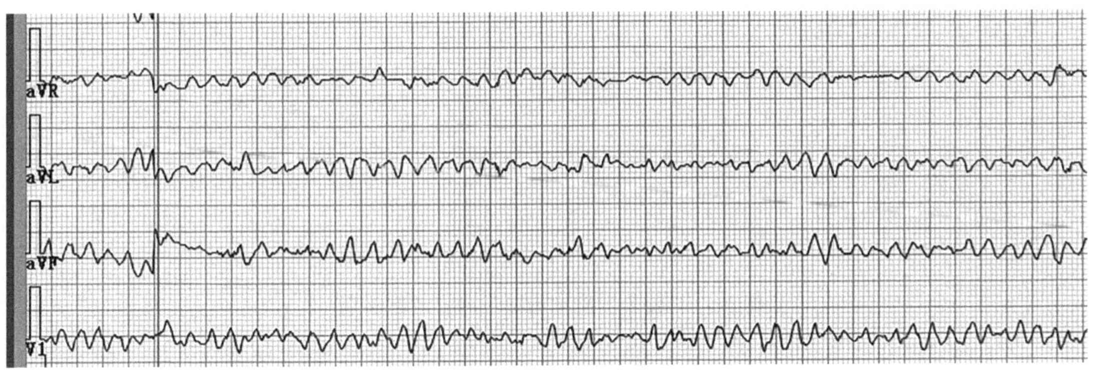

图 16 心室颤动心电图表现(aVR、aVL、aVF、V_1 导联)

(十四)房室传导阻滞是传导通路阻滞不通吗?

这样的理解是片面的。房室传导阻滞是指由于心传导系的某部分不应期异常延长,使电信号在传导过程中的传导速度变慢,或部分甚至全部电信号不能下传。

【知识拓展】

1. 房室传导阻滞

1)一度房室传导阻滞

如图 17,心电图主要表现为 PR 间期延长。在成人,PR 间期>0.20 s(老年人 PR 间期>0.22 s)。

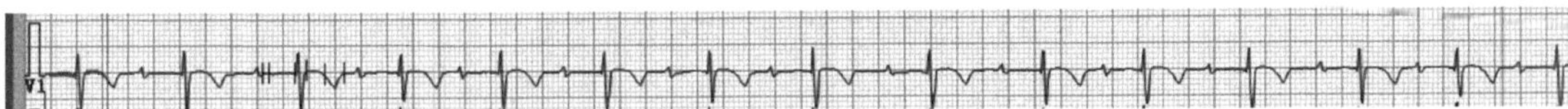

图 17 一度房室传导阻滞心电图表现

2)二度房室传导阻滞

心电图主要表现为部分 P 波后 QRS 波群脱漏,分Ⅰ型、Ⅱ型 2 种类型。

(1)二度Ⅰ型房室传导阻滞:表现为 P 波规律地出现,PR 间期逐渐延长(通常每次延长的绝对增加值多呈递减),直到 P 波下传受阻,脱漏 1 个 QRS 波群,漏搏后房室传导阻滞得到一定改善,PR 间期又趋缩短,之后又逐渐延长,如此周而复始地出现,称为文氏现象。

如图 18,二度Ⅰ型房室传导阻滞心电图表现为:①PR 间期逐渐延长。②有 P 波后脱落 QRS 波群(箭头指示处)。③PP 间期恒定。

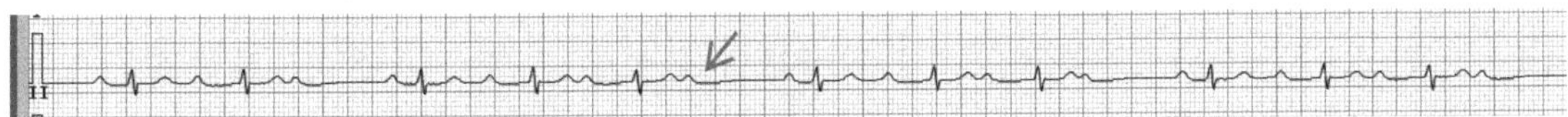

图 18 二度Ⅰ型房室传导阻滞心电图表现

(2)二度Ⅱ型房室传导阻滞:表现为 PR 间期恒定(正常或延长),部分 P 波后无 QRS 波群。

如图 19,二度Ⅱ型房室传导阻滞心电图表现为:①QRS 波群前 PR 间期恒定。②每 2 个 P 波就有一个 P 波其后脱落 QRS 波群(箭头指示处)。③PP 间期恒定。

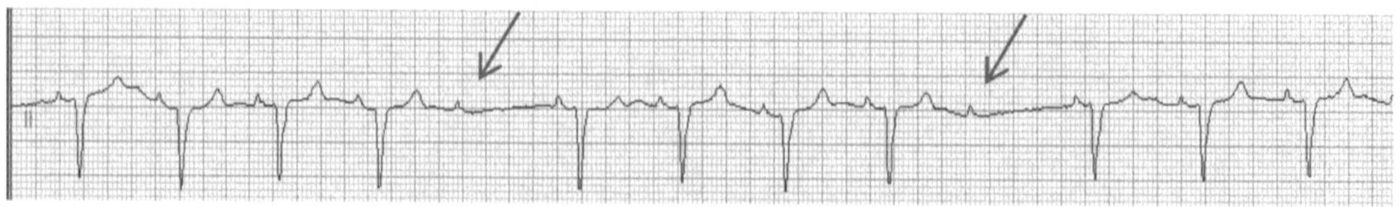

图 19　二度Ⅱ型房室传导阻滞心电图表现

二度Ⅰ型房室传导阻滞较二度Ⅱ型房室传导阻滞和高度房室传导阻滞(凡连续出现 2 次或 2 次以上的 QRS 波群脱漏者)常见。二度Ⅱ型房室传导阻滞多为功能性或病变位于房室结或希氏束的近端,预后较好;高度房室传导阻滞多属器质性损害,病变大多位于希氏束的远端或束支部位,易发展为完全性房室传导阻滞,预后较差。

3)三度房室传导阻滞

三度房室传导阻滞又称完全性房室传导阻滞。来自房室交界区以上的激动完全不能下传心室,下位的潜在起搏点就会发放激动,出现交界性逸搏心律(QRS 波群形态正常,频率一般为 40~60 次/min)或室性逸搏心律(QRS 波群形态宽大畸形,频率一般为 20~40 次/min),以交界性逸搏心律为多见。

如图 20,三度房室传导阻滞心电图表现为:P 波与 QRS 波群毫无关系(PR 间期不固定),心房率快于心室率。此种心电图表现称为阻滞脱节。

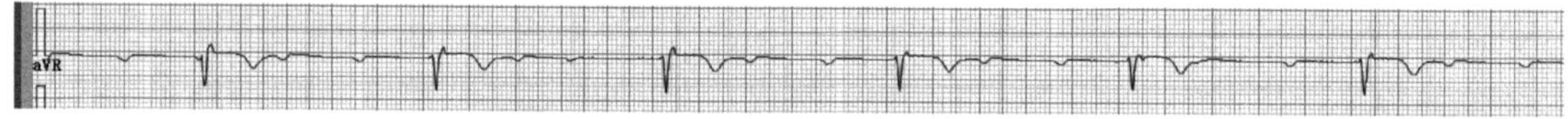

图 20　三度房室传导阻滞心电图表现

2. 室内传导阻滞

室内传导阻滞:是指室上性的激动在心室内(希氏束分叉以下)传导过程中发生异常,从而导致 QRS 波群时间延长及形态发生改变。这种心室内传导异常可以长期恒定不变,可以为暂时性,亦可呈频率依赖性(仅在快频率或慢频率情况下发生)。

1)右束支传导阻滞

右束支细长,主要由左前降支供血,其不应期一般比左束支长,发生阻滞较多见。右束支传导阻滞可见于各种器质性心脏病患者,也可见于健康人。

如图 21,完全性右束支传导阻滞心电图表现为:①成人 QRS 波群时间≥0.12 s。②V_1 或 V_2 导联 QRS 呈 rsR'型或 M 型,此为最具特征性的改变;Ⅰ、V_5、V_6 导联 S 波增宽而有切迹,其时间>0.04 s;aVR 导联呈 QR 型,其 R 波宽而有切迹。③V_1 导联 R 峰时间>0.05 s。④V_1、V_2 导联 ST 段轻度压低,T 波倒置;Ⅰ、V_5、V_6 导联 T 波方向与终末 S 波方向相反,仍为直立。右束支传导阻滞时,在不合并左前分支传导阻滞或左后分支传导阻滞的情况下,QRS

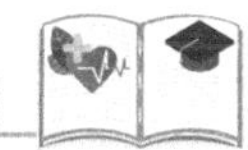

波群心电轴一般仍在正常范围。

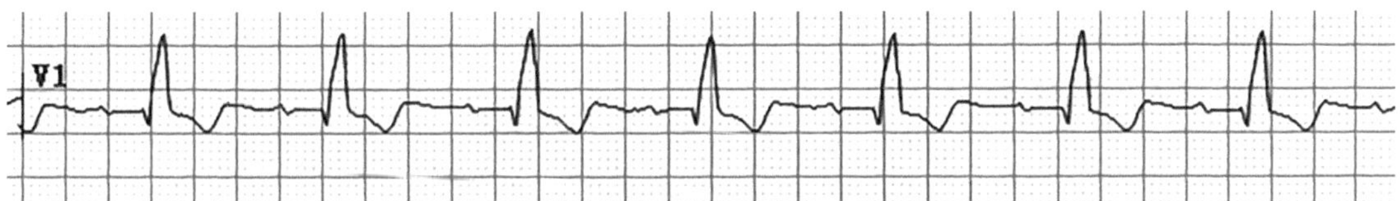

图 21　完全性右束支传导阻滞心电图表现

若 QRS 波群形态和完全性右束支传导阻滞相似,但 QRS 波群时间<0.12 s,则诊断为不完全性右束支传导阻滞。

2)左束支传导阻滞

左束支粗而短,由双侧冠状动脉分支供血,不易发生传导阻滞。如有发生,大多为器质性病变所致。

如图 22,完全性左束支传导阻滞心电图表现:①成人 QRS 波群时间≥0.12 s。②V_1、V_2 导联呈 rS 波(其 r 波极小,S 波明显加深增宽)或呈宽而深的 QS 波;Ⅰ、aVL、V_5、V_6 导联 R 波增宽、顶峰粗钝或有切迹。③Ⅰ、V_5、V_6 导联 q 波一般消失。④V_5、V_6 导联 R 峰时间>0.06 s。⑤ST-T 波方向通常与 QRS 波群主波方向相反。有时在 QRS 波群为正向(R 波为主)的导联上亦可表现为直立的 T 波。左束支传导阻滞时,QRS 波群心电轴可以在正常范围或向左上偏移,也可出现电轴右偏。

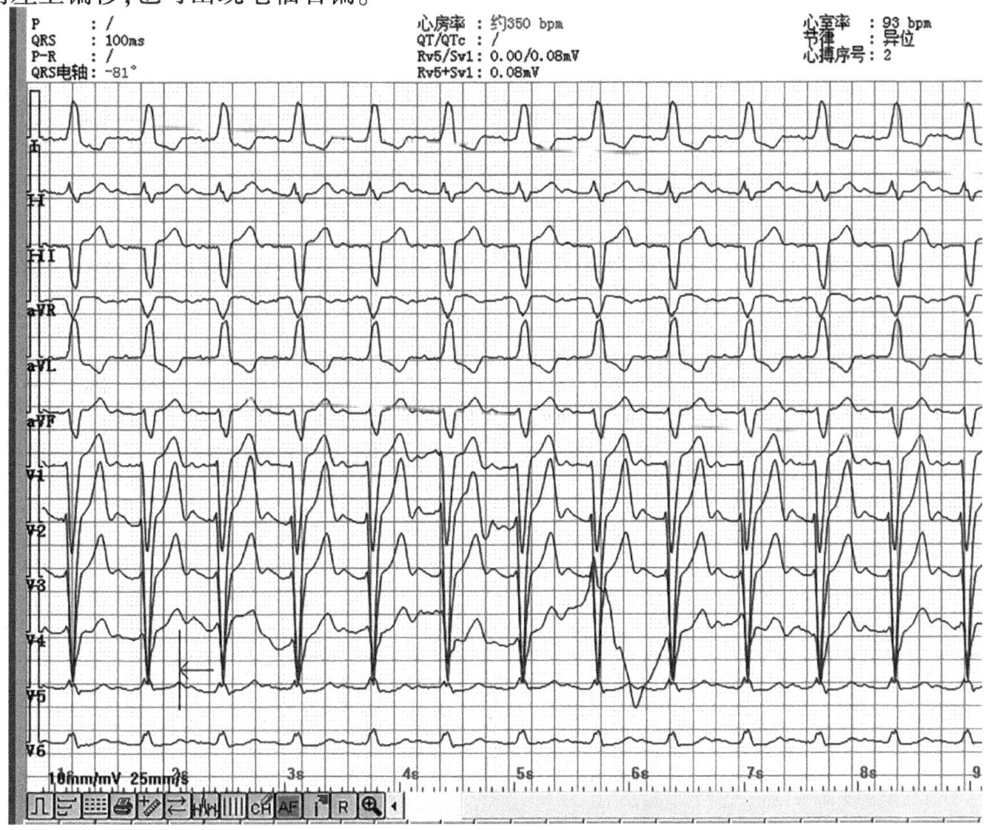

图 22　完全性左束支传导阻滞心电图表现

若 QRS 波群时间<0. 12 s，则诊断为不完全性左束支传导阻滞，其图形与左心室肥厚的心电图表现十分相似，二者鉴别有时比较困难。

3）左前分支传导阻滞

左前分支细长，支配左心室左前上方，主要由左前降支供血，易发生传导障碍。

如图 23，左前分支传导阻滞心电图表现为：①QRS 波群心电轴左偏在－45°～＋90°。②QRS 波群在Ⅱ、Ⅲ、aVF 导联呈 rS 型，在Ⅰ、aVL 导联呈 qR 型。③aVL 导联 R 峰时间≥45 ms。④QRS 波群时间轻度延长，但<0. 12 s。

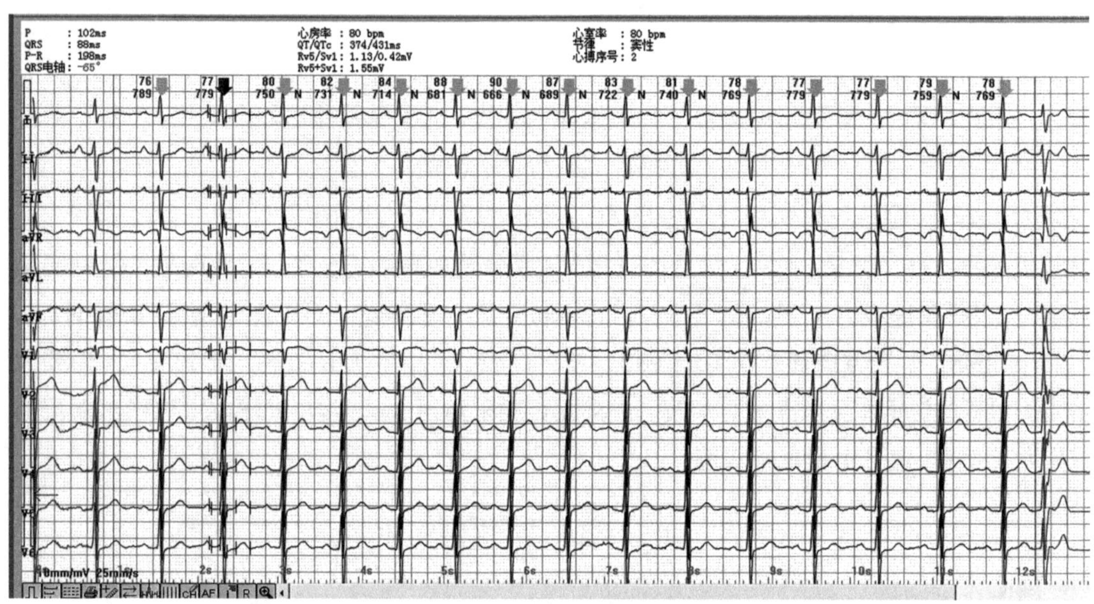

图 23　左前分支传导阻滞心电图表现

4）左后分支传导阻滞

左后分支较粗，向下、向后散开分布于左心室的膈面，具有双重血液供应，故左后分支传导阻滞比较少见。

左后分支传导阻滞的心电图表现为：①QRS 波群心电轴右偏在+90°～+180°。②QRS 波群在Ⅰ、aVL 导联呈 rS 型，在Ⅲ、aVF 导联呈 qR 型。③QRS 波群时间轻度延长，但<0. 12 s。临床上诊断左后分支传导阻滞应首先排除引起心电轴右偏的其他原因。

（徐伟伟，谢相屹供图）

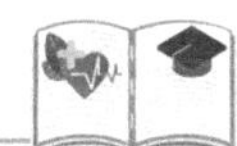

第五节 心脏超声

（十五）心脏超声是如何检测心脏及血管病变的？

心脏超声利用超声波扫描，透过人体骨骼和皮肉对心脏结构、心脏搏动以及血液流动等情况进行观察，明确心室、大血管的结构与功能。心脏超声的用途主要有以下几个方面。①对心脏结构是否存在异常进行判断：借助超声检查不仅能够对心脏位置、心脏与内脏之间的位置关系、心房排列关系、心脏房室腔大小、瓣膜功能是否正常、室间隔与室壁厚度、室间隔缺损的部位和大小、室壁整体与节段性运动、心房与心室及心室与动脉之间的连接关系实施判断，还能够对心肌病变、心内肿瘤、血栓与周围血管病变等心内异常结构、心包疾病进行判断。②判断心脏的血流状况：房室瓣膜闭合存在异常时，就会对心脏血流方向产生影响，产生异常的血容负荷和流出道阻力，造成心肌劳损或心肌肥大等情况，而心脏超声能够判定心脏血流方向，并对心脏血流动力学变化情况实施评价。借助心脏彩超可以对瓣口流速和压差进行测量，能够对体静脉、肺静脉、冠状动脉等血管内存在的异常血流部位以及起源位置进行判断，进行进一步定量。③对心功能实施评价：借助心脏超声能够对心脏的收缩、舒张功能实施评价，对接受心脏介入手术、心脏手术治疗患者的心脏术后恢复情况以及血流动力学恢复情况进行观察，进而能够对临床治疗效果进行评价。

（十六）心脏超声与其他心脏检查有什么区别？

心电图、心脏超声、冠状动脉造影与冠状动脉 CT 血管成像（computed tomography angiography，CTA）均是目前用于检查与诊断心脏疾病的常用方法。心脏超声则主要是对心脏结构、大小、位置等情况进行判断，能够对先心病和瓣膜病等心脏疾病进行诊断和排除。各种心脏检查方法均具有各自的作用和优势，无法相互替代。

心脏超声是心脏疾病最基础的检查手段。针对心律失常、高血压性心脏病、心肌病等心脏疾病，心脏超声仅能够提供心脏结构、血流、功能等方面的信息，能够作为辅助判断指标，但想要彻底确诊疾病，还需要联合其他检查手段。

（十七）何种情况应当接受心脏超声检查？

应当接受心脏超声检查的情况：①临床有心慌、胸闷、乏力、心前区疼痛等症状，医生怀疑心脏存在问题的情况下,可通过心脏超声对心脏结构及功能是否存在异常情况进行判断。②存在高血压、高血脂、心脏病等疾病史及家族病史的人群应定期体检,这样有利于尽早发现存在的不典型症状,并能够及时发现心脏受累程度,以便于医生制订更加合理的治疗方案。③患有心肌梗死、扩张型心肌病等疾病的患者在接受治疗的过程中也需要接受心脏超声检查,这样能够对患者的治疗效果进行有效观察,准确评价患者的预后,以便于医生调整治疗方案。

(十八)超声心动图有什么价值?

超声心动图的临床价值:①特征性诊断,指某些心脏疾病在超声图像上的特征性改变,如风湿性瓣膜病、先心病(如房间隔缺损、室间隔缺损、动脉导管未闭)等。②支持性诊断,超声心动图表现特异性不强,但可支持或符合临床诊断,如高血压性心脏病、扩张型心肌病。③排除性诊断,无临床诊断应表现的超声心动图改变。④功能性诊断,评估心脏收缩、舒张功能。⑤定量诊断,测定心肌梗死的范围、瓣口面积等。⑥症候群诊断,仅发现某些非特异性改变,如单纯左心室肥大、右心室肥大但未能检测到病因。

(十九)主动脉瓣狭窄与主动脉关闭不全的超声表现有哪些?

1. 主动脉瓣狭窄的超声表现

(1)M 型超声心动图:主动脉瓣回声增强,瓣叶增厚,开放受限,开放幅度减小,室间隔和左心室后壁厚度增加。

(2)B 型超声心动图:主动脉瓣增厚,回声增强,活动受限,升主动脉狭窄后扩张。

(3)频谱多普勒超声心动图:通过主动脉瓣的血流速度加快,峰值流速超过 2 m/s,在心尖五腔切面取样时表现为收缩期负向高速湍流频谱。

(4)彩色多普勒血流显像:见收缩期经主动脉瓣口呈喷泉状、射向主动脉的以蓝色为主的五彩镶嵌血流。

2. 主动脉关闭不全的超声表现

(1)彩色多普勒超声心动图:在胸骨旁左心室长轴和心尖五腔切面可清晰显示舒张期经主动脉瓣反流至左心室流出道的彩色血流,反流束的血流方向往往朝向超声探头,以红色为主。轻度反流时,反流束刚达主动脉瓣下,呈窄带状。重度反流时,反流束呈喷泉状,占据大部分左心室流出道。

(2)频谱多普勒超声心动图:将脉冲多普勒取样容积置于主动脉瓣下或连续多普勒取样线通过主动脉瓣时,可探及舒张期左心室流出道的高速湍流,峰值流速可超过 3.5 m/s。

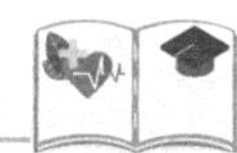

(二十)房间隔缺损的超声诊断要点有哪些?

(1)B 型和 M 型超声心动图:右心房、右心室内径增大,室间隔和左心室后壁呈同向运动,房间隔回声中断,断端回声增强,肺动脉增宽。诊断房间隔缺损宜采用剑下四腔、胸骨旁四腔及大动脉短轴切面,以避免出现房间隔回声失落的伪像。

(2)频谱多普勒超声心动图:将脉冲多普勒取样容积置于房间隔缺损处,记录从收缩中期开始至舒张期末的左向右分流血液,分流速度可达 40 cm/s 以上。

(3)彩色多普勒血流显像:心房水平左向右分流时,可显示红色血流穿过房间隔缺损,从左心房到右心房,直达三尖瓣口。分流束的宽度取决于房间隔缺损的大小。缺损大,分流束宽;缺损小,分流束窄。

图 24 房间隔缺损 B 型超声所见,主动脉内径正常,肺动脉不宽,各房室腔大小尚正常;各瓣膜尚纤细;室间隔与左心室后壁不厚,静息状态下,节段性室壁运动减弱;房间隔中心处局部回声失落,连续中断缺损,直径约 3 mm。

提示:房间隔中心型缺损,考虑卵圆孔未闭;二尖瓣、三尖瓣轻度反流,左心室收缩、舒张功能正常。

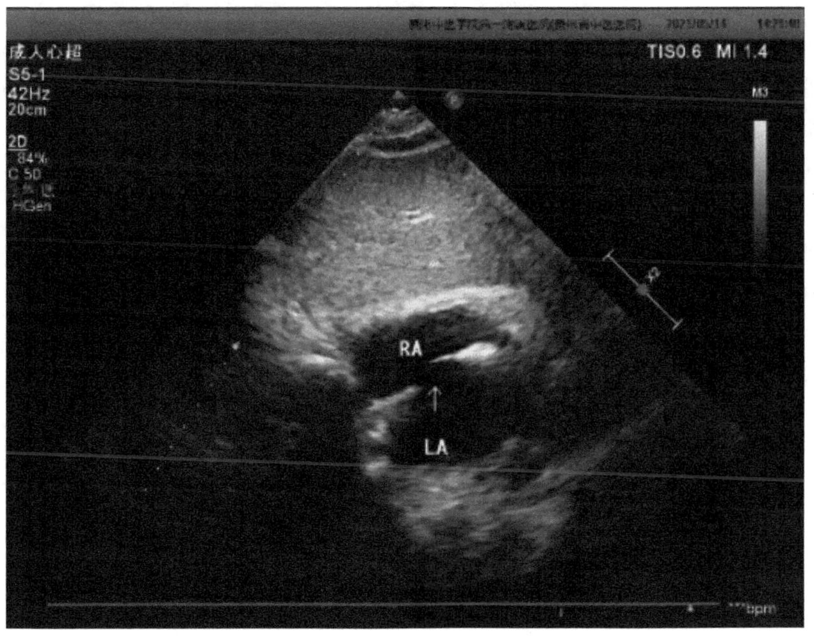

图 24 房间隔缺损的 B 型超声表现

(二十一)二尖瓣狭窄的超声诊断要点有哪些?

(1)M 型超声心动图:左心房扩大,二尖瓣前叶呈“城墙样”改变,射血分数(EF)斜率下降,二尖瓣开放幅度降低,前后叶同向运动。瓣叶增厚,回声增强。

(2)B 型超声心动图:舒张期二尖瓣前叶呈圆顶状改变,瓣叶基底段的活动度较瓣缘大。二尖瓣后叶僵硬,舒张期活动明显受限,二尖瓣水平短轴切面见"鱼嘴状"瓣口,表示交界处粘连,瓣口面积缩小。

(3)频谱多普勒超声心动图:二尖瓣口血流速度增快,增快的程度与二尖瓣口面积成正比。正常人经二尖瓣口峰值流速不超过 1.2 m/s,当二尖瓣狭窄时可达 2 m/s 以上。心脏超声对二尖瓣狭窄可做出定性、定量分析,是诊断二尖瓣狭窄最重要的检查。

图 25 心脏瓣膜病 B 型超声所见,主动脉内径正常,肺动脉内径增宽。双心房、右心室扩大,扩大的左心房内未见明显血栓回声。二尖瓣、主动脉瓣回声增粗增强,二尖瓣开放受限,开放幅度 7 mm,瓣口面积 0.9 cm^2。室间隔与左心室壁不厚,静息状态下,节段性室壁运动不良。心脏各结构连续完整。

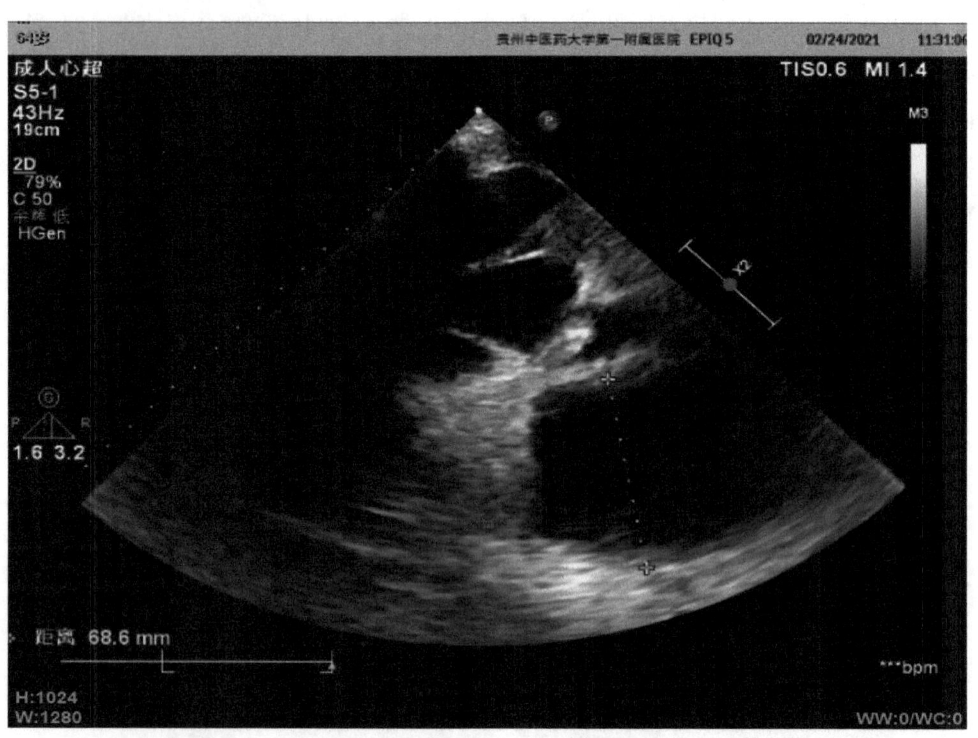

图 25　心脏瓣膜病的 B 型超声表现

(二十二)急性心肌梗死有哪些并发症可以被超声检查发现?

(1)室壁瘤:由于心肌梗死区心肌变薄,心室内压力使其逐渐向外膨出导致。表现为局部膨出处变薄,回声增强,收缩功能消失,室壁瘤与心室壁有连续性。

(2)假性室壁瘤:急性心肌梗死心肌坏死穿孔后,局部心包和血栓等物质包裹血液形成的一个与左心室相通的囊腔。假性室壁瘤的壁与心室壁无延续性,分界清楚。

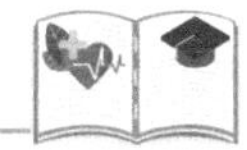

(3)室间隔穿孔:可见室间隔肌部回声连续中断。

(4)乳头肌断裂:表现为二尖瓣尖部可进入左心房,二尖瓣叶呈连枷样运动,前后叶不能对合。

(5)心室内血栓形成:血栓以心尖区最常见,可见左心室腔内出现反射光团,有明显的血栓边缘,血栓附着处的室壁常有矛盾运动。

(二十三)室间隔缺损的超声诊断要点有哪些?

(1)M型超声心动图:①连续扫查见主动脉前壁与室间隔连接处回声中断,或室间隔本身回声中断。②左心室容量负荷增加,可有左心室内径增大,左心室后壁和室间隔搏动幅度增加,二尖瓣波幅增大,射血分数斜率加快。分流大时可见左心房内径增大。③由于存在左向右分流,可致肺动脉高压,肺动脉内径增宽,甚至出现右心室内径增宽,三尖瓣活动幅度增大。④膜部缺损常合并主动脉瓣脱垂,此时主动脉瓣关闭呈双线。

(2)B型超声心动图:①断端增粗增宽,回声增强。嵴上型缺损以心底短轴切面及右心室流出道长轴切面最易显示;嵴下型缺损以左心室流出道切面及心底短轴切面最易显示;隔瓣下型缺损以胸骨左缘及心尖四腔切面较易探及。②间接征象,左向右分流导致左心室容量负荷增加及肺动脉高压,左心室内径增大,室间隔及左心室后壁搏动幅度增大,二尖瓣活动幅度增大,左心房内径增大。右心室流出道、肺动脉干增宽,若出现肺动脉高压,可出现右心室壁增厚,右心房、右心室内径增大。

(二十四)法洛四联症的超声诊断要点有哪些?

(1)M型超声心动图:①主动脉骑跨与室间隔缺损,连续扫查见主动脉前壁回声突然中断,与室间隔的回声不连续,室间隔回声后移至主动脉瓣关闭线回声的水平,主动脉内径增大,前后壁的回声恰位于室间隔上方的两侧,构成特征性的主动脉骑跨。②肺动脉狭窄,肺动脉瓣波群见肺动脉瓣后叶α波加深,肺动脉总干及右肺动脉内径狭窄。③二尖瓣波群或心室波群见右心室前壁增厚,右心室内径增大,室间隔增厚,而左心室内径减小。心底波群见左心房减小。④室间隔与左心室后壁呈同向运动,也可呈逆向运动。⑤合并主动脉瓣关闭不全时,左心室内径增大,主动脉瓣关闭呈双线,二尖瓣前叶舒张期高频“毛刷样”细震颤。

(2)B型超声心动图:左心长轴切面见右心室流出道变窄,右心室前壁增厚,右心室内径增大。主动脉异常扩大,其前壁与室间隔连接处回声中断,出现大的缺损,室间隔断端回声增强,主动脉前壁右移,使整条扩大的主动脉骑跨于室间隔上。心底短轴切面见主动脉根部内径扩大,前方的右心室流出道内径变窄。肺动脉长轴切面见肺动脉干变窄,肺动脉瓣回声增强增粗,开放受限呈圆顶状。心尖及剑突下四腔切面见室间隔膜部回声失落,右心室内径增大、前壁增厚,左心室可不大,左心房变小。胸骨上窝主动脉弓短轴切面见右肺动脉或肺动脉干变窄。

（二十五）肺心病的超声诊断要点有哪些？

（1）M 型超声心动图：①心底波群显示右心室流出道显著增宽（大于 30 mm），心室波群见右心室扩大，内径大于 20 mm 以上。②肺动脉高压引起的肺动脉瓣波形改变。③右心室负荷过重引起左心室几何形态改变。

（2）B 型超声心动图：剑突下四腔切面及右心室流入道长轴见右心室前壁及室间隔增厚，室间隔矛盾运动，右心室流入道增宽延长，三尖瓣开放幅度增大。

如图 26 肺心病 B 型超声所见，右心房 55 mm×43 mm，右心室前后径 27 mm，肺动脉压 53 mmHg。右心扩大，肺动脉段增宽。

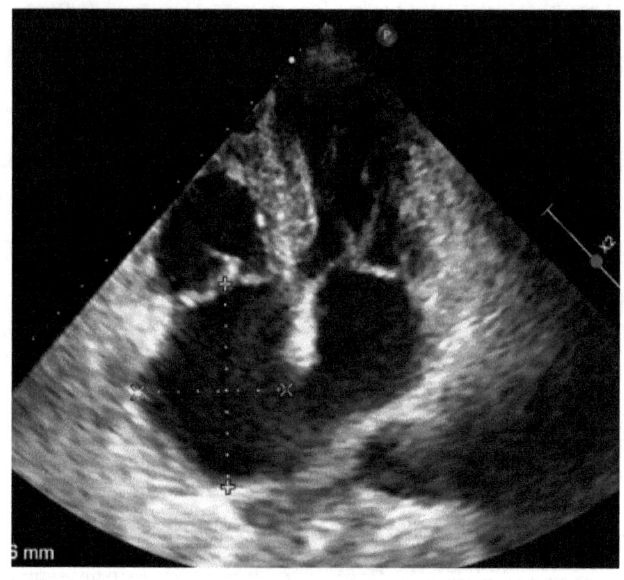

图 26　肺心病的 B 型超声表现

（徐廉，邓昭美）

【知识拓展】

心脏的影像学检查主要有 X 线片、CT、磁共振成像（MRI）、超声等检查，可观察心脏的形态、大小、位置和搏动情况，用以疾病的辅助诊断。

X 线片能显示出心脏大血管的大小、形态、位置和轮廓，能观察心脏与毗邻器官的关系和肺内血管的变化。

以往心脏 CT 主要用于观察心脏结构、心肌、心包和大血管改变。近几年，CTA 逐渐成为评估冠状动脉粥样硬化的有效的无创成像方法，是筛查和诊断冠心病的重要手段。

图 27 为正常的心脏 X 线表现，其显示左心缘由 3 段构成，上段凸出的为主动脉结，中段为肺动脉段，下段为左心室。右心缘由 2 段构成，上段为升主动脉和上腔静脉的复合投影，

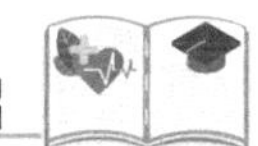

下段为右心房。

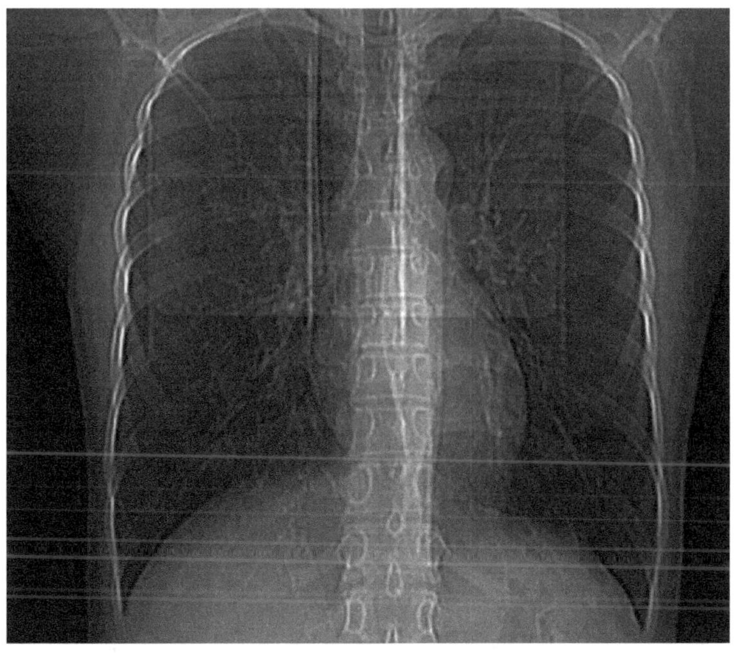

图 27 正常的心脏 X 线表现

1. 基本病变表现

1)心脏的形态和大小异常

心脏 X 线片分为 3 型:二尖瓣型、主动脉瓣型和普大型。

图 28 为二尖瓣型,心脏呈梨形,主动脉结较小,肺动脉段丰满或突出,左心缘下段圆钝,右心缘下段较膨隆,常见于二尖瓣病变、房间隔缺损等。

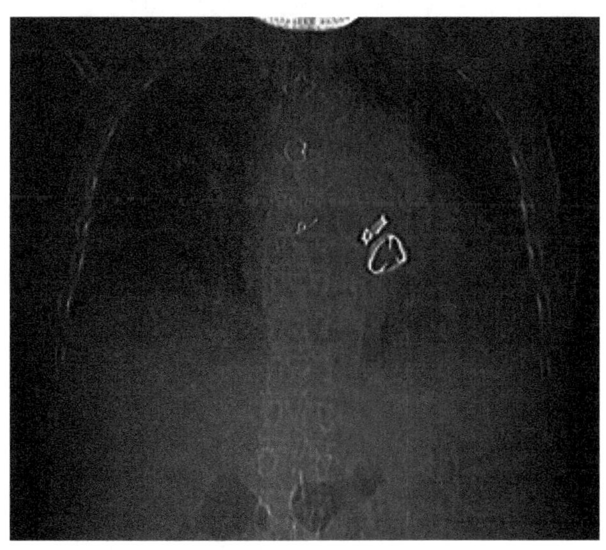

图 28 二尖瓣型

图 29 为主动脉瓣型，主动脉结增宽，肺动脉段内凹，左心缘下段向左下延长，常见于主动脉瓣病变、高血压性心脏病等。

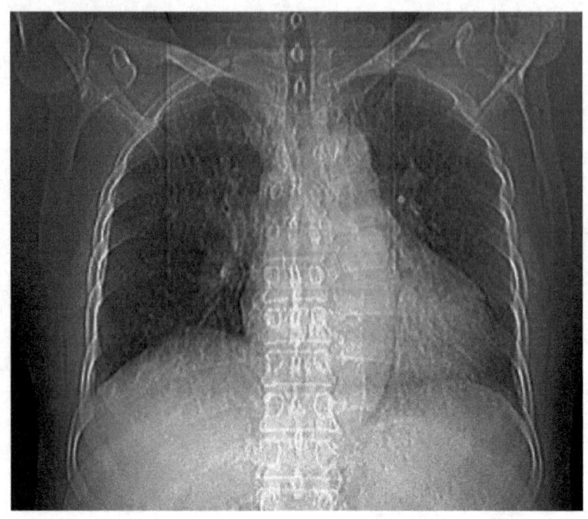

图 29　主动脉瓣型

图 30 为普大型，心脏向两侧均匀增大，较对称，常见于心衰、大量心包积液等。

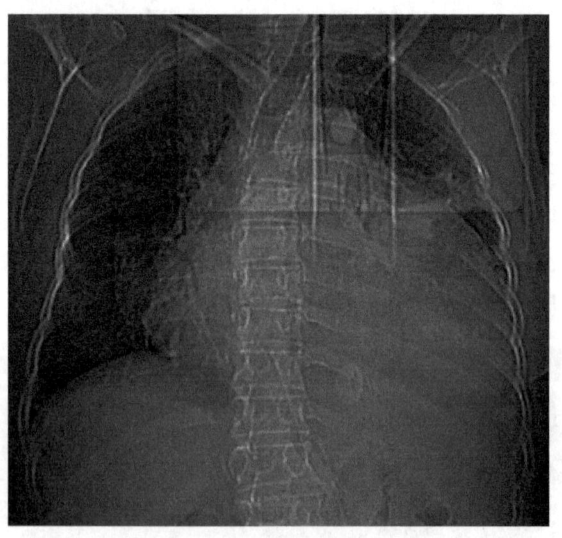

图 30　普大型

2. 冠心病影像学表现

1）X 线片

X 线片可表现为正常。心肌梗死后，可有下列表现：①心影不同程度增大，左心衰竭时，表现为肺淤血、肺水肿，可伴有左心房（室）增大。②急性心肌梗死后，出现心肌梗死后综合征表现，包括心包积液、胸腔积液及下肺叶渗出性改变。③心肌梗死并发症，如室壁瘤形成时，可见左心缘局限性膨突，左心室增大；室间隔穿孔，表现为肺充血、肺淤血及肺水肿并存。

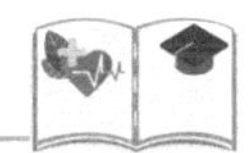

2）CT

①冠状动脉异常：CT 平扫用于评估冠状动脉钙化；碘对比剂增强扫描用于评估冠状动脉斑块，尤其是非钙化斑块，以及斑块导致的管腔狭窄程度。②心肌缺血：表现为心脏收缩期病变处心肌增厚率降低或消失，心内膜下或者心肌全层可见密度降低区。③心肌梗死：CT 密度值显著降低（一般为 5～10 HU）；局部心肌变薄失去收缩运动功能；可以显示心肌梗死并发症，如室壁瘤、假性室壁瘤、心腔内附壁血栓等。

图 31 为冠状动脉 CTA，其显示 LAD（左前降支）近中段可见高密度支架影（箭头指示处），长度约 2.70 cm。

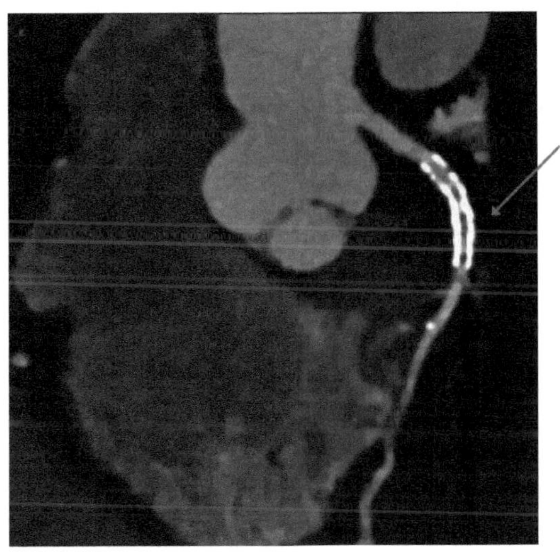

图 31　冠状动脉 CTA 表现

3. 扩张型心肌病影像学表现

1）X 线片

①心影增大，常呈普大型或主动脉瓣型。②各房室均有增大，以左心室增大最为显著。③心功能不全时，有肺淤血、肺水肿表现。

图 32 扩张型心肌病 X 线显示，两侧胸廓对称，气管居中，肺纹理走行正常，肺内未见明显实质性病灶，双侧肺门影不大，心影增大，左上胸壁可见心脏起搏器影，膈面光整，两肋膈角锐利。

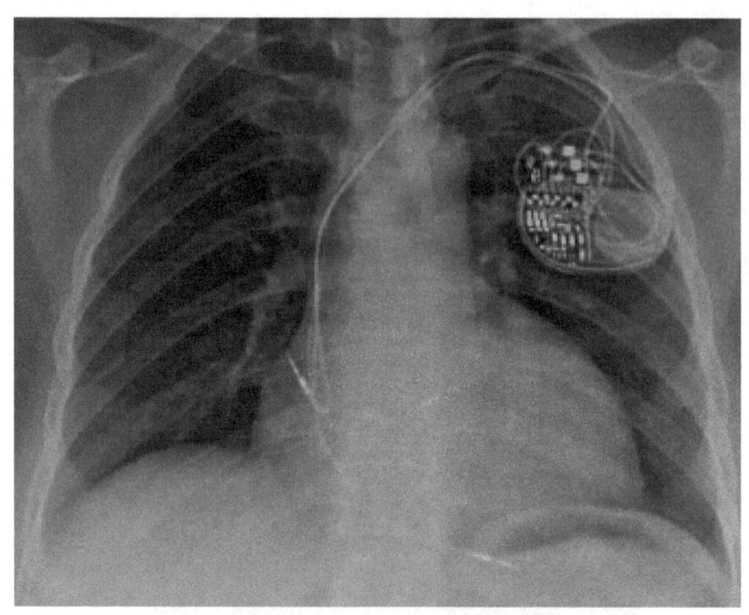

图 32　扩张型心肌病 X 线表现

2) CT

CT 多为排除冠心病时使用。①心脏舒张末期左、右心室腔扩大,以左心室扩大为著,可伴有左、右心房扩大。②心室壁厚度多正常或变薄。③心肌收缩功能普遍减弱,射血分数降低。

4. 心包病影像学表现

1) X 线片

心包积液:少量心包积液可无异常发现;中、大量心包积液,心影可向两侧增大,呈烧瓶形。

图 33 心包积液 X 线显示,心影增大,心包内见大片状水样密度影。

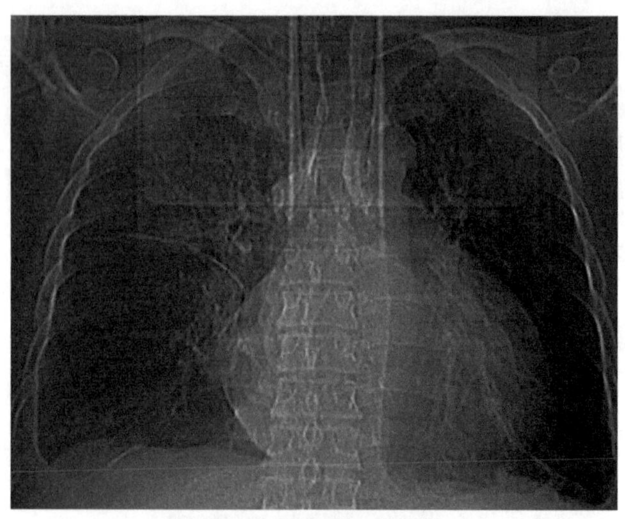

图 33　心包积液 X 线表现

缩窄性心包炎:①心脏扩大主要表现为单侧或双侧心房增大。②由于心包增厚粘连,导致心缘僵直、变形。③心包钙化是缩窄性心包炎的特征性表现,表现为心脏表面的高密度钙化影。④由于静脉压升高,上、下腔静脉扩张;左心房压升高时,出现肺淤血、肺水肿征象。⑤可伴有胸腔积液或胸膜增厚、粘连。

2)CT

心包积液:CT 平扫见心包内水样密度影(CT 密度值为 0~10 HU)。①少量积液,积液量<100 mL,多分布于心包隐窝及后房室沟。②中量积液,积液量 100~500 mL,心包脏层、壁层积液厚度在 15~25 mm 之间。③大量积液,积液量>500 mL,心包脏层、壁层积液厚度>25 mm,且广泛分布于心包腔。根据液体内蛋白含量的不同,或含有血液成分,积液的 CT 密度值可高于水(10~40 HU),而近期出血的 CT 密度值可高达 50 HU 以上。

图 34 心包积液 CT 显示,横断层心包腔内可见环形液性低密度影。

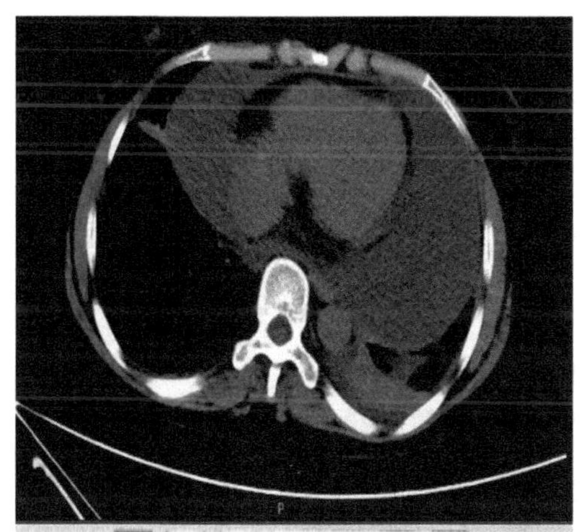

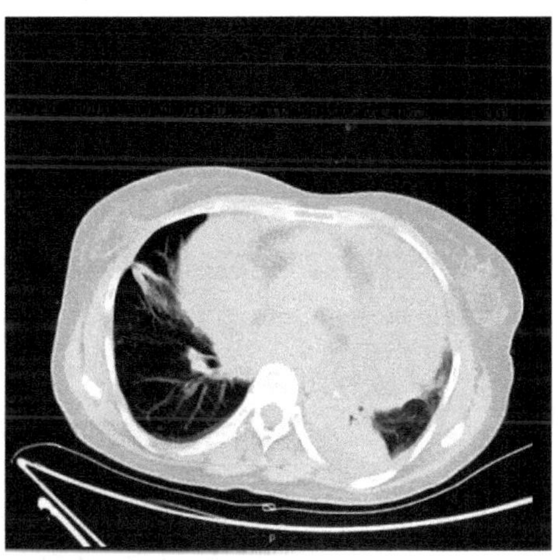

图 34 心包积液 CT 表现

5. 房间隔缺损影像学表现

1)X 线片

①肺血管表现,表现为肺动脉段突出,肺门动脉扩张,外围分支增多增粗。②心影增大,呈二尖瓣型,右心房、右心室增大,而右心房增大是房间隔缺损的重要征象。③主动脉结偏小或正常。④合并肺动脉高压时,肺动脉段和肺门动脉扩张更趋明显。

2)CT

CT 不是房间隔缺损的常规检查技术,在复杂性先心病,疑诊房间隔缺损合并其他畸形,如肺静脉畸形引流时,可行 CT 检查。另外,对于成人房间隔缺损,为排除合并冠心病可行 CT 检查。

6. 主动脉疾病影像学表现

临床常见的主动脉疾病主要包括急性主动脉综合征、主动脉瘤、主动脉炎、先天性发育异常等。在急性主动脉综合征中,又包含了主动脉夹层、主动脉壁内血肿、主动脉溃疡、主动脉假性动脉瘤,病因多为动脉粥样硬化所致。马方综合征则有家族遗传因素。

主动脉夹层是主动脉内膜和部分中层撕裂,血流经破口灌入,将主动脉壁中层分离,形成血肿或“双腔”主动脉,即扩张的假腔和受压变形的真腔。主动脉夹层病情危急,急诊超声和 CT 检查是其主要的检查技术。以下主要介绍主动脉夹层的影像学表现。

1)X 线片

可见纵隔或主动脉阴影明显增宽;破入心包或有主动脉瓣关闭不全时,心影明显扩大;破入胸腔时,可见胸腔积液。

2)CT

CT 是主动脉夹层最常用的检查方法。对于急性主动脉夹层,CT 为首选检查技术。

(1)CT 平扫:可显示主动脉内膜钙化内移,假腔内密度与真腔内密度的不同,以及主动脉夹层血液外渗、纵隔血肿、心包积血、胸腔积血等。

(2)CT 增强:可见主动脉“双腔”和内膜片;通常真腔较窄,显影密度高,假腔较大,显影略淡;可显示内膜破口和远端破口,以及主要分支血管受累情况,包括冠状动脉、头臂动脉、腹腔干和肠系膜上动脉、肾动脉开口等;还可间接评价主动脉瓣受累情况及左心室增大等。

图 35 为胸腹主动脉夹层行胸主动脉弓支架植入术后(箭头指示处)CT 表现,降主动脉段支架旁可见低密度夹层假腔,假腔内未见高密度影,假腔逐渐扩张并挤压支架致支架下端缩窄,假腔向下延伸至腹主动脉下端,假腔大于真腔。

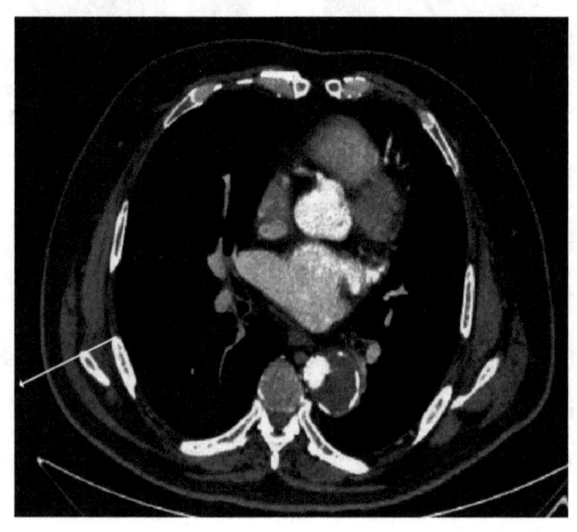

图 35 胸腹主动脉夹层行胸主动脉弓支架植入术后 CT 表现

图 36 为主动脉夹层支架术后 CT 表现,主动脉管壁可见少许钙化斑块,主动脉弓-胸主动脉走行区可见网状支架影,支架走行自然,管腔未见明显狭窄,支架走行区管壁未见明显钙化斑块影。

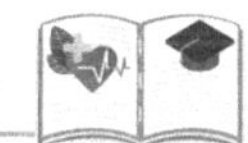

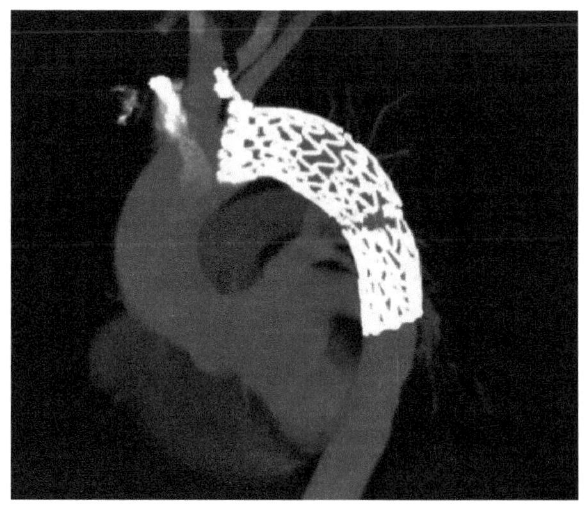

图 36 主动脉夹层支架术后 CT 表现

（孙刚，杨涵）

第二章　心脏体格检查

【基本知识】

心脏体格检查是心血管疾病诊断的基本功。虽然现在有较多先进设备,但心脏体格检查仍是心血管疾病诊断的重要环节。

第一节　心脏视诊

【基本知识】

心脏视诊的内容包括医师观察心前区隆起、心尖搏动、心前区其他搏动等。

1. 心前区隆起

心前区隆起是指胸骨下段与胸骨左缘第3~5肋骨及肋间隙局部隆起。心前区隆起主要见于:①儿童器质性心脏病造成的心脏显著增大,如先心病(如法洛四联症、肺动脉瓣狭窄等)、风湿性心瓣膜病、伴大量渗液的心包炎及心肌病等器质性心脏病。②大量心包积液。

2. 心尖搏动

观察心尖搏动,应注意其位置、范围、强度、节律及频率。

1)正常的心尖搏动

位于第5肋间隙左锁骨中线内侧0.5~1.0 cm处,搏动范围的直径为2.0~2.5 cm。

2)心尖搏动移位

心尖搏动移位受生理因素和病理因素的影响。

(1)生理因素:包括体型、呼吸、体位等。①体型:矮胖体型者、小儿或妊娠妇女,心脏呈横位,心尖搏动向上外移位,甚至移到第4肋间隙;瘦长体型者,心脏呈垂位,心尖搏动可向

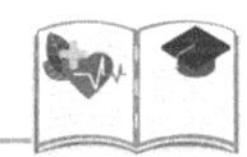

内下移位至第 6 肋间隙。②呼吸:深吸气时心尖搏动可下移至第 6 肋间隙;深呼气时心尖搏动可向上移位。③体位:卧位时心脏偏于横位,心尖搏动稍上移;左侧卧位时,心尖搏动可向左移 2~3 cm;右侧卧位时,心尖搏动可向右移 1.0~2.5 cm。若侧卧位时心尖搏动无变动,提示可能为心包纵隔胸膜粘连,如粘连性心包胸膜炎。

(2)病理因素:包括心脏疾病、胸部疾病、腹部疾病等。

心脏疾病:①左心室增大时,心尖搏动向左下移位,甚至可达腋中线。②右心室增大时,心脏呈顺时针方向转位,左心室被推向左,心尖搏动向左移位,甚至可稍向上。③全心增大时,心尖搏动向左下移位,并可伴有心界向两侧扩大。

胸部疾病:凡能使纵隔及气管移位的胸部疾病,均可使心脏及心尖搏动移位。①一侧肺不张、粘连性胸膜炎时,由于纵隔向患侧移位,心尖搏动亦移向患侧。②一侧胸腔积液、气胸时,心尖搏动移向健侧。③胸廓或脊柱畸形时亦可影响心尖搏动的位置。

腹部疾病:大量腹水、肠胀气、腹腔巨大肿瘤等,使负压增加而导致膈肌位置上升,心尖搏动向上外移位。

3)心尖搏动强度及范围的改变

心尖搏动强度及范围的改变也受生理因素和病理因素的影响。

(1)生理因素:胸壁厚或肋间隙窄者,心尖搏动范围弱且小;胸壁薄或肋间隙宽者、儿童,心尖搏动范围大且强。剧烈运动、精神紧张或情绪激动时,心脏活动加强,心尖搏动亦增强。

(2)病理因素:包括心脏疾病、胸部疾病及其他系统疾病。

心脏疾病:①左心室肥大时,心尖搏动范围较大,并可在触诊时触及心尖强有力的外向运动,使指端抬起,称为抬举性心尖搏动;左心室容量增加(如主动脉瓣反流、室间隔缺损)及胸壁薄或心排血量增加的正常人均可出现心尖搏动增强。②心肌病变(如急性心肌梗死、扩张型心肌病、心肌炎等)时,心肌收缩乏力,心尖搏动减弱。

胸部疾病及其他系统疾病:①在左侧气胸或胸腔积液、肺气肿等情况下,心尖搏动减弱或消失。②甲亢、重度贫血及发热等,由于心排血量增多,心尖搏动增强。

3. 负性心尖搏动

正常情况下,心脏收缩时心尖搏动向外凸起。如心脏收缩时心尖搏动反而内陷者,称为负性心尖搏动。可见于缩窄性心包炎、粘连性心包炎心包与周围组织有广泛粘连时,也可见于右心室显著肥大时。

4. 心前区其他搏动

(1)胸骨左缘第 2 肋间隙搏动:轻度收缩期搏动见于正常青年人;明显收缩期搏动见于肺动脉扩张或肺动脉高压。

(2)胸骨右缘第 2 肋间隙及胸骨上窝搏动:见于主动脉弓动脉瘤或升主动脉瘤。

(3)胸骨左缘第 3~4 肋间隙搏动:见于右心室肥大或瘦弱。

(4)剑突下搏动:右心室明显肥大时,扩张的右心室占据了心尖区,若还存在严重的三尖瓣反流,则在收缩期血液反流至位于胸骨下端附近扩张的右心房时,导致一种特征性的搏动——在收缩期心尖区向内运动(负性心尖搏动),而胸骨体下端左右两侧向外运动。

(5)腹主动脉搏动:见于正常的腹主动脉或腹主动脉瘤。

第二节　心脏触诊

【基本知识】

触诊时应轻微触及。触诊心尖搏动时可先以全手掌感受心尖搏动,然后示指和中指并拢,用指腹确定心尖搏动的准确位置、范围、强度。触诊震颤及心包摩擦感,多用右手小鱼际。心脏触诊内容有心尖搏动及心前区搏动、震颤、心包摩擦感。

1. 心尖搏动及心前区搏动

触诊可证实心尖搏动及心前区搏动,并能确定搏动的位置、范围、强度。

心尖搏动冲击手掌或指尖,标志着心室(脏)收缩期的开始,有助于确定第一心音,从而判断震颤及杂音出现的时期。

触诊可鉴别剑突下搏动是右心室搏动还是腹主动脉搏动。剑突下搏动部分起源于心脏前壁、心尖区,或左心室室壁瘤可触及双重心尖搏动。双重心尖搏动一部分代表正常心尖外向运动,一部分代表在心室压力最高时收缩晚期室壁瘤的运动。

2. 震颤

震颤是心尖搏动时手触及的一种微细的震动感,类似在猫的喉部或前胸部所触及的呼吸震动感,故又称"猫喘"。震颤是器质性心血管疾病的特征性体征。

震颤多见于先心病及心脏瓣膜狭窄,而瓣膜关闭不全则少见,仅在房室瓣重度关闭不全时可扪及收缩期震颤。发现震颤后应首先确定部位及来源(瓣膜、大血管或间隔缺损),其次确定其处于心动周期中的时相(收缩期、舒张期或连续性),最后分析其临床意义。3 种震颤出现的部位和临床意义见表 2 所示。

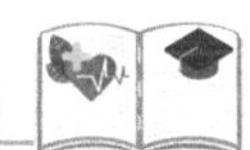

表 2　心脏常见震颤的临床意义

时期	部位	临床意义
收缩期	胸骨右缘第 2 肋间隙	主动脉瓣狭窄
	胸骨左缘第 2 肋间隙	肺动脉瓣狭窄
	胸骨左缘第 3~4 肋间隙	室间隔缺损
	心尖区	重度二尖瓣关闭不全
舒张期	心尖区	二尖瓣狭窄
连续性	胸骨左缘第 2 肋间隙及其附近	动脉导管未闭

3. 心包摩擦感

正常心包腔内有少量液体,这些液体起润滑心包膜的作用。急性心包炎时,渗出的纤维蛋白沉着在心包脏层与壁层的表面上,心尖搏动时这 2 层粗糙的心包膜相互摩擦产生振动,传至胸壁而被感知,称为心包摩擦感。心包摩擦感通常在胸骨左缘第 4 肋间隙最易触及。如心包腔内有较多渗出液,则心包摩擦感消失。

第三节　心脏叩诊

【基本知识】

心脏叩诊可以确定心界大小及其形状。心脏不被肺遮盖的部分叩诊呈实音(绝对浊音),其边界为绝对浊音界,界内主要是右心室。心脏两侧被肺遮盖的部分叩诊呈浊音(相对浊音),其边界为相对浊音界,反映心脏的实际大小。

1. 叩诊方法

检查时,检查者用间接叩诊法,用力要均匀,使用轻叩法叩诊。被检查者取仰卧位时,检查者立于患者右侧,左手板指(以中指作为板指)与肋间隙平行(与心缘垂直),其余手指则紧贴胸壁。

2. 叩诊顺序

通常的叩诊顺序是先叩左界再叩右界,由下而上,由外向内。

1)叩诊心脏左界

从心尖搏动外 2~3 cm 处沿肋间隙由外向内进行叩诊。如心尖搏动不明显,则自第 6 肋间隙左锁骨中线外的清音区开始。叩诊音由清音变为浊音时翻转板指，在板指中点相应的胸壁处用笔标记。然后由下而上，按肋间隙逐一叩诊，至第2肋间隙为止，分别用笔标记。

2）叩诊心脏右界

先沿右锁骨中线自上而下叩诊，当清音变为浊音时确定肝上界。自肝上界的上一肋间隙（一般为第4肋间隙）开始，由外向内轻叩，直到清音转为浊音或达到胸骨右缘为止，如此按肋间隙逐一叩诊至第2肋间隙，分别用笔标记。

测量并记录左锁骨中线距前正中线间的垂直距离及左右相对浊音界各标记点距前正中线的垂直距离。

3. 正常心浊音界

正常成人心相对浊音界与前正中线的距离见表3。

表3　正常成人心相对浊音界与前正中线的距离

右界/cm	肋间隙	左界/cm
2~3	2	2~3
2~3	3	3.5~4.5
3~4	4	5~6
	5	7~9

注：左锁骨中线至前正中线的距离为8~10 cm。

4. 心浊音界各部的组成

心脏左界第2肋间隙处相当于肺动脉段，第3肋间隙为左心耳，向下至第4、5肋间隙为左心室。心脏右界第2肋间隙处相当于上腔静脉和升主动脉，第3肋间隙以下相当于右心房，心脏下界除心尖部分为左心室外，均由右心室构成。心脏上界相当于第3肋骨前端下缘的水平。第2肋间隙水平以上的胸骨部分的浊音区，一般称为心底（上）部浊音区，相当于大血管在胸壁上的投影区，其左界的主动脉结由主动脉弓构成。显著向外隆凸的左心室段与半球形突出的主动脉结之间的肺动脉段及左心耳部相对较凹陷，称为心腰部。

5. 心浊音界的改变及其临床意义

心浊音界的改变受心脏本身病变和（或）心脏以外因素的影响。

1）心脏本身病变

（1）左心室增大：心浊音界向左下扩大，心腰部相对内陷，使心浊音区呈靴形，称为靴形心。常见于主动脉瓣关闭不全、高血压性心脏病等。

（2）右心室增大：轻度右心室增大相对浊音界增大不明显。当右心室显著增大时，相对浊音界同时向左、右两侧扩大，但因心脏同时沿长轴顺时针方向转位，故向左（而不是左下）

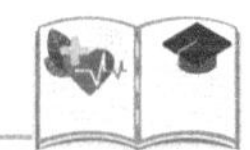

增大较为显著。常见于肺心病。

(3)左、右心室增大:心界向两侧扩大,且左界向左下增大,呈普大型。见于全心功能不全,如扩张型心肌病、缺血性心肌病、弥漫性心肌炎等全心扩大时。

(4)左心房增大:左心房显著增大时,胸骨左缘第3肋间隙心浊音界向外扩大,使心腰部消失甚或膨出。二尖瓣狭窄时,左心房及肺动脉均扩大,使心腰部饱满或膨出,心浊音界外形呈梨形,称为梨形心,亦称为二尖瓣型心脏。

(5)心包积液:心包积液达一定量时,心浊音界向两侧扩大。坐位时心浊音界呈三角烧瓶形,卧位时心底部浊音区增宽,心尖区浊音区变小,此为心包积液的特征性体征。

2)心脏以外因素

心脏的临近组织对心浊音界也有明显影响。胸膜增厚粘连和阻塞性肺不张可使心浊音界移向患侧。腹腔大量积液或巨大肿瘤、妊娠后期均可使膈肌上抬,心脏呈横位,致心浊音界向左扩大。心浊音界亦可因体位、体型、呼吸及脊柱或胸廓畸形等而发生相应变动。

第四节　心脏听诊

【基本知识】

心脏听诊可判断心率、心律、心音、额外心音、杂音、心包摩擦音等信息。心脏听诊首先要确定心脏各瓣膜听诊区。

1. 心脏瓣膜听诊区

心脏各瓣膜开放与关闭时所产生的声音沿血流方向传到胸壁最易听清的部位,称心脏瓣膜听诊区。①二尖瓣听诊区:位于心尖搏动最强处,又称心尖区。②肺动脉瓣听诊区:位于胸骨左缘第2肋间隙。③主动脉瓣听诊区:位于胸骨右缘第2肋间隙。④主动脉瓣第二听诊区:位于胸骨左缘第3、4肋间隙。⑤三尖瓣听诊区:在胸骨体下端近剑突偏右或偏左处。

2. 听诊顺序

听诊按二尖瓣听诊区→肺动脉瓣听诊区→主动脉瓣听诊区→主动脉瓣第二听诊区→三尖瓣听诊区的顺序,以免遗漏。

3. 听诊内容

听诊内容包括心率、心律、心音、额外心音、杂音和心包摩擦音。

1）心率

每分钟心搏次数称为心率。数心率时，以第一心音为准。正常成人心率为60～100次/min。

心率异常包括心动过速、心动过缓。①心动过速：成人窦性心率超过100次/min，或婴儿心率超过150次/min，称为心动过速。心动过速可见于生理情况；病理情况下，常见于发热、贫血、甲亢、休克、心肌炎、心功能不全，以及应用肾上腺素、阿托品等药物后。②心动过缓：成人心率低于60次/min（一般不低于40次/min），称为心动过缓。生理情况下，心动过缓可见于长期从事重体力劳动的健康人和久经锻炼的运动员；病理情况下，心动过缓可见于迷走神经张力过高、颅内高压、阻塞性黄疸、甲减、病态窦房结综合征、二度或三度房室传导阻滞、高血钾，以及服用某些药物（如强心苷、奎尼丁或β受体拮抗剂等）后。

2）心律

心脏搏动的节律，称为心律。正常人的心律基本规则。心率稍慢者及儿童的心律稍有不齐。窦性心律不齐，常见于健康青年及儿童，一般无临床意义。

听诊能发现的最常见的异常心律有期前收缩和心房颤动。①期前收缩：在原来整齐的心律中突然提前出现一个心尖搏动，继之有一个较长的间期，称为期前收缩。听诊特点为提前出现搏动的第一心音明显增强，第二心音大多减弱。②心房颤动：心房颤动时心房肌失去正常有节律而有力的收缩，代之以极为迅速、微弱而不规则的颤动。听诊特点为心律绝对不规则、第一心音强弱不等，还存在脉搏短绌现象。

3）心音

［正常心音］

（1）第一心音（first heart sound，S_1）：主要是由心室收缩开始时二尖瓣、三尖瓣骤然关闭，瓣叶突然紧张引起振动产生的。S_1 出现标志着心室收缩期的开始。

（2）第二心音（second heart sound，S_2）：主要由主动脉瓣和肺动脉瓣突然关闭引起振动产生的。S_2 出现标志着心室舒张期的开始。

S_1、S_2 的区别见表4。

表4　S_1、S_2 的区别

区别点	S_1	S_2
声音特点	调低、音强、时间较长	调高、音弱、时间较短
最强部位	心尖区	心底部
与心尖搏动及颈动脉搏动的关系	与心尖搏动和颈动脉的外向搏动几乎同时出现	心尖搏动之后出现
与心动周期的关系	S_1 与 S_2 之间的间隔（收缩期）较短	S_2 到下一心动周期 S_1 的间隔（舒张期）较长

（3）第三心音（third heart sound，S_3）：可能同心室舒张早期快速充盈的血液自心房快速

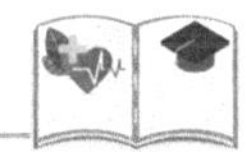

流入心室，使心室壁、房室瓣、腱索和乳头肌紧张有关。

（4）第四心音（fourth heart sound，S_4）：出现在心室舒张末期，约在 S_1 前 0.1 s。正常人一般听不到。

［**心音的改变及其临床意义**］

（1）心音强度的改变：

S_1、S_2 同时增强：可见于运动、情绪激动、甲亢、发热、贫血等使心脏活动增强的因素。胸壁较薄者也可使听诊时心音响亮清晰。

S_1、S_2 同时减弱：可见于心肌严重受损（如心肌梗死、严重心肌炎等）和休克等循环衰竭。肥胖、胸壁水肿、肺气肿、左侧胸腔积液、心包积液等因素影响心音传导也可使听诊时心音减弱。

S_1 强度改变：包括 S_1 增强、减弱和强弱不等。①S_1 增强：可见于左心室舒张期充盈减少，可听见拍击性 S_1；心肌收缩力增强。②S_1 减弱：可见于左心室舒张期过度充盈；瓣膜结构病理性变化；心肌收缩力减弱。③S_1 强弱不等：可见于心房颤动、房室传导阻滞。完全性房室传导阻滞时可见“大炮音”，二度Ⅰ型房室传导阻滞时，随着 PR 间期的逐渐延长，S_1 逐渐减弱；发生期前收缩时，提早搏动的 S_1 较窦性搏动的 S_1 明显增强。

S_2 强度改变：包括 S_2 增强、减弱。S_2 包括主动脉瓣部分（A_2）、肺动脉瓣部分（P_2）。正常青少年 $P_2>A_2$；中年人两者大致相等，老年人则相反。①S_2 增强：可见于体循环阻力升高、血流量增多时。P_2 增强：可见于肺循环阻力升高的疾病。②S_2 减弱：可见于体循环阻力或压力降低及主动脉瓣受损，如低血压、主动脉瓣狭窄、主动脉瓣关闭不全。P_2 减弱：可见于肺循环阻力或压力降低及肺动脉瓣受损，如肺动脉瓣狭窄或关闭不全。

（2）心音性质的改变：

钟摆律：心肌有严重病变时，心肌收缩力明显减弱，致使 S_1 减弱而与 S_2 相似，同时因心率加快，舒张期明显缩短而与收缩期几乎相等，此时听诊 S_1、S_2 酷似钟摆的“滴答”声，称为钟摆律。如钟摆律心率超过 120 次/min 时，酷似胎儿心音，称为胎心律。胎心律为心肌严重受损的重要体征，见于大面积急性心肌梗死和重症心肌炎等。

心音分裂：正常情况下，三尖瓣的关闭略延迟于二尖瓣 0.02~0.03 s，P_2 关闭延迟于 A_2 关闭 0.02~0.03 s。听诊时人耳不能分辨，而各呈单一心音。如左右两侧心室电活动不同步的时距较正常明显加大，组成 S_1、S_2 的 2 个主要部分间的时距延长，则听诊时出现 1 个心音分裂成 2 个声音的现象，称为心音分裂。

S_1 分裂：生理情况下，偶见于儿童及青少年，二尖瓣、三尖瓣听诊区都可听到，但以胸骨左下缘较清楚。电活动延迟见于完全性右束支传导阻滞；机械活动延迟见于肺动脉高压、肺动脉瓣狭窄等，由于右心室充盈时间延长，右心室开始收缩的时间明显晚于左心室，导致三尖瓣关闭进一步延迟，以致 S_1 分裂。

S_2 分裂：在肺动脉瓣听诊区较明显。①生理性分裂：多数人尤其是儿童和青少年可于深

吸气末出现 S_2 分裂。②病理性分裂：S_2 分裂最常见于右心室排血时间延长、肺动脉瓣关闭明显延迟（如完全性右束支传导阻滞、肺动脉瓣狭窄）或左心室射血时间缩短、主动脉瓣关闭提前（如二尖瓣关闭不全、室间隔缺损等）。③反常分裂或逆分裂：指 S_2 明显分裂于呼气时，吸气时反而消失。逆分裂几乎都是病理性的，具有临床意义。④固定分裂：指 S_2 明显分裂且不受呼气、吸气时相的影响。

4）额外心音

在 S_1、S_2 之外听到的附加音，均称为额外心音。额外心音多数为病理性。多数情况下出现 1 个额外心音，与 S_1、S_2 心音构成三音律；少数情况下可出现 2 个，构成四音律。

［**收缩期额外心音**］

收缩早期喷射音（又称收缩早期喀刺音）听诊特点：①紧跟在 S_1 后（在 S_1 后 0.05~0.07 s）出现。②高频爆裂样声音，短促、尖锐而清脆。③肺动脉收缩早期喷射音在胸骨左缘第 2~3 肋间隙最响，不向心尖区传导，呼气时增强、吸气时减弱或消失。④主动脉收缩早期喷射音在胸骨右缘第 2~3 肋间隙最响，可传导至心尖区，不受呼吸影响。

收缩中、晚期喀喇音听诊特点：①出现较晚，在 S_1 后 0.08 s 以上出现。②高频爆裂样声音，短促、清脆，如关门落锁的"Ka-Ta"样声音。③此音常随呼吸与体位的改变而变化，多在心尖区、胸骨下段附近和心前区听到。

［**舒张期额外心音**］

奔马律：系在 S_2 后出现的响亮的额外心音，当心率快时，与原有的 S_1、S_2 组成类似马奔跑时的蹄声，故称奔马律。按额外心音出现的时相分为舒张早期奔马律、舒张晚期奔马律、重叠型奔马律。

开瓣音：亦称二尖瓣开放拍击音。开瓣音指二尖瓣狭窄而瓣膜弹性尚好时，左心房压升高，心室舒张期血液自左心房迅速流入左心室，弹性尚好的二尖瓣迅速开放后又突然受阻引起瓣叶振动所产生的拍击样声音。开瓣音的出现表示狭窄的二尖瓣尚具有一定的弹性，可作为二尖瓣分离术适应证的参考条件之一。

心包叩击音：见于缩窄性心包炎。其是在 S_2 后约 0.1 s 出现的额外心音，频率中等，响度变化大，有时尖锐响亮，在整个心前区都可听到，但以心尖区和胸骨下段左缘处更为清楚。这是因为缩窄的心包（不论有无钙化）限制了心室的舒张，心室在急速充盈阶段突然舒张受阻而被迫骤然停止引起的心室壁振动而产生声音。

肿瘤扑落音：见于心房黏液瘤。

5）心脏杂音

心脏杂音是在心音和额外心音以外出现的一种具有不同频率、不同强度、持续时间较长的异常声音。

［**心脏杂音的产生机制**］

正常的血流呈层流状态。在心脏血管结构异常、血流动力学改变或血黏度变化的情况

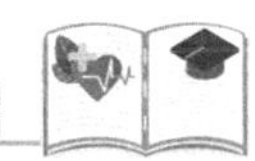

下，可使层流变为湍流或旋涡而冲击心壁或血管壁等，使之发生振动即可产生杂音。

［**心脏杂音的特性**］

心脏杂音的特性：根据最响部位、出现时期、杂音性质、杂音强度、传导方向，以及杂音与体位、呼吸、运动的关系加以描述。

(1)最响部位：病变瓣膜的位置最清楚。

(2)出现时期：①收缩期杂音。②舒张期杂音。③连续性杂音。④双期杂音：舒张期杂音及连续性杂音多为病理性，收缩期杂音多为功能性。

(3)杂音性质：器质性杂音粗糙，功能性杂音柔和。

(4)杂音强度：收缩期杂音强度采用 Levine 6 级分级法。

1 级：杂音很弱，所占时间很短，初次听诊往往不易发觉，需仔细听诊才能听到。

2 级：较易听到的弱杂音，初次听诊时即被发觉。

3 级：中等响亮的杂音，不太注意听时也可听到。

4 级：较响亮的杂音，常伴有震颤。

5 级：很响亮的杂音，震耳，但听诊器离开胸壁则听不到，伴有震颤。

6 级：极响亮，听诊器稍离胸壁亦可听到，有强烈震颤。

注意：杂音的强度不一定与病变的严重程度成正比。

(5)传导方向：杂音常沿着产生该杂音的血流方向传导，亦可借周围组织向外扩散(传导范围小)，所以杂音的传导方向主要由血流方向决定。①主动脉瓣狭窄的收缩期杂音在主动脉瓣听诊区最响，并随血流方向向上传至右侧锁骨上窝及颈部。②二尖瓣关闭不全时收缩期血流从左心室向左心房反流，杂音在心尖区最响，并向左腋下及左肩胛下角处传导。③主动脉瓣关闭不全的舒张期杂音在主动脉瓣第二听诊区最响，并沿胸骨左缘向胸骨下端或心尖区传导。④肺动脉瓣关闭不全的舒张期杂音在肺动脉瓣听诊区最响，向下传导的距离较短，仅可传导至胸骨左缘第 3 肋间隙，但右心室显著扩大时亦可传导至心尖区。

部分杂音的传导较局限：①二尖瓣狭窄时的血流由左心房流向左心室时受阻，产生的舒张期杂音常局限于心尖区。②室间隔缺损的杂音常局限于胸骨左缘第 3~4 肋间隙。

(6)杂音与体位、呼吸、运动的关系：左侧卧位可使二尖瓣狭窄的舒张中、晚期隆隆样杂音更为明显。

［**心脏杂音的临床意义**］

心脏杂音对于判断心血管疾病性质具有重大意义，可对器质性疾病或功能性疾病做出初步评价，详见表 5。

表 5　心脏杂音对器质性疾病或功能性疾病的初步评价

项目	器质性	功能性
年龄	不定	儿童、青少年多见
部位	任何瓣膜听诊区	肺动脉瓣听诊区和(或)心尖区
持续时间	长,占全收缩期,可遮盖 S_1	短,不遮盖 S_1
性质	多种性质,粗糙	吹风样,柔和
传导	较广而远	比较局限,传导不远
强度	常在 3/6 级或以上	一般在 2/6 级或以下
震颤	3/6 级以上者常伴有	无
心脏大小	可有心房和(或)心室增大	正常

(郝轩轩)

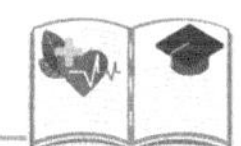

第三章　中医心病基础

第一节　心主血脉

（二十六）如何理解心主血脉？

“心主血脉”是中医对“心”的功能的重要论述，涉及血脉循环运行、血的生成。心在生命活动中占有重要的地位，为“心为五脏六腑之大主”“心主神明”的论述提供了物质上的依据。

【知识拓展】

《黄帝内经》（简称《内经》）言，“心主血脉”“脉者，血之府也”“诸血者皆属于心”。心主血，血行脉中，心又与脉密切相连。心有推动血液在脉管中运行以营养全身的功能，而这种功能是由心气的作用来实现的。心气的盛衰，可以从血脉的改变反映出来，故《内经》说“心之合脉也，其荣色也”。若心气旺盛，血脉充盈，则脉搏和缓有力。若心气不足，心血亏少，则脉细弱或节律不整。若心血瘀阻，则脉涩不畅或结代等。

1. 心与血

1）心在血生成过程中的地位与作用

在血的生成方面，《内经》说“食气入胃，浊气归心，淫精于脉”（《素问·经脉别论》），“中焦受气取汁，变化而赤，是谓血”（《灵枢·决气》）。血的生化在脏腑的共同协调下，即脾运化精微，肾精化血，肺气调血之清浊，经心化赤而成。诚如张介宾所云：“血者，水谷之精也，源源而来，而实生化于脾，总统于心，藏受于肝，宣布于肺，施泄于肾，而灌溉一身。”（《景岳全书·脏象别论》）可见心在血的生成过程中的主导地位，故称“奉心而赤”。

2)心与血的运行

血的正常运行，有赖于脉管的完整和脉气的旺健，其动力主要是宗气。《灵枢·邪客》曰："宗气积于胸中，出于喉咙，以贯心脉，而行呼吸。"张锡纯认为，"大气肇始于先天，而培养于后天，为身体之桢干，故《内经》尊之曰'宗气'"。宗气"贯心脉"以行气血，一是直接推动血行，使气血如潮汐般布散至全身；二是作用于心，如张锡纯所说"心机之跳动，亦为大气所司也"。心的跳动又鼓动脉道，助血运行于周身脉络，无所不至。

2. 心与脉

1)心与脉的解剖关系

《难经》记载："心重十二两，中有七孔三毛，盛精汁三合。""三毛"即是对出心大血管的描述，对体表显露的血管的观察以及解剖，可以了解动脉、静脉的区别。《灵枢·经水》也提到"脏之坚脆""脉之长短""血之清浊"，其中关于脉和血之清浊的记述，实际上是指动脉、静脉。动脉血色红，为血之清者；静脉血色暗，为血之浊者。《内经》也观察到动脉（搏动的血管）及血液的变化。如《素问·三部九候论》指出，"上部天，两额之动脉；上部地，两颊之动脉；上部人，耳前之动脉"；《灵枢·血络论》曰，"血出而射者"（动脉血），"血出，黑而浊者"（静脉血），"血出，清而半为汁者"（血清），故《素问·宣明五气》曰"心主脉"，肯定了心与脉的关系。

2)心与脉的功能

心对脉的生成发挥主要作用。心是脉的中心总司，而脉的功能活动都有赖于心的健全。正如黄元御所说："脉络者，心火之所生也，心气盛则脉络疏通而条达。"在《内经》中，"心系"包括心、心包络、血脉和经络。如《灵枢·邪客》曰："包络者，心主之脉也。"可见，心外包膜上的脉络即心包络。而血脉即血液运行的通道。如《灵枢·决气》云："壅遏营气，令无所避，是谓脉。"《素问·脉要精微论》曰："夫脉者，血之府也。"《内经》把络亦称为"脉"，如《素问·气穴论》云"其小痹淫溢，循脉往来，微针所及，与法相同"，而张志聪注曰"脉，谓孙络脉也"（《黄帝内经素问集注》）。血络是血脉的细小分支，如网络布散，具有沟通表里、渗灌营卫气血及津血互化，并濡养脏腑、筋骨、肌肉的作用。如《灵枢·小针解》曰："节之交三百六十五会者，络脉之渗灌诸节者也。"经脉、经络的概念由脉发展而来，指经络系统中的十二正经和奇经八脉。《灵枢·本脏》言："经脉者，所以行血气而营阴阳、濡筋骨，利关节者也。"心为五脏六腑之大主，通过心包络并借经络和血脉与其他脏腑相联系，即张景岳所说："心系有五，上系连肺，肺下系心，心下系脾肝肾，故心通五脏之气而为之主也。"又如《医原》说："夫人周身经络，皆根于心"。

3)心与血脉

心连脉，心中运行血液，心与血脉组成解剖与功能整体，而心为之主。如《素问·六节脏象论》曰，"心者，生之本，神之变，其华在面，其充在血脉"，确立了心在生命活动中对血脉的主导作用。故《素问·痿论》总结为"心主身之血脉"。

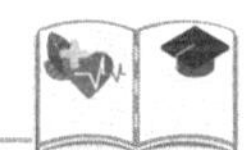

心主血脉，贵在于通。《素问·平人气象论》曰："脏真通于心，心藏血脉之气也。"血脉贵在流通，忌涩滞，如《灵枢·痈疽》所说，"夫血脉营卫，周流不休"。《灵枢·卫气失常》也说，"血气之输，输之诸络"，指出了血液经脉注输于周身血络。血由血络入经脉注于脏腑，通过血络的连接，才得以使血在脉中环周不休，流行不止。而"心机之跳动"对血脉的运行通达无疑起着重要作用，是心主血脉的中心环节。

第二节　心主神明

（二十七）如何理解心主神明？

可以从心主神明的物质基础、心主神明与五脏神之间的关系这2个方面加以理解。

神志指人的精神意识和思维活动。现代生理学认为，人的精神意识和思维活动是大脑的功能，即大脑对客观外界事物的反映。中医学认为，人的精神意识和思维活动与脏腑有关，主要是与心的生理功能有关，故有"心藏神，主神明"的说法。《灵枢·本神》说，"所以任物者谓之心"。任，就是担任、接受的意思，指出了接受外来事物而产生思维活动的过程是由心来完成的。《医学入门》载："主宰万事万物，虚灵不昧者是也。"

心的功能正常时，则神志清晰，思考敏捷，精神充沛。心的功能异常时，常可出现心神改变，如心悸不安，失眠多梦，健忘痴呆和狂妄躁动，哭笑无常，甚至昏迷等症状。

【知识拓展】

1. 心主神明的物质基础

心主神明以心主血脉为物质基础。《灵枢·本神》云，"心藏脉，脉舍神"；《灵枢·营卫生会》又云，"血者，神气也"。水谷精微化生之血运行于血脉之中，濡养滋润全身脏腑组织，充养心神，传达五脏精气以司精神、意识、思维活动。《素问·痿论》言，"心主身之血脉"；《素问·五脏生成》言，"诸血者，皆属于心"。心主血脉主要表现在2个方面：一为推动和调控血的运行，输送营养物质于全身各脏腑、孔窍；二为化生气血，摄精微而为血，即所谓的"奉心化赤"。这2个生理功能都为"心主神明"这一理论的确立提供了可靠的生理学基础。

2. 心主神明与五脏神之间的关系

精神活动并非"心"独有，《素问·宣明五气》有载"心藏神，肺藏魄，肝藏魂，脾藏意，肾藏志"，指出五脏各有所藏，不同的是，心所藏的神具有主宰的能力。究其原因，是中医将

“心”与自然界的神祇、社会的君主相对应，将其主宰化、君主化，故其产生的思维、精神意识等活动被称为“神明”。明代张介宾在《类经·脏象类》中说：“心为一身之主，禀虚灵而含造化，具一理而应万机，脏腑百骸，唯所是命，聪明智慧，莫不由是，故曰神明出焉。”进一步阐述了“心主神明”的内涵。心既主宰五脏六腑、形体官窍等一切生理活动，又主导人的思维意识等心理活动。《类经》亦有云：“心为脏腑之主，而总统魂魄，兼该意志，故忧动于心则肺应，思动于心则脾应，怒动于心则肝应，恐动于心则肾应，此所以五志唯心所使也。”又说：“情志之伤，虽五脏各有所属，然求其所由，则无不从心而发。”可见，人的精神、思维、情绪，虽分属于五脏，仍总归于心主神明的功能。心主神明，统帅五脏思维意识调控功能，其实质就是心接受外界事物并做出反应，而五脏在“心神”的主导下协作完成一系列复杂的精神活动。《灵枢·本神》曰：“所以任物者谓之心，心有所忆谓之意，意之所存谓之志，因志而存变谓之思，因思而远慕谓之虑，因虑而处物谓之智。”其中心所主的“任物”功能主要指心对体外、体内信息的感知能力。在心“任物于外”的过程中，外界事物直接作用于包括五官九窍在内的感觉器官，使人对这个外界事物有了一个整体认识，产生了“象”。在心“任物于内”的过程中，人的本能需求及不适感受（诸如食欲、二便、疼痛等）亦由心所感知。

1）“心有所忆谓之意”

此句体现的是心神在脾意的参与下，对外界事物所含信息进行处理加工的过程。在心“任物于外”的基础之上，人对诸多外界事物产生了“象”。“象”具有整体性，其所含内容丰富，但在此阶段中，“象”留于脑中稍纵即逝，只有对其中部分内容通过图像、声音等方式进行记忆联接，心才能有所忆。

2）“意之所存谓之志”

此句是指心神在肾志的参与下完成记忆储存的过程。“存”，有封存之意。由于人的记忆容量有限，所以必须对重要记忆进行深度储存以留为长时记忆。“志”包含了记忆力、志向等能力。所以，“意之所存”除了包括记忆储存的过程外，还包括人对所存的记忆进行思考以生志向的过程。

3）“因志而存变谓之思”

此句是指人在记忆储存后，进行深度思考不断调整志向的过程。“思”古文上为囟，下为心，囟者脑也，故思是在肾志的基础上，由心、脑共同完成的。“志而存变”是指人将储存后的记忆与过往经验、现实环境等情况相结合，进而具体分析，从而改变当下策略调整志向的深度思考过程。

4）“因思而远慕谓之虑”

此句是指深思远虑的过程。在深度思考当下境况后，对未来处境也要有所预见，这样深思远虑才能为实现志向进行长期规划。

5）“因虑而处物谓之智”

此句是指知识生智的过程。在“处物”以前的认知过程中，人完成了对外界事物的感知、理解、记忆，对当下和未来的情况针对具体问题进行了具体分析，并在认知过程中形成了个

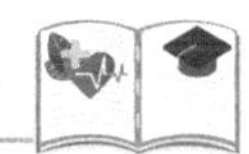

体特有的观念及理论。“处物”是为了将上述理论指导实践，实际运用。在“虑而处物”中，完成了知识生智的过程。

第三节　常见中医心病

（二十八）常见中医心病有哪些？

心病主要表现为心主血脉、心主神明2个方面，心主血脉临床常见心痹、胸痹、心痛；心主神明临床常见心悸、不寐、癫狂、痫病、郁病等。心病临床病位均以心为主，而涉及五脏为其特征。

（孙刚，周琦）

第四章　心病中医诊断方法

第一节　辨病和辨证相结合

（二十九）如何理解临床上常说的“辨病和辨证相结合”？

病与证相结合：在中医学中“病”与“证”是密切相关的不同概念，中医诊断既要诊病，又要辨证。诊病与辨证的意义不同：诊病有利于从全程、特征性上认识疾病的本质，因病为全过程的基本矛盾；辨证有利于认识疾病当前阶段证候的病位与性质，因证为当前阶段的主要矛盾。中医诊断强调要病与证相结合，是因为虽然病与证都是对疾病本质的认识，但病与证反映的侧重面有所不同，两者不能互相取代。诊病与辨证相结合，既重视疾病的基本矛盾，又抓住当前的主要矛盾。现代中医在临床关注证的同时，还需要对现代疾病体系和传统中医病名体系有完整的认识，这样才能充分认识疾病的过程、轻重缓急，发挥中西医两套体系的优势，从而优化治疗方案。

辨证和辨病相结合：坚持中医以“病”的概念为主的临床线索和思路，对疾病的发生、发展、预后有足够清晰的认识，这样才能有力地指导临床工作。临床上，首先抓主要症状的特点确定临床诊断（中医病名）；然后分析症状、年龄、性别、发病特征、生活环境、社会境遇等明确中医证型。这样辨病结合辨证：①体现了中医一脉相承，便于临床继承和发扬，坚持了中医特色和道路；②发挥了中医“病”对疾病的概括和便于系统地深入研究中医，避免了以“证”遮目而破坏中医对疾病认识的完整性；③便于更清晰、更完整地看待疾病，有力地判断证型的演变和疾病的预后，提高了中医临床诊疗水平。如对高血压的认识，该病的临床主要症状的特点是头晕目眩，轻者闭目可止，重者如坐舟车。中医辨病考虑为“眩晕”，其病机概要：起于脏腑阴阳失调，肝肾不足，阴亏于下，日久阴不敛阳，阳亢于上，攻冲神明，头目为之不利，清窍失于濡养，而头昏、目眩、眼花等；临床常见每随情志暴涨，阳亢化风，而见症状加

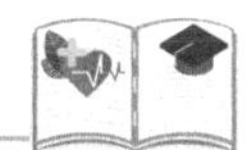

剧，并可见抽搐痉挛；甚至风阳夹痰夹火，横窜经隧，阻滞气血，发为神昏、失语、偏身不用。

（三十）有了现代手段，中医诊断在中医心病诊断中还重要吗？

要发挥中医疗效，就必须建立中医思维，用中医方法，形成理、法、方、药一体的认识和处理措施，其中最为关键的是中医诊断。坚持中医四诊合参，才能把握证的要素，形成辨证施治的过程。

第二节　中医诊断方法

（三十一）中医如何进行望诊？

《难经·六十一难》说："望而知之谓之神，闻而知之谓之圣，问而知之谓之工，切脉而知之谓之巧"，"得神者昌，失神者亡"（《素问·移精变气》）。在心病临床诊断中，心主神明，所以中医望诊重在望神。

神有广、狭二义。狭义之神是指心所主之精神意识、思维活动；广义之神是指人体整个生命活动的外在表现，是对机体脏腑组织功能活动和精神意识状态等方面的高度概括，包括精神意识、思维活动、面色、眼神、体态、语言、呼吸和对外界的反应等各个方面。望神乃指广义之神而言，包括望精神意识、面色、眼神、体态、语言、呼吸和对外界的反应等。临床心病诊断尤应重点望神情、两目、面色、体态、舌。

（1）望神情：神情指人的精神意识和面部表情，是心神和脏腑精气盛衰的外在表现。心神功能正常，则人精神饱满，神志清楚，表情自然，反应灵敏；反之则精神萎靡或神志昏蒙，表情淡漠，思维混乱，乃心神已衰，为病情深重的表现。

（2）望两目：中医有"目者，心之使也""五脏六腑之精气皆上注于目而为之精"之说，故观察两目之功能活动正常与否，可测知全身脏腑精气的盛衰。

（3）望面色：面色指人体面部以及全身皮肤的光泽。面部及全身皮肤的色泽荣润或枯槁，是脏腑精气盛衰的重要表现。

（4）望体态：体态指人的形体动态。形体丰满还是瘦削，动作自如还是异常，也是机体功能强弱的主要标志。

（5）望舌：包括望舌神、望舌质、望舌苔，借以判断脏腑之虚实、气血津液是否充盈。

（三十二）“舌为心之苗”，舌诊在心病中如何运用？

1. 望舌神

舌神的基本特征主要表现在舌体的色泽和舌体运动两方面。舌的颜色反映气血的盛衰，舌体润泽与否可反映津液的盈亏，而舌体运动可反映脏腑的虚实。舌色淡红明润，舌体活动自如者，为有神气；舌色晦暗枯涩，活动不灵者，为无神气。

2. 望舌质

舌质即舌的本体，故又称舌体，是指舌的肌肉和脉络组织，而它为脏腑气血之所荣。望舌质包括望舌的颜色、形质和动态，以诊察脏腑的虚实、气血的盛衰。

望舌质主要观察舌的颜色、形质、动态，以及舌下络脉 4 个部分。

（1）舌的颜色：即舌质的颜色，一般分为淡红、淡白、红、绛、青、紫 6 种。

淡红舌：舌色淡红润泽、白中透红。《舌苔统志》说：“舌色淡红，平人之候，红者心之气，淡者胃之气。”

淡白舌：比正常舌色浅淡，白色偏多红色偏少。《舌鉴辨正》认为，淡白舌是“虚寒舌之本色”。近无血色称为枯白舌，提示脱血夺气，病情危重。

红舌：较正常舌色红，甚至呈鲜红色。《舌胎统志》说：“舌本之正红者，为脏腑已受温热之气而致也。”

绛舌：《辨舌指南》载，“绛，深红色也。心主营、主血，舌苔绛燥，邪已入营中”；“绛而光亮者，胃阴亡也”；“舌虽绛而不鲜，干枯而萎者，肾阴涸也”。

青舌：青为淡蓝之色。全舌呈均匀的青色，称为青舌，主阴寒证、瘀血证。火神派认定青舌主阳虚，临床应予重视。

紫舌：全舌呈现紫色，或局部现青紫斑点。紫舌临床提示瘀血内停。

（2）舌的形质：即舌形，是指舌质的形状，包括老嫩、胖瘦、点刺、裂纹等方面的特征。

胖大舌：多主水湿内停、痰湿热毒上泛。瘦薄舌多主气血两虚、阴虚火旺。

点刺舌：点，指突起于舌面的红色或紫红色星点。大者为星，小者为点。刺，指舌乳头突起如刺，摸之刺手的红色或黄黑色点刺，也称为芒刺舌。

裂纹舌：舌面上出现各种形状的裂纹、裂沟。

齿痕舌：舌体边缘有牙齿压迫的痕迹。主脾虚、水湿内盛。

（3）舌的动态：即舌态。舌体伸缩自如，运动灵活，为正常舌态，提示脏腑机能旺盛，气血充足，经脉调匀。常见的病理舌态包括弛软、强硬、歪斜、颤动、吐弄、短缩等。

（4）舌下络脉：临床应关注舌下络脉。望舌下络脉主要观察其长度、形态、色泽、粗细、舌下小血络等变化。舌下络脉是分析气血运行情况的重要依据。

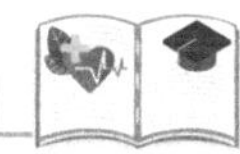

3. 望舌苔

舌苔,指舌面上的一层苔状物,是脾胃之气蒸化胃中食浊而产生的。望舌苔要注意苔质和苔色2个方面的变化。苔质,指舌苔的质地、形态,主要观察舌苔的厚薄、润燥、腻腐、剥落、真假等方面的改变。苔色主要有白苔、黄苔、灰黑苔3类。舌面上附着的苔垢呈现白色称白苔,其有厚薄之分。舌苔呈现黄色称黄苔,而根据苔黄的程度,有淡黄、深黄和焦黄之分。黄苔主热证、里证。苔色浅黑称为灰苔,苔色深灰称为黑苔,主阴寒内盛或里热炽盛等。

(三十三)闻诊在心病诊治中如何应用?

闻诊是通过听声音和嗅气味来诊察疾病的方法。作为中医传统诊断意义上的四诊,闻诊主要包含以下内容。

语声的高低清浊。一般来说,在疾病状态下语声高亢洪亮有力,声音连续者多属阳证、实证、热证;语声低微细弱,懒言而沉静,声音断续者,多属阴证、虚证、寒证。

叹息:指情志抑郁,胸闷不畅时发出的长吁或短叹声。临床多见于抑郁症。

谵语:指神志不清,语无伦次,声高有力的症状。多为邪热内扰神明所致,属实证,故《伤寒论》谓"实则谵语"。

郑声:指神志不清,言语重复,时断时续,语声低弱模糊的症状。多因久病脏气衰竭,心神散乱导致,属虚证,故《伤寒论》谓"虚则郑声"。

独语:指自言自语,喃喃不休,见人语止,首尾不续的症状。多因心气虚弱,神气不足,或气郁痰阻,蒙蔽心神导致,属阴证。常见于癫狂、郁病。

狂言:指精神错乱,语无伦次,口出狂言的症状。《素问·脉要精微论》说:"衣被不敛,言语善恶,不避亲疏者,此神明之乱也。"多因情志不遂,气郁化火,痰火互结,内扰神明导致。

短气:指自觉呼吸短促而不相接续,气短不足以息的轻度呼吸困难。

少气:指呼吸微弱而声低,气少不足以息,言语无力的症状。临床应警惕心衰所致的呼吸困难。

(三十四)心病问诊如何展开?

"十问歌"始于《景岳全书·传忠录》,张景岳曾说:"此十问者,乃诊治之要领,临证之务也。明此十问,则六变俱存,而万病形情俱在吾目中矣。"结合如今的临床情况,中医心病内科的临床实践有大量的西医疾病范畴的患者,其中危重症患者不在少数,所以临床问诊的要点应做相应调整。结合现今临床常见的心病,拟从危急的心病症状中,列出一个"心十问"歌诀,即"一问胸痛二问汗,三问眩晕四问悸,五问寒热六问眠,七问喘息水肿全,再问旧病参体用,饮食情绪烟酒全",以便开展临床问诊,不致遗漏。

1. 一问胸痛

胸痹是指以胸部闷痛,甚则胸痛彻背,喘息不得卧为主要症状的一种疾病。轻者仅感胸闷如窒,呼吸欠畅;重者则有胸痛,甚则心痛彻背,背痛彻心。真心痛是胸痹进一步发展的严重病症,患者可表现为心悸、肢冷、喘促、汗出、面色苍白等症状,其特点为剧烈而持久的胸骨后疼痛,病属危候。鉴于其在心病中的危险性,故列为首要问诊。

2. 二问汗

汗为心之液,为阳气蒸化津液,由腠理外达肌表而成。“腠理发泄,汗出溱溱,是谓津”(《灵枢·决气》),可知汗是津液代谢外现于肌表的产物。汗为生理现象,如“天暑衣厚则腠理开,故汗出”(《灵枢·五癃津液别》),但是汗出过多则会伤津耗气。临床心病危重症往往表现为脱证,可见大汗出,临床应高度重视。

3. 三问眩晕

眩指视物色黑,晕即视物旋转,二者常同时并见,故统称为“眩晕”。轻者闭目即止;重者如坐车船,旋转不定,不能站立,或伴有恶心、呕吐、汗出,甚则昏倒等。临床高血压患者常见眩晕,严重心律失常患者可见头晕、眼花。

4. 四问心悸

心悸是临床心病患者就诊的主要原因,为主观症状。心悸是患者自觉心中悸动,惊惕不安,甚者不能自主的一种病症。临床上可由心之本体之病引起,或心神扰动而发,或心神失养而发。

5. 五问寒热

问寒热是指询问患者有无怕冷或发热的感觉。寒与热是临床常见症状之一,是辨别病邪性质和机体阴阳盛衰的重要依据。诚如张介宾所说:“阴阳不可见,寒热见之。”“寒”指患者自觉怕冷的感觉,临床分为恶风、恶寒、畏寒 3 种。患者遇风觉冷,避之可缓,谓之恶风;患者自觉怕冷,加衣或近火取暖不缓解者,谓之恶寒;患者自觉怕冷,加衣或近火取暖缓解者,谓之畏寒。“热”指患者体温高于正常,或者体温正常,但全身或局部有热的感觉。寒、热的产生,主要取决于病邪的性质和机体的阴阳盛衰两方面。其机制为机体阴阳失调,阳盛则热,阴盛则寒,阴虚则热,阳虚则寒。心病内科畏寒多属阳虚;发热多阴虚内热,阳亢于上,形寒于下而热浮于上。

6. 六问睡眠

睡眠失常为心病常见症状。在正常的情况下,卫气昼行于阳经,阳气盛则醒;夜行于阴

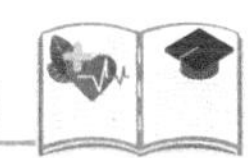

经，阴气盛则眠。睡眠除与人体卫气循行和阴阳盛衰相关外，还与气血盈亏及心肾功能相关。

7. 七问喘息

喘证古称上气、喘息，是以呼吸困难，甚或张口抬肩，鼻翼煽动，不能平卧为特征的一组临床综合征。《素问·平人气象论》云，“颈脉动喘疾咳，曰水”，颈脉指颈部人迎脉，动喘指人迎脉搏动明显；又云，“胃之大络，名曰虚里。……盛喘数绝者，则病在中”。心衰患者临床常表现为呼吸困难，故应详细询问。

8. 八问水肿

水肿是多种原因导致水液潴留，泛滥肌肤，引起以眼睑、头面、四肢、腹背甚至全身浮肿为主要临床特征的一类病症。心衰亦可因水肿就诊，故当问有无水肿。

9. 九问旧病

中医心病也由基础疾病发展而来，如心痹往往由痹证发展而来。“风寒湿三气杂至，合而为痹也。……五脏皆有合，病久而不去者，内舍于其合也。……脉痹不已，复感于邪，内舍于心”，表明心痹由痹证发展而来。临床胸痹亦可发展为真心痛；心病发展，病势迁延，损伤心之真脏，则可以发为心衰。故临床当问基础疾病。

10. 十问饮食情绪烟酒

饮食为人体提供精微物质，“谨和五味，骨正筋柔，气血以流，腠理以密，如是则骨气以精。谨道如法，长有天命。”（《素问·生气通天论》）但饮食不节，或嗜食肥甘厚味则可以导致脾胃受损，痰湿内生；情绪上五志过激，亦可以导致气机逆乱，脏腑损伤。烟酒对心病的危害古人早有认识，如医家吴澄在《不居集》一书中列有《烟论》一章，提出了“虚损之人，最易戒此”的观点。清代医家吴仪洛在《本草从新》中将烟草归为毒药类，指出吸烟能够导致“喉风咽痛、咳血、失音之症”，提出了“卫生者易远之”的告诫。清代医学家赵学敏指出，烟草“耗肺损血，世多阴受其祸而不觉”，其著《本草纲目拾遗》将吸烟的危害归纳为“伤气、伤神、损血，损容、耗肺、折寿”。酒性温热，能活血行瘀，有利机体，但也可助生湿热，多饮无益，故临床上应予关注。

总结以上“心十问”，以心脏重症为主要关注点，兼顾辨证中体质、寒热、睡眠、饮食等因素，有利于临床把握重点，及时发现危重情况，并做出相应处理。

（三十五）脉诊何以断证？

脉诊，在疾病的诊断中起着决定性的作用。脉象形成的原理：血行脉中，脉动应指是谓脉象。脉象的产生与心血运行及宗气的推动有直接关系。《四言举要》曰:“脉乃血脉,气血之先,血之隧道,气息应焉。”《灵枢·邪客》曰:“宗气积于胸中,出于喉咙,以贯心脉。”宗气“贯心脉行血气”,故宗气的盛衰亦可在脉象上反映出来。心主血,精微物质受心取汁,变化而赤是为血,而脉“壅遏营气”,故心主血脉。而肺朝百脉,汇于寸口。脾胃运化水谷精微,为气血生化之源。肝藏血,主疏泄,肝的生理功能健运则气血调畅,经脉通利;肝的生理功能失调,可以影响气血的正常运行,从而引起脉象的变化。《医学入门》云:“脉乃气血之体,气血乃脉之用也。”脉的形成原理,总结而言在于气血。

(三十六)脉诊独取寸口如何操作?

脉诊独取寸口,一是由于寸口位于手太阴肺经的原穴部位,是脉之大会,且手太阴肺经起于中焦,所以在寸口可以观察胃气的强弱;二是脏腑气血皆通过百脉朝会于肺,所以能反映脏腑的生理、病理变化。临床依据高骨定关,腕后高骨(桡骨茎突)内侧的部位为关,关前(腕侧)为寸,关后(肘侧)为尺。两手各有寸、关、尺三部,共六部脉。

(三十七)如何理解“持脉有道,虚静为保”?

平息是要求医者在诊脉时保持呼吸调匀,清心宁神,以自己的呼吸评估患者的脉率。《素问·脉要精微论》云,“持脉有道,虚静为保”,其对患者和医生都提出了要求:要求患者适当休息,精神舒缓,气血平和方可诊脉;同时要求医生心静,聚精会神,心无杂念方可诊脉。

(三十八)何时诊脉为佳?

《素问·脉要精微论》云:“诊法常以平旦,阴气未动,阳气未散,饮食未进,经脉未盛,络脉调匀,气血未乱,故乃可诊有过之脉。”以清晨(平旦)未起床、未进食时为最佳。

(三十九)脉诊如何布指、运指?

(1)布指:医生下指时,先以中指按在腕后高骨内侧动脉处,称为中指定关,然后用示指按在关前(腕侧)定寸,用无名指按在关后(肘侧)定尺,称为布指。

(2)运指:指运用指力的轻重、挪移及布指变化以体察脉象。《诊家枢要》载:“持脉之要有三,曰举,曰按,曰寻。轻手循之曰举;重手取之曰按;不轻不重,委屈求之曰寻。”临床可以配合使用总按(用三根手指同时用力诊脉的方法)、单按(用一根手指诊察一部脉象的方法)等。

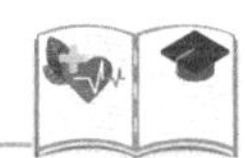

（四十）脉诊中寸口无脉，如何分析？

（1）无脉：在脉诊寸口时，存在无脉的情况。在临床上，诊脉时，不但寸口无脉，仔细检察，还可能发现肘动脉、腋下动脉亦不可触及，甚至颈动脉搏动也减弱或者消失，此为无脉。临床上可以通过B型超声探查以协助诊断。但若仅仅表现为寸口无脉，有可能是局部损伤。近年来，冠脉造影广泛开展，发现有少数患者血管管壁损伤粘连，导致动脉搏动在局部不能形成搏动，可见无脉。

（2）斜飞脉和反关脉：尺部斜向手背，称为斜飞脉。若脉象出现在寸口的背侧，称为反关脉。

（3）二线脉：有些患者一手并列两根动脉，一根于寸口处浮弦细而劲，另一根略沉较粗且和缓，周学海称此脉为“二线脉”。两脉之取舍，当以稍粗大者为凭。

（四十一）正常脉象有什么特点？

正常脉象是指正常人在生理条件下出现的脉象，亦称为平脉。人应四时阴阳变化，脉亦应之，所以平脉不是一成不变的脉象。脉应年龄、昼夜、寒暑等会产生不同程度的变化。正常脉象的主要特征是有胃、有神、有根。程钟龄曰：“脉有要诀，胃、神、根三字而已。”

（1）有神。张景岳曰：“善为脉者，贵在察神，不在察形。察形者，形千形万，不得其要，察神者，惟一惟精，独见其真也。”脉神的特征主要是两方面：①应指有力柔和；②节律整齐。脉象有力是诊断虚实的关键点。

（2）有根。《难经》曰：“夫脉之有根，犹树之有根，枝叶虽枯槁，根本将自生。”临脉之有根主要表现在尺脉有力、沉取不绝两方面。

（3）有胃。《素问·平人气象论》指出：“人以水谷为本，故人绝水谷则死，脉无胃气亦死。”脉有胃气表现在：①脉位居中；②脉率调匀，不快不慢；③脉力充盈，不强不弱；④脉道适中，不大不小，不浮不沉；⑤脉势和缓，从容流利。

【知识拓展】

1. 脉诊各论

对脉的分类，以虚、实、表、里、寒、热为纲，脉象则有浮、沉、迟、数、虚、实相应。因此，《中医诊断学》将浮、沉、迟、数、虚、实6个纲脉加以归类比较，对脉象和主病进行了归纳，可资学习。

2. 临床脉象分析

临床诊脉自呼吸始，调停自气，呼吸定息。诊脉当从脉率开始，先定迟数；再诊脉位，分辨浮沉；最后结合脉体、脉形分辨虚实。

1）首诊脉率，先定迟数

（1）迟脉类：此类脉象以脉率慢为特点，包括迟脉、缓脉、结脉、代脉、涩脉。临床重在辨别脉象。

迟脉：迟脉脉象一息三至，去来极慢。三至为迟，有力为缓，无力为涩，有止为结，迟甚为败，浮大而要为虚。迟数之分，应重在脉象，而不重在至数。主病：脉迟，缘于气血运行迟滞，致使脉之来去皆迟慢。气血运行迟滞的原因，不外正气虚衰，气血不能振奋气血；或邪气阻遏，气血不畅。

缓脉：缓脉脉象去来小快于迟，一息四至。如丝在经，不卷其轴，应指和缓，往来甚匀。主病：缓脉须辨别平脉、病脉。正气充沛，气血调和畅达，脉即舒缓、有神，属于常脉；而病脉主营虚卫强、脾虚湿盛、热盛脉缓。

结脉：结脉脉象往来缓，时一止复来，缓中时一止。主病：结脉之止，可因气血虚衰，无力相继；亦可因邪气阻遏，气血运行不通。

代脉：代脉脉象动而中止，不能自还，因而复动。张景岳云："凡见忽大忽小，乍迟乍数，倏而变更不常者，均为之代。"主病：代脉可为生理之代。《素问·宣明五气》曰："五脏应时……脾脉代。"病理之代脉，一般指暴病，气血剧损，倏尔不继而出现代脉。久病之人，脏腑元气衰败者亦可见代脉。

涩脉：涩脉脉象《脉经》谓细而迟，往来艰难。主病：气血虚而鼓搏无力，或气血为邪所阻，不能畅达以鼓搏于脉，致脉幅小而为涩。

（2）数脉类：此类脉象以脉率快为特点，包括数脉、疾脉、促脉、动脉。临床常见数脉、疾脉、促脉。

数脉：脉象一息六至，来去皆快，即为数脉。重在其象，《内经》谓"脉流薄疾"。小儿稚阳之体，数脉为平。主病：数脉之病，虚实俱可，实者阳热亢盛，虚者阴阳气血虚衰皆可见数。

疾脉：脉象一息七至以上。主病：疾而有力，多见于阳亢有余，真阴耗竭之候；疾而无力，为阳气将脱之征。故有数脉属阳，六至一息；七疾八极，九至为脱。

促脉：促脉脉象来去数，时一止复来。主病：气血虚衰，无力推动；邪气阻遏，气、血、痰、食、火热邪气阻遏脉道，亦可见促。

2）再诊脉位，分辨浮沉

（1）浮脉类：包括浮脉、洪脉、濡脉、散脉、芤脉、革脉。临床常见浮脉、洪脉、濡脉、散脉。

浮脉：浮脉脉象，举之有余，按之不足，如水漂木。秋季，金气收敛，人亦应之，是谓平脉。主病：一为邪袭肌表，正邪相争，气血搏击于外而脉浮。二为热盛外淫于肌表，搏激气血外达肌表，脉亦浮之。三为正虚脉浮，其间有二，一为少阴中风，脉阳微阴浮者，为欲愈；一为真气

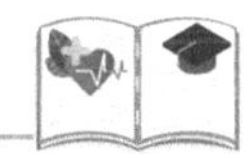

浮越于外而脉浮。临床当反复揣摩,结合病情,慎重处理。

洪脉:洪脉脉象,指下极大,来盛去衰。洪脉之象,浮大有力,以大为要。主病:火热,包括实证的热盛、虚证的阴火。阴寒内盛亦可见洪脉,脉必沉取无力,舌质淡胖可资鉴别。

濡脉:濡脉脉象,《素问·平人气象论》曰"平肝脉来,软弱招招",脉体柔软。主病:阴阳气血虚衰皆可濡,亦可见于脾虚湿盛。

散脉:散脉脉象,举之浮大,涣散不收,持之则无,漫无根蒂。临床散脉提示胃气衰败,元气离散,气血消亡,精气将绝,见于病情危重者。

(2)沉脉类:包括沉脉、伏脉、牢脉、实脉、弱脉。临床常见沉脉、弱脉。

沉脉:沉脉脉象,重手按至筋骨乃得。正常沉脉,举之不足,按之有余,如绵裹砂,内刚外柔。主病:正虚脉沉,可见于阳虚、气虚、血虚、阴虚。内外之邪阻遏气血外达而导致脉沉,包括六淫、七情及气、血、痰、食等。

弱脉:弱脉脉象,《脉经》谓弱脉,极软而沉细,按之乃得,举手无有。即脉位深沉,按之细而无力。主病:临床见之为阴阳气血衰败、气血鼓荡无力而脉细无力。

3)结合脉体、脉形分辨虚实

按脉体、脉形分辨虚实,虚脉有虚、细、微、短之分,实脉有滑、弦、紧、长、大之别。临床常见虚脉有虚、细,实脉有滑、弦、紧。

(1)虚脉:虚脉脉象,迟大而软,重要特点是按之无力。主病:虚脉主正气亏虚。凡阴阳气血亏虚,皆可见虚脉。

(2)细脉:细脉脉象,《脉经》谓"细脉,小于微而常有,细直而软,若丝线之应指",主要特征就是脉体细。主病:虚实均可见细脉,虚者责之于气血虚衰、无力鼓舞充盈血脉;实者因七情所伤、六淫所客及气、血、痰、食壅塞。

(3)滑脉:滑脉脉象,《脉经》谓"滑脉,往来前却,流利展转,替替然如珠之应指"。平人见滑脉,是气血旺盛;孕妇聚血以养胎,故血盛而滑;此外,肾之平脉沉而软滑。主病:邪气阻遏,痰饮、食积、热盛、水蓄、血结、气壅可见滑脉。临床上脾虚生痰者,亦可见滑脉。

(4)弦脉:弦脉脉象,端直以长,《素问》言"如张弓弦",《脉经》谓"按之不移,绰绰如按琴瑟弦"。主病:春脉弦。肝应春,故肝之常脉为弦,当弦长和缓。弦有太过与不及,弦长坚挺为太过,弦而无力为不及。

(5)紧脉:紧脉脉象,来往有力,左右弹手,《素问》言"如转索无常",主要特征就是左右弹指。主病:气血为寒束或邪阻,失于畅达,则脉见拘急敛束。寒性凝滞收引,脉细急而紧;宿食阻遏、阴浊闭阻、热结阻滞皆可见紧;阳虚阴寒内盛,经脉拘急而为紧。

(孙刚)

下篇　心病临床实践

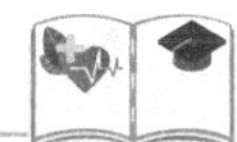

第五章　中医疾病部分临床实践

第一节　心悸

（四十二）中医如何定义心悸？

心悸，指患者自觉心中悸动，惊惕不安，甚则不能自主的一种病证。临床一般多呈发作性，每因情绪激动或劳累过度而发作，且常伴胸闷、气短、失眠、健忘、眩晕、耳鸣等症状。病情较轻者为惊悸，病情较重者为怔忡，可呈持续性。

（四十三）心悸从病因病机的角度如何认识？

心悸的发生多因体质虚弱、饮食劳倦、七情所伤、感受外邪及药食不当等，致气血阴阳亏损，心神失养，心主不安，或痰、饮、火、瘀阻滞心脉，扰乱心神而引起。心悸的病理性质主要有虚实两方面：虚者为气血阴阳亏损，使心失滋养，而致心悸；实者多由痰火扰心，水饮上凌或心血瘀阻，气血运行不畅导致。

（四十四）心悸如何诊断？

中医病名诊断主要是据其主要症状特点，故临床凡以下面所述为主要表现者可以考虑诊断为心悸。

（1）自觉心中悸动不安，心搏异常，或快速，或缓慢，或跳动过重，或忽跳忽止，呈阵发性或持续不解，神情紧张，心慌不安，不能自主；可见数、促、结、代、涩、缓、沉、迟等脉象。

（2）伴有胸闷不舒，易激动，心烦寐差，颤抖乏力，头晕等症状。中老年患者，可伴有心胸疼痛，甚则喘促，汗出肢冷，或见晕厥。

(3)常由精神刺激如惊恐、紧张，以及劳倦、饮酒、饱食等因素而诱发。

(四十五)惊悸与怔忡如何鉴别？

心悸分为惊悸与怔忡。惊悸发病，多与情绪因素有关，可由骤遇惊恐，忧思恼怒，悲哀过度或过度紧张诱发，多为阵发性；病来虽速，病情较轻，实证居多，可自行缓解，不发时如常人。怔忡多由久病体虚，心脏受损导致，无精神等因素亦可发生，常持续心中惕惕，不能自控，活动后加重，多属虚证，或虚中夹实证；病来虽渐，病情较重，不发时亦可兼见脏腑虚损症状。惊悸日久不愈，亦可形成怔忡。

(四十六)心悸与奔豚如何鉴别？

奔豚发作时，亦觉心胸躁动不安。鉴别要点：心悸为心中剧烈跳动，发自于心；奔豚乃上下冲逆，发自于少腹。

(四十七)心悸辨证论治要点是什么？

辨证要点：首辨虚实，虚者系指脏腑气血阴阳亏虚，实者多指痰饮、瘀血、火邪上扰。

治疗原则：虚证分别以补气、养血、滋阴、温阳；实证则应祛痰、化饮、清火、行瘀。

(四十八)心悸的临证证型大致有哪些？

心悸临床可分为虚实两端。虚证主要是心神失养，主要证型有心血不足、阴虚火旺、心虚胆怯、心阳不振。实证主要是邪气扰动心神，主要证型有水饮凌心、瘀阻心脉、痰火扰心。

【知识拓展】

1. 心血不足证

【症状】心悸气短，头晕目眩，少寐多梦，健忘，面色无华，神疲乏力，纳呆食少，腹胀便溏，舌淡红，脉细弱。

【治法】补血养心，益气安神。

【代表方】归脾汤。

【常用药物】当归、龙眼肉、黄芪、人参、白术、炙甘草、茯神、远志、酸枣仁、木香。

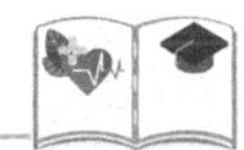

2. 阴虚火旺证

【症状】心悸易惊,心烦失眠,五心烦热,口干,盗汗,思虑劳心则症状加重,伴有耳鸣,腰酸,头晕目眩,舌红少津,苔薄黄或少苔,脉细数。

【治法】滋阴清火,养心安神。

【代表方】黄连阿胶汤。

【常用药物】黄连、黄芩、阿胶、芍药、鸡子黄。

3. 心虚胆怯证

【症状】心悸不宁,善惊易恐,坐卧不安,少寐多梦而易惊醒,食少纳呆,恶闻声响,苔薄白,脉细略数或细弦。

【治法】镇惊定志,养心安神。

【代表方】安神定志丸。

【常用药物】龙骨、朱砂、茯苓、茯神、石菖蒲、远志、人参、琥珀、磁石等。

4. 心阳不振证

【症状】心悸不安,胸闷气短,动则尤甚,面色苍白,形寒肢冷,舌淡,苔白,脉虚弱或沉细无力。

【治法】温补心阳,安神定悸。

【代表方】桂枝甘草龙骨牡蛎汤。

【常用药物】桂枝、炙甘草、生龙骨、生牡蛎。

5. 水饮凌心证

【症状】心悸,胸闷痞满,渴不欲饮,下肢浮肿,形寒肢冷,伴有眩晕,恶心呕吐,流涎,小便短少,舌淡,苔白,脉滑或沉细而滑。

【治法】振奋心阳,化气利水。

【代表方】苓桂术甘汤。

【常用药物】茯苓、桂枝、炙甘草、白术。

6. 瘀阻心脉证

【症状】心悸,胸闷不适,心痛时作,痛如针刺,唇甲青紫,舌紫黯或有瘀斑,脉涩或结或代。

【治法】活血化瘀,理气通络。

【代表方】桃仁红花煎。

【常用药物】桃仁、红花、丹参、赤芍、川芎、延胡索、香附、青皮、生地、当归。

7. 痰火扰心证

【症状】心悸时发时止,受惊易作,胸闷烦躁,失眠多梦,口干苦,大便秘结,小便短赤,舌红,苔黄腻,脉弦滑。

【治法】清热化痰,宁心安神。

【代表方】黄连温胆汤。

【常用药物】黄连、生姜、半夏、橘皮、竹茹、枳实、茯苓、甘草。

8. 心悸的转归与预后

心悸的转归与预后主要取决于本虚标实的程度、邪实轻重、脏损多少、治疗当否及脉象变化情况。如患者气血阴阳虚损情况较轻,未见瘀血、痰饮之标证,病损脏腑单一,呈偶发、短暂、阵发,治疗及时得当,脉象变化不显著者,病证多能痊愈;反之,脉象过数、过迟、频繁结代或乍疏乍数,反复发作或长时间持续发作,治疗颇为棘手者,预后较差,甚至出现喘促、水肿、胸痹心痛、厥证、脱证等变证、坏病,若不及时抢救治疗,预后极差,甚至猝死。

(郝轩轩)

第二节　胸痹心痛

(四十九)胸痹心痛如何定义?

胸痹心痛是以胸部闷痛,甚则胸痛彻背,喘息不得卧为主要症状的病证。轻者仅感胸闷如窒,呼吸欠畅,心前区、胸膺(前胸)、背部、肩胛区隐痛或绞痛,历时数分钟至十几分钟,呈反复发作性,经休息或服药后迅速缓解。严重者胸痛彻背,背痛彻胸,持续不能缓解。

(五十)胸痹心痛病因有哪些?

胸痹心痛的发生多与年老体虚、饮食不节、情志失调、劳逸失调、寒邪内侵等有关。

(五十一)如何认识胸痹心痛的病机?

胸痹心痛的病位在心,涉及肝、脾、肾等脏。主要病机为心脉痹阻。心主血脉,心之阳气

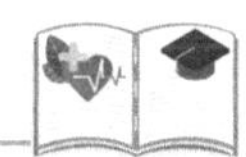

虚，血液失于推动，血行瘀滞；肝气郁结，失于疏泄失职，气滞血瘀；脾虚失其健运，聚湿生痰，气血乏源；肾虚藏精失常，或肾阴亏损失于濡养，或肾阳虚衰失于温煦，均可引致心脉痹阻而发胸痹心痛。病理性质为本虚标实，常表现为虚实夹杂。本虚有气虚、阴伤、阳衰，并可表现气阴两虚、阴阳两虚，甚至阳衰阴竭、虚阳外脱；标实为瘀血、寒凝、痰浊、气滞，又可相互为病，如气滞血瘀、寒凝血瘀、痰瘀交阻等。一般胸痹心痛发作期以标实为主，多为痰瘀互结；缓解期以气血阴阳亏虚为主，心气虚最多见。

病理转化可见因实致虚或因虚致实。痰瘀踞于心胸，胸阳痹阻，病延日久，每可耗气伤阳；阴寒凝结，气失温煦，伤及阳气；瘀阻脉络，血行滞涩，留瘀日久，心气痹阻，遏抑心阳，均可转为心气不足或阴阳并损，此属因实致虚。心气不足，鼓动不力，易为风寒邪气所伤；心肾阴虚，津不化气，水亏火炎，炼液为痰；心阳虚衰，阴阳并损，阳虚生寒，寒痰凝络，此属因虚致实。

胸痹心痛多发生于中老年，但近些年发病有年轻化的趋势，青壮年发病多实。临证又有缓作与急发之异。其发展多由标及本，由轻转重，也可死于顷刻之间。如治疗及时得当，可获较长时间的稳定缓解，如反复发作，则病情较为顽固。若失治、误治或调理失宜，病情进一步发展，可见胸部猝然大痛，出现真心痛证候，甚则可“旦发夕死，夕发旦死”。

（五十二）胸痹心痛如何诊断？

（1）膻中或胸膺憋闷疼痛，甚则放射至左肩背、左上臂内侧等部位，呈反复发作性或持续不解，常伴有心悸、气短、自汗，甚则喘息不得卧。

（2）一般胸闷、胸痛数分钟至十几分钟可缓解。严重者可见疼痛剧烈，持续不解，汗出肢冷，面色苍白，唇甲青紫，心悸，或脉律失常、心衰、厥脱等危候，多属真心痛，可发生猝死。

（3）多见于中老年人，常因操劳过度、抑郁恼怒、饮食不节、吸烟酗酒、天气突变、感受寒冷而诱发。

心电图、动态心电图、心电图运动试验、超声心动图、心肌损伤标志物、血清酶学、冠状动脉CT、冠状动脉造影等检查有助于明确诊断。

（五十三）胸痹心痛与胃脘痛如何鉴别？

胸痹心痛不典型者，疼痛可在心下胃脘部，极易与胃脘痛混淆。但胸痹心痛多为发作性闷痛，虽与饱餐有关，常在休息、服药后得以缓解。胃脘痛以胀痛为主，胃脘局部有压痛，持续时间较长，可表现为饥饿痛或饱餐后痛，常伴泛酸、嘈杂、嗳气、呃逆等胃部症状。真心痛有时亦表现为持续性胃脘部疼痛，应予警惕。

(五十四)胸痹心痛与悬饮如何鉴别?

胸痹心痛多为胸闷痛,并可向左肩或左臂内侧等部位放射,常因受寒、饱餐、情绪激动、劳累而突然发作,历时短暂,休息或用药后得以缓解。悬饮为胸胁胀痛,持续不解,患侧肋间饱满,多伴有咳唾引痛,转侧、呼吸时疼痛加重,并有咳嗽、咯痰、发热等肺系证候。

(五十五)胸痹心痛应如何辨证论治?

1. 辨证要点

辨证首先需要分辨标本虚实。气滞、血瘀、痰浊、寒凝,痹阻心脉者属实;阴阳气血亏虚,心脉失养者属虚。标实应辨气滞、血瘀、痰浊、寒凝的偏盛。气滞为主,闷重而痛轻,兼见胸胁胀满,善太息,憋气,苔薄白,脉弦;血瘀为主,胸部刺痛,固定不移,舌紫黯,脉涩;痰浊偏盛,胸中闷塞而痛,苔浊腻,脉滑;寒凝偏盛,胸痛急剧,受寒易发,苔白滑,脉沉。本虚应辨阴阳气血亏虚的不同。

2. 治则治法

治则为先治其标,后治其本。标实当通,针对气滞、血瘀、寒凝、痰浊而疏理气机、活血化瘀、辛温通阳、泄浊豁痰,尤重活血通脉;本虚宜补,权衡心阴阳气血之不足,采取补气温阳、滋阴益肾,尤重补益心气。对真心痛的治疗,必须辨清证候之重危顺逆,一旦发现脱证之先兆,必须尽早投用益气固脱之品,或采用中西医结合治疗。

(五十六)胸痹心痛的临床证型有哪些?

胸痹心痛一证,临床虽虚实并见,但以实证为主,尤其是急性发作期间,并每因实致虚,病势迁延,而表现为虚证。究其实者,多责之于血瘀、气滞、寒凝、痰浊;责其虚者,常为气之不足,阴阳俱损。

【知识拓展】

胸痹心痛临床相关证型如下。

1. 心脉瘀阻证

【症状】心胸刺痛,部位固定,入夜尤甚,或心痛彻背,背痛彻心,或痛引肩背,或伴胸闷心悸,日久不愈,舌紫黯或有瘀斑,脉沉涩或弦涩。

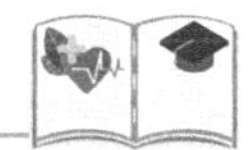

【治法】活血化瘀，通脉止痛。

【代表方】血府逐瘀汤。

【常用药物】川芎、桃仁、红花、赤芍、丹参、三七化瘀通脉；柴胡、桔梗、枳壳、牛膝行气活血；当归、生地养血活血；降香、郁金理气止痛。

2. 气滞心胸证

【症状】心胸满闷，疼痛阵发，痛有定处，时欲太息，遇情志不遂时容易诱发或加重，或兼胃脘胀闷，得嗳气或矢气则舒，苔薄或薄腻，脉细弦。

【治法】疏肝理气，活血通络。

【代表方】柴胡疏肝散。

【常用药物】柴胡、枳壳疏肝理气；香附、陈皮理气解郁；川芎、赤芍活血通脉；木香、降香、檀香、延胡索、枳实芳香理气。

3. 痰浊闭阻证

【症状】心胸窒闷疼痛，闷重而痛轻，多形体肥胖，肢体沉重，痰多气短，遇阴雨天而易发作或加重，伴倦怠乏力，纳呆便溏，口黏，恶心，咯吐痰涎，苔白腻或白滑，脉滑。

【治法】通阳泄浊，豁痰开结。

【代表方】瓜蒌薤白半夏汤。

【常用药物】瓜蒌、薤白化痰通阳，行气止痛；胆南星、竹茹、半夏清热化痰；人参、茯苓、甘草健脾益气；石菖蒲、陈皮、枳实理气宽胸。

4. 寒凝心脉证

【症状】猝然心痛如绞，或心痛彻背，背痛彻心，形寒肢冷，面色苍白，甚则冷汗自出，心悸气短，多因天气骤冷或骤遇风寒而发病或加重，苔薄白，脉沉紧或促。

【治法】宣痹通阳，散寒止痛。

【代表方】瓜蒌薤白白酒汤合当归四逆汤。

【常用药物】桂枝、细辛温散寒邪，通阳止痛；薤白、瓜蒌化痰通阳，行气止痛；白芍、当归、甘草养血活血；枳实、厚朴、通草理气通脉。

5. 气阴两虚证

【症状】心胸隐痛，时发时止，心悸气短，动则益甚，伴倦怠乏力，声音低微，易汗出，舌淡红，胖大，边有齿痕，少苔或无苔，脉虚细缓或结代。

【治法】益气养阴，活血通脉。

【代表方】生脉散合人参养营汤。

【常用药物】人参、黄芪、炙甘草大补元气，通利经脉；肉桂温通心阳；麦冬、玉竹滋养心阴;五味子收敛心气;丹参、当归养血活血。

6. 心肾阴虚证

【症状】心痛憋闷,心悸盗汗,虚烦不寐,腰酸膝软,头晕耳鸣,口干便秘。舌红少津,脉细数或促代。

【治法】滋阴清火,养心和络。

【代表方】天王补心丹。

【常用药物】生地、玄参、天冬、麦冬滋阴降火;人参、甘草、茯苓补益心气;柏子仁、酸枣仁、五味子、远志交通心肾,养心安神;丹参、当归、白芍、阿胶滋养心血而通心脉。

7. 心肾阳虚证

【症状】胸闷气短,心悸而痛,动则更甚,自汗神倦,畏寒蜷卧,四肢欠温或水肿,面色㿠白,唇甲淡白或青紫,舌淡胖或紫黯,苔白或腻或水滑,脉沉细或沉微。

【治法】温补阳气,振奋心阳。

【代表方】参附汤合右归饮。

【常用药物】人参大补元气;附子温补真阳;肉桂振奋心阳;炙甘草益气复脉;熟地、山茱萸、淫羊藿、补骨脂温养肾气。

(五十七)胸痹心痛预后与转归如何?

胸痹心痛常因天气变化、情绪激动、饮食过饱、劳累过度等诱发或加重。故预防胸痹心痛发作,冬季应注意防寒保暖,夏季宜纳凉防暑;调摄精神,保持心情平静愉快;调节饮食,忌过食肥甘,宜低盐清淡饮食,多吃蔬果,保持大便通畅,戒烟限酒;劳逸结合,坚持适当活动。发作期应立即卧床休息,缓解期要适当休息,保证睡眠,坚持力所能及的活动,做到动中有静,动而有节。

胸痹真心痛(急性心肌梗死)发病时,参照《急性 ST 段抬高型心肌梗死诊断和治疗指南》救治,进入冠心病监护治疗病房(cardiac care unit,CCU)加强监护治疗,绝对卧床休息,密切观察神志、血压、心率、呼吸、舌脉、二便等变化;给予吸氧、心电监护及保持静脉通道;同时做好各种抢救准备。

【结语】

胸痹心痛的临床特征为心胸闷痛,甚则胸痛彻背,短气,喘息,不得安卧。其病因与年老体虚、寒邪内侵、饮食失调、情志失节、劳倦内伤等有关。其病位在心,但与肝、脾、肾有关。其病机总属本虚标实,发作期以标实为主,常见瘀阻、气滞、痰壅、寒凝,闭阻心脉;缓解期以

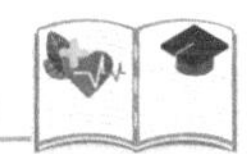

本虚为主，常见气阴两虚、阳气亏虚，或心肾阴虚，或心肾阳虚。治则为先治其标，后治其本。实证宜根据证候应用活血化瘀、理气通阳、豁痰泄浊、辛温散寒等法，虚证宜用益气养阴、益气通脉、滋阴益肾、益气温阳等法。但临证所见，多虚实夹杂，脏腑互干，故必须严密观察病情，灵活掌握，辨证论治，按虚实、主次、缓急而兼顾同治，并配合运用有效的中成药，可取得较好的效果。

【附：真心痛】

（五十八）真心痛是西医讲的心肌梗死吗？

胸痹心痛重症（真心痛）描述为手足青至节，心痛甚，旦发夕死，夕发旦死，类似于西医的冠心病急性心肌梗死。故西医的冠心病急性心肌梗死可参照真心痛辨证论治。

（五十九）真心痛和胸痹心痛的联系和区别有哪些？

真心痛是胸痹心痛进一步发展的危重症。其特点为突发剧烈而持久的胸骨后疼痛，伴心悸、喘促、四肢逆冷、汗出、面色苍白等症状，甚至猝死。《灵枢·厥病》曰："真心痛，手足青至节，心痛甚，旦发夕死，夕发旦死。"指出该病证在当时死亡风险甚高。明代《医学入门·心痛》说："真心痛，因内外邪犯心君，一日即死。"

胸痹日久，心气心阳虚衰，阴寒、痰瘀闭塞心脉，可发生真心痛危候。心气不足，帅血无力，心脉瘀阻，心血亏虚，气血运行不利，可见心动悸、脉结代；心肾阳虚，水邪泛滥，水饮凌心射肺，可出现心悸、水肿、喘促；或亡阳、亡阴厥脱，或阴阳俱厥，最后导致阴阳离决。总之，本病其位在心，其本在肾，总的病机为本虚标实，而在急性期尤以实为主。

（六十）真心痛急性期中药如何处理？

真心痛急性期当以急则治其标、止痛为先，而止痛之法，当予温通心脉。在发作期必须选用速效止痛的药剂，以迅速缓解心痛症状。疼痛缓解后予以辨证施治，常以补气活血、温阳通脉为法。心痛发作时应用宽胸气雾剂口腔喷雾给药，或舌下含化复方丹参滴丸，或速效救心丸，或麝香保心丸以缓解疼痛；合理护理，如卧床休息，低流量给氧，保持情绪稳定，大便通畅等。必要时采用中西医结合治疗。

（六十一）中医如何治疗真心痛？

真心痛为心痛之危重症，古代医家已认识到此为危候，并勉力救治。从中医而言，首先要防病传变，凡大汗淋漓、四末不温，此为脱证的首发症状。急以固脱，临床上可见瘀血、痰浊、寒凝为主要的病理因素，导致心脉痹阻，临床当以温通。

【知识拓展】

真心痛常见的中医证型如下。

1. 气虚血瘀证

【症状】突发持续性心胸闷痛，动则加重，伴短气乏力，汗出，心悸，舌体胖大，边有齿痕，舌淡黯或有瘀点、瘀斑，苔薄白，脉弦细无力。

【治法】益气活血，通脉止痛。

【代表方】保元汤合血府逐瘀汤。

【常用药物】党参、黄芪、桃仁、红花、川芎、丹参、赤芍、柴胡、枳壳、降香。

2. 痰瘀互结证

【症状】突发持续性胸痛如窒，堵闷疼痛，倦怠气短，脘腹痞满，纳呆，恶心呕吐，舌淡胖，边有齿印，苔滑腻，脉弦滑。

【治法】涤痰宽胸，活血止痛。

【代表方】瓜蒌薤白半夏汤合桃红四物汤。

【常用药物】瓜蒌、薤白、法半夏、桃仁、红花、川芎、丹参、赤芍。

3. 寒凝心脉证

【症状】突发持续性胸痛彻背，胸闷气短，心悸不宁，神疲乏力，形寒肢冷，舌淡黯，苔白腻，脉沉无力迟缓或结代。

【治法】散寒宣痹，活血通脉。

【代表方】当归四逆汤。

【常用药物】当归、芍药、桂枝、附子、细辛、党参、通草、三七、丹参。

4. 正虚阳脱证

【症状】突发持续性心胸绞痛，或有窒息感，喘促不宁，心慌，面色苍白，大汗淋漓，烦躁不安，或表情淡漠，重则神志昏迷，四肢厥冷，口开目合，手撒遗尿，脉疾数无力，或脉微欲绝。

【治法】回阳救逆，益气固脱。

【代表方】四逆加人参汤。

【常用药物】红参（另炖）、附子、桂枝、党参、黄芪、山茱萸、龙骨、牡蛎、玉竹、炙甘草。

（王丹）

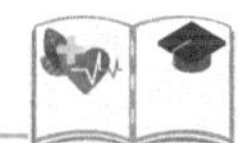

第三节 心衰

（六十二）中医如何定义心衰？

心衰是以心悸、气喘、肢体水肿为主要症状的一种病证。心衰为多种慢性心病反复发展，迁延不愈的最终归宿。临床上，轻者可仅表现为气短、不耐劳累，重者可见喘息心悸，不能平卧，或伴咳吐痰涎，尿少肢肿，或口唇发绀，胁下痞块，颈脉显露，甚至出现端坐呼吸、喘悸不休、汗出肢冷等厥脱危象。

（六十三）如何认识心衰的发病机制？

心衰的发生，多因久患心痹、真心痛或先心病，日久不复，引起心气内虚，而因复感外邪、情志刺激或劳倦过度更伤心体，心之阳气亏虚，血行无力，瘀滞在心，血脉不通，内而气血郁阻，迫使血津外泄，水湿泛滥。

（1）久病耗伤：内外因均可致心体损伤，气阳亏虚，加重心血瘀阻，脏腑失养，水液内聚。

（2）感受外邪：心气虚无以驱邪外出，日久则心体受损，心气愈虚不复，外感可诱发或加重心血瘀阻，而致脏腑失养，水津外泄。

（3）七情所伤：七情皆通过其所应之脏影响心之气血运行，致心脉痹阻，心体失养，水饮内生。

（4）劳倦内伤：劳力过度伤脾或房劳伤肾，气血生化乏源，心体失养，而致心气内虚。

心衰病位在心，涉及肺、肝、脾、肾等脏。慢性心衰的病机可用“虚”“瘀”“水”三者概括，心气心阳亏虚是病理基础，血瘀是中心病理环节，痰浊和水饮是主要病理产物，整个病情是随着心之气阳亏虚的程度而从代偿逐步进展到失代偿阶段，而失代偿的标志往往是血瘀、水饮的进行性加重。

（六十四）心衰中医如何诊断？

（1）有慢性心病病史多年，反复发作，时轻时重，经久难愈。多见于中老年人。

（2）病情轻者可仅表现为气短和运动耐量下降；重者可见喘促，心悸，不能平卧，或伴咳痰，尿少肢肿，或口唇发绀，胁下痞块，颈脉显露，甚至出现端坐呼吸、喘悸不休、汗出肢冷等厥脱危象。

(3)常因外感、劳倦、情志等刺激诱发。

超声心动图检查、BNP 或其前体 NT-proBNP 浓度测定有助于心衰的明确诊断。

(六十五)心衰和喘证如何鉴别?

心衰一般存在心系基础病,发作时除喘促外,尚可伴见心悸、浮肿、尿少等水饮内停表现;喘证多是由外感诱发或加重的急(慢)性呼吸系统疾病,实者起病急,多有表证,虚者常反复发作,遇劳尤甚,平素亦可见气怯声低、脉弱等肺肾气虚之证,多伴不同程度的呼吸功能受限。

(六十六)心衰与鼓胀、水肿如何鉴别?

心衰后期出现阳虚水泛时可见浮肿、尿少,或胁下痞块坚硬,或颈部青筋显露等水饮内停、瘀血阻滞之证,易与鼓胀、水肿混淆。鼓胀是气、血、水结于腹中,以腹大、肢体消瘦、腹壁脉络显露为主,病位在肝、脾,晚期可伴肢体浮肿和尿少等症。水肿是因肺、脾、肾功能失调,全身气化功能障碍,而致水湿泛溢。五脏水之"肺水""脾水""肾水"可兼见,以身肿、腹大、小便难为主要症状,其肿多从眼睑或下肢开始,继及全身,皮肤光亮或按之如泥,病轻者无喘促、心悸表现,后期水凌心肺才并见喘促、心悸之症。病机上,心衰之肿是因心之气阳亏虚导致"先病血结而水随蓄",水肿后期影响及心则多是"先病水肿而(心)血随败"。

(六十七)心衰的临床辨证要点有哪些?

(1)辨轻重缓急:心衰是多种慢性心病的终末阶段,临床需首辨病情的轻重缓急。病情轻者仅表现为气短、乏力,活动耐量下降;重者则可见喘息心悸、不能平卧、尿少肢肿、口唇发绀,甚至端坐呼吸、汗出肢冷等厥脱危象。病轻者可缓治其本;病重者需急治其标。

(2)辨标本虚实:心衰的病位在心,属本虚标实之证,总以心气亏虚为本,瘀血、水饮为标,病理变化可从心、肺渐及脾、肾,并逐步损阴伤阳,但终以心虚为主。本虚需辨气、血、阴、阳及脏腑之异,标实需明瘀血的程度和饮邪的有无。气虚血瘀是本病的基本证候,随病情进展可渐次出现"瘀久成积"和"瘀血化水"的标实重症。

(六十八)心衰中医如何治疗?

心衰中医的治则:补气温阳,活血利水,兼顾阴津。

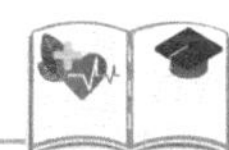

（六十九）心衰的临床证型有哪些？

心衰临床以虚衰为根本，以瘀血、水饮、痰浊为邪实，虚实并见，危重者阳虚水泛、水气凌心射肺，甚则喘脱。

【知识拓展】

心衰中医常见证型如下。

1. 气虚血瘀证

【症状】胸闷气短，心悸，活动后诱发或加剧，神疲乏力，自汗，面色苍白，口唇发绀，或胸部闷痛，或肢肿时作，喘息不得卧，舌淡胖或淡黯有瘀斑，脉沉细或涩、结、代。

【治法】补益心肺，活血化瘀。

【代表方】保元汤合血府逐瘀汤。

【常用药物】人参、黄芪、肉桂、生姜、当归、生地、桃仁、红花、枳壳、赤芍、柴胡、甘草、桔梗、川芎、牛膝等。

2. 气阴两虚证

【症状】胸闷气短，心悸，动则加剧，神疲乏力，口干，五心烦热，两颧潮红，或胸痛，入夜尤甚，或伴腰膝酸软，头晕耳鸣，或尿少肢肿，舌暗红少苔或少津，脉细数无力或结、代。

【治法】益气养阴，活血化瘀。

【代表方】生脉散合血府逐瘀汤。

【常用药物】人参、麦冬、五味子、当归、生地、桃仁、红花、枳壳、赤芍、柴胡、甘草、桔梗、川芎、牛膝等。

3. 阳虚水泛证

【症状】心悸，喘息不得卧，面浮肢肿，尿少，神疲乏力，畏寒肢冷，腹胀，便溏，口唇发绀，胸部刺痛，或胁下痞块坚硬，颈脉显露，舌淡胖有齿痕，或有瘀点、瘀斑，脉沉细或结、代、促。

【治法】益气温阳，化瘀利水。

【代表方】真武汤合葶苈大枣泻肺汤。

【常用药物】炮附子、白术、芍药、茯苓、生姜、葶苈子、大枣等。

4. 喘脱危证

【症状】面色晦暗，喘悸不休，烦躁不安，或额汗如油，四肢厥冷，尿少肢肿，舌淡，苔白，脉微细欲绝或疾数无力。

【治法】回阳固脱。

【代表方】参附龙骨牡蛎汤。

【常用药物】人参、炮附子、煅龙骨、煅牡蛎、生姜、大枣。

(七十)心衰为危重症,转归与预后如何?

心衰每因外感、情志或过劳等因素诱发或加重,故应调摄精神,避免情绪过激,保持心情平和;冬春季节交替,天气骤变时注意增减衣服,佩戴口罩,预防感冒;同时需劳逸适度,避免过度劳累造成心气骤然耗散。

平素饮食清淡,不过食咸味及膏粱之品,限烟控酒,并进行适度的有氧运动,如选择散步、打太极拳、打五禽戏等,以提高心对缺氧的耐受能力。做到勤监护(呼吸、尿量)、慢调理、长维持,以促进病情的长期稳定。

(郝轩轩)

第四节　不寐

(七十一)不寐如何定义?

不寐是以经常性不能获得正常睡眠为特征的一类病证。不寐的证情轻重不一,轻者可见入寐困难,时寐时醒,醒后不能再寐,或寐而不酣;严重者可彻夜不寐,严重影响生活和工作。

(七十二)不寐有哪些病因,机制如何?

不寐的病因主要有虚实两方面。实者为七情内伤,肝失条达;饮食失节,痰热上扰。虚者为心肾不交,水火不济;劳倦过度,心脾两虚;善惊易恐,心胆气虚,导致心神不宁,神不守舍。病位在心,与肝、脾、肾关系密切。总体属于阳盛阴衰,阴阳失交。

(七十三)不寐诊断的主要依据是什么?

入寐困难,时寐时醒,醒后不寐,重者彻夜难眠,连续 3 周以上;或伴有头痛、心悸、健忘、

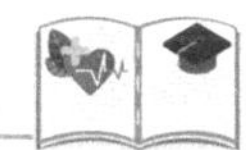

神疲乏力、多梦；常有饮食不节、情志失常、劳倦、思虑过度、久病体虚等病史。

（七十四）不寐和一过性失眠、生理性失眠如何鉴别？

（1）一过性失眠：有明显的诱因，病程不长。一过性失眠不属于病态。

（2）生理性失眠：多见于老年人，虽少寐早醒，但无明显不适，为生理现象。

（七十五）不寐的辨证要点是什么？

1. 辨虚实

本病临床应辨明虚实，虚证多属阴血不足，重在心、脾、肾；实证多因肝郁化火，食滞痰浊，胃气不和。实证日久，伤阴耗气，可转化为虚证；虚证亦常夹有实证，而出现虚实夹杂。

2. 辨脏腑

五脏六腑皆可导致不寐，临床上要抓住脏腑病变的特点。如病在肝，常伴有胸胁痞闷，善叹息，急躁易怒，每因情志刺激而发病。肝郁化火者还可见口干口苦，大便干结，舌红，苔黄，脉弦数。病在脾胃，多伴有口淡纳呆，嗳腐吞酸，腹胀便溏，面色无华，四肢困乏等。病在心，则伴有心悸，心烦，口舌生疮，多梦，健忘等。病在胆，常伴有睡后易惊醒，惕惕然不可终日，遇事胆怯等。病在肾，伴有头晕耳鸣，腰膝酸软，五心烦热，潮热盗汗，阳痿遗精等。

3. 辨轻重

不寐的症状差异很大，这与其病因、病情轻重、新病久病有关。轻者少眠或不易入眠，重者可彻夜不眠。

（七十六）不寐的治疗原则是什么？

不寐的治疗原则为补虚泻实，调整脏腑阴阳，本“补其不足，泻其有余，调其虚实”的经旨，使阴平阳秘，脏腑气血调和，重在调治所病脏腑及其气血阴阳。实者当疏肝解郁，清热泻火，消食和胃，滋阴清热，交通心肾；虚者当补益心脾，养血安神，益气镇惊，安神定志等。

（七十七）不寐常见的临床证型有哪些？

不寐常见的临床证型大致分为虚实两部分，实证为肝郁化火证、胃气不和证、痰热扰心证；虚证为心肾不交证、心脾两虚证、心虚胆怯证。

【知识拓展】

不寐常见的临床证型如下。

1. 肝郁化火证

【症状】入眠困难,即使入睡也多梦易惊,甚至彻夜不眠,或胸胁胀满,善叹息,平时性情急躁易怒,每因情志刺激而发病,或口干口苦,大便干结,舌红,苔白或黄,脉弦数。

【治法】疏肝解郁,清热泻火。

【代表方】丹栀逍遥散加减。

【常用药物】丹皮、栀子、柴胡、茯苓、当归、白芍、白术、薄荷、炙甘草、炒枣仁、夜交藤。

2. 胃气不和证

【症状】睡卧不安,胃中不适,纳呆胀气,腹胀肠鸣,嘈杂吞酸,大便不爽或秘结,舌淡红,苔厚腻,脉沉滑。

【治法】消食和胃安神。

【代表方】保和丸加减。

【常用药物】炒山楂、半夏、茯神、茯苓、陈皮、莱菔子、连翘、神曲、炒枣仁、合欢花。

3. 痰热扰心证

【症状】心烦不寐,胸闷脘痞,恶心,头昏重,舌红,苔黄腻,脉滑数。

【治法】清热祛痰,和中安神。

【代表方】黄连温胆汤加减。

【常用药物】黄连、茯苓、法半夏、枳实、竹茹、酸枣仁、五味子、远志。

4. 心肾不交证

【症状】心烦不寐,入眠困难,睡梦纷纭,兼见头晕耳鸣,潮热盗汗,腰膝酸软,五心烦热,或口舌生疮,或遗精阳痿,或月经不调,舌红,苔少,脉细数。

【治法】滋阴清热,交通心肾。

【代表方】交泰丸合黄连阿胶汤。

【常用药物】川黄连、肉桂、黄芩、白芍、阿胶、鸡子黄。

5. 心脾两虚证

【症状】入眠困难,或多梦易醒,醒后难以入睡,兼见心慌气短,神疲乏力,面色无华,腹胀纳呆,口淡无味,食少便溏,舌淡,苔薄白,脉细弱。

【治法】补益心脾,养血安神。

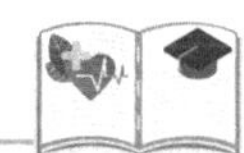

【代表方】归脾汤加减。

【常用药物】党参、当归、炙黄芪、白术、茯神、龙眼肉、木香、远志、炙甘草、酸枣仁。

6. 心虚胆怯证

【症状】虚烦不眠，入睡后易惊醒，惕惕然不可终日，心悸胆怯，遇事易惊，气短乏力，自汗，舌淡胖，苔薄白，脉弦细。

【治法】益气镇惊，安神定志。

【代表方】安神定志丸加减。

【常用药物】人参、龙骨、茯苓、茯神、远志、酸枣仁、五味子、生牡蛎。

（七十八）不寐的转归与预后如何？

本病病情不一，预后有别。病程短者，多容易治愈，但病程长者，虚实夹杂，多需要坚持治疗。

（七十九）不寐如何预防与调护？

1. 调畅情志

保持乐观的精神状态，保持心情舒畅，保持生活规律，并养成良好的作息习惯。

2. 饮食养生

饮食应清淡、易消化、无刺激性；可配合安神定志的药食同源之品，如大枣、莲子、龙眼肉、合欢花、酸枣仁等。推荐枣麦粥（大枣、麦仁、糯米、小米煮粥）加鲜牛奶 250 mL，每晚睡前半小时温服，能益气宁心安神。

3. 运动养生

坚持户外活动及体育锻炼，参加怡情养性的文娱活动，以调节精神，促进康复。

（孙刚）

第五节　汗证

（八十）汗证如何定义？

汗证是指以全身或局部非正常的出汗为主要症状的一种病证，是因人体阴阳失调、营卫不和、腠理开和失常导致的汗出异常。

（八十一）汗证病因病机如何？

汗证可由外邪、内伤虚损等引起，病机特点是阴阳失调、营卫不和、腠理不固。

（八十二）汗证如何诊断？

按照《中医病证诊断疗效标准》，汗证的诊断依据为：不因外界环境影响，在头面、颈胸或四肢出汗者，临床有自汗、盗汗、战汗等。

（八十三）自汗、盗汗、黄汗、战汗如何鉴别？

自汗、盗汗、黄汗、战汗同为汗证，但各有特点。

（1）自汗：不论白昼，动辄汗出。

（2）盗汗：寐中汗出，醒来自止。

（3）黄汗：汗出色黄，染衣着色。

（4）战汗：外感热病，恶寒而后汗出。

（八十四）汗证的辨证要点是什么？

汗证应辨虚、实、寒、热。虚证包括气、血、阴、阳亏虚，实证包括湿热、里热。

（八十五）汗证的治疗原则是什么？

汗证的治疗原则为调和气血、平衡阴阳，以益气固表、调和营卫为法。

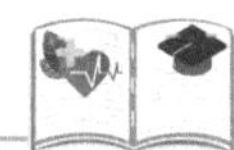

(八十六)汗证的常见临床证型有哪些?

汗证的常见临床证型可分为虚实两方面,实证有邪热郁蒸证、肝脾湿热证,虚证有营卫不和证、肺脾气虚证、心阳虚脱证,阴虚火旺证为虚实并见之证。

【知识拓展】

汗证的常见临床证型如下。

1. 营卫不和证

【症状】汗出恶风,发热头痛,周身酸楚,鼻鸣干呕,苔薄白,脉浮缓或浮弱。
【治法】调和营卫止汗。
【代表方】桂枝汤加减。
【常用药物】桂枝、白芍、生姜、大枣、炙甘草、浮小麦。

2. 邪热郁蒸证

【症状】蒸蒸大汗出,身热,易使衣服黄染,面赤恶热,口干舌燥,烦渴引饮,脉洪大有力。
【治法】清肝泻热,化湿和营。
【代表方】龙胆泻肝汤。
【常用药物】龙胆草、黄芩、栀子、泽泻、木通、车前子、当归、生地、柴胡、甘草。

3. 肝脾湿热证

【症状】蒸蒸汗出,色黄如柏汁,染衣着色,面赤,烦躁,口苦,小便色黄,或兼见身黄、目黄,苔薄黄,脉弦数。
【治法】清热利湿。
【代表方】茵陈五苓散加减。
【常用药物】茵陈蒿、猪苓、茯苓、泽泻、白术、桂枝、黄柏、炒山栀、甘草。

4. 肺脾气虚证

【症状】自汗为主,汗出恶风,动则益甚,面色少华,体弱乏力,易于外感,舌淡,苔薄白,脉细弱。
【治法】益气固表。
【代表方】玉屏风散。
【常用药物】黄芪、防风、白术、党参、茯苓、甘草、牡蛎、麻黄根、浮小麦。

5. 阴虚火旺证

【症状】盗汗为主，发热，或兼五心烦热，午后潮热，颧红，口干唇燥，舌红，少苔，脉细数。

【治法】滋阴降火，固表止汗。

【代表方】当归六黄汤加味。

【常用药物】生地、熟地、当归、黄芩、黄连、黄柏、黄芪、银柴胡、知母、生牡蛎。

6. 心阳虚脱证

【症状】大汗淋漓，或自汗不止，心悸胸闷，神倦嗜卧，形寒肢冷，面色苍白，下肢水肿，小便短少，舌淡或紫暗，脉细弱，或沉迟，或结代。

【治法】益气温阳，固脱止汗。

【代表方】保元饮、桂枝龙骨牡蛎加附子汤加减。

【常用药物】人参、黄芪、肉桂、龙骨、牡蛎、附子、炙甘草。

汗证治疗得当，转归与预后多数较好。但若体虚，或失治，则易反复，迁延难愈。

汗出则腠理开，应避风，以免邪气侵入；同时应舒畅情志，调摄饮食。

（孙刚）

第六节　眩晕

（八十七）中医如何定义眩晕？

眩晕是以头晕眼花为主要症状的一类病证。眩即眼花或眼前发黑，视物模糊；晕是指头晕或感觉自身或外界景物旋转，两者常同时并见，故统称为“眩晕”。轻者闭目可止；重者如坐车船，旋转不定，不能站立，或伴有恶心呕吐、汗出、面色苍白等症状。

【知识拓展】

眩晕最早见于《内经》，称之为“眩冒”。《素问·至真要大论》云“诸风掉眩，皆属于肝”，指出眩晕与肝关系密切。《灵枢·卫气》提出“上虚则眩”，《灵枢·口问》云“上气不足，脑为之不满，耳为之苦鸣，头为之苦倾，目为之眩”，《灵枢·海论》指出“髓海不足，则脑转耳鸣”，均认为眩晕以虚为主。汉代张仲景认为痰饮是眩晕发病的原因之一，并且用泽泻汤及小半夏加茯苓汤治疗。宋代以后，进一步丰富了对眩晕的认识。严用和在《重订严氏济

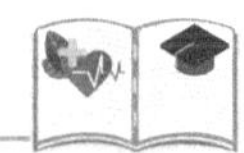

生方·眩晕门》中指出:“所谓眩晕者,眼花屋转,起则眩倒是也,由此观之,六淫外感,七情内伤,皆能导致。”他首次提出了外感六淫和七情内伤致眩说。元代朱丹溪强调“无痰不作眩”,《丹溪心法·头眩》记载:“头眩,痰挟气虚并火,治痰为主,挟补气药及降火药。无痰不作眩,痰因火动,又有湿痰者,有火痰者。”明代张介宾认为,眩晕的病因病机为“虚者居其八九,而兼火兼痰者,不过十中一二耳”,强调“无虚不能作眩”。虞抟在《医学正传·眩晕》中提出“眩晕者,中风之渐也”,他认识到本病与中风之间有一定的内在联系。龚廷贤的《万病回春·眩晕》对眩晕的病因、脉象都有详细论述,并用半夏白术汤、补中益气汤等治疗眩晕,值得临床借鉴。西医学中的椎-基底动脉供血不足、高血压、低血压、低血糖、贫血、梅尼埃病、神经衰弱、脑外伤后遗症等,临床以眩晕为主要症状者,均可参照本节辨证施治。

(八十八)眩晕的病因病机是什么?

眩晕多因情志内伤、饮食劳倦及病后体虚,导致气血肾精亏虚,脑髓失养;或肝阳痰火上逆,扰动清窍导致。

(八十九)眩晕的诊断依据是什么?

(1)头晕目眩,视物旋转,轻者闭目即止,重者如坐车船,甚则仆倒。

(2)可伴有恶心呕吐,眼球震颤,耳鸣耳聋,汗出,面色苍白等。

(3)多慢性起病,反复发作,逐渐加重;也可见急性起病者。

(4)血压、心电图、颈椎X线摄片、经颅多普勒超声(transcranial Doppler,TCD)、颈动脉超声、头部CT及MRI等检查有助于明确诊断。

(九十)眩晕与中风、痫证、昏迷如何鉴别?

(1)中风:以中老年人为多见,可见突然昏仆,伴有口眼歪斜、偏瘫等;昏倒时间较长,苏醒后有偏瘫、口眼歪斜及失语等后遗症。

(2)痫证:常有先天因素,以青少年为多见。痫证之病情重者,亦为突然昏仆,不省人事,但发作时间短暂,发作时常伴有吼叫声、四肢抽搐、口吐涎沫、两目上视、小便失禁等。常反复发作,每次症状均类似,苏醒后可如常人。脑电图检查可资鉴别。

(3)昏迷:为多种疾病发展到一定阶段时出现的危重证候。一般来说,发生较为缓慢,有一个昏迷前的临床过程,先轻后重,由烦躁、嗜睡、谵语渐次发展,一旦昏迷后,持续时间一般较长,恢复较难,苏醒后原发疾病仍然存在。

（九十一）眩晕的辨证要点是什么？

1. 辨证候虚实

凡病程短，呈发作性，眩晕重，视物旋转，形体壮实，因肝阳或痰浊导致者，属于实证；病程长，反复发作或持续不解，遇劳即作或加重，头目昏晕，并见全身虚弱，为血虚或肾精不足所致者，属于虚证。

2. 辨标本主次

眩晕多属本虚标实之证，肝肾阴亏、气血不足为病之本，风、火、痰为病之标。

3. 辨脏腑病位

肝阳上亢者，见眩晕，面赤，烦躁，口苦，甚则昏仆；脾胃虚弱者，见眩晕劳累，动则加剧，兼见纳呆，心悸，失眠；脾失健运、痰浊中阻者，见眩晕，头重如蒙，伴见倦怠，困倦，时吐痰涎等；肾精不足者，见腰膝酸软，耳鸣，齿摇。

（九十二）眩晕的治疗原则是什么？

补虚泻实，调整阴阳。虚者当滋补肝肾，补益气血，填精生髓；实者当平肝潜阳，清肝泻火，化痰行瘀。

（九十三）眩晕有什么证治规律？

眩晕常虚实并见，实证有痰浊上蒙证、瘀血阻窍证、肝阳上亢证（肝火上炎证），虚证有气血亏虚证、肾精不足证，总体上以虚为主，而因虚致实或兼夹实邪为其临床特征。

【知识拓展】

眩晕常见证型如下。

1. 肝阳上亢证

【症状】眩晕耳鸣，头痛且胀，遇劳、恼怒加重，肢麻震颤，失眠多梦，急躁易怒，舌红苔黄，脉弦。
【治法】平肝潜阳，滋养肝肾。
【代表方】天麻钩藤饮。
【常用药物】天麻、钩藤、石决明、黄芩、栀子、益母草、牛膝、杜仲、桑寄生、茯神、夜交藤。

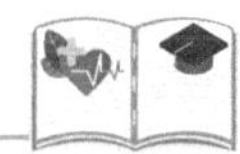

2. 痰浊上蒙证

【症状】眩晕，头重昏蒙，视物旋转，胸闷恶心，呕吐痰涎，食少多寐，苔白腻，脉滑。
【治法】燥湿祛痰，健脾和胃。
【代表方】半夏白术天麻汤。
【常用药物】半夏、陈皮、茯苓、白术、天麻、甘草、生姜、大枣。

3. 瘀血阻窍证

【症状】眩晕头痛，兼见健忘，失眠，心悸，精神不振，耳鸣耳聋，面唇紫暗，舌有瘀点或瘀斑，脉弦涩或细。
【治法】活血化瘀，通窍活络。
【代表方】通窍活血汤。
【常用药物】赤芍、川芎、桃仁、红花、麝香、葱白、大枣。

4. 气血亏虚证

【症状】头晕目眩，动则加剧，遇劳则发，面色苍白，爪甲不荣，神疲乏力，心悸少寐，纳差食少，便溏，舌淡，苔薄白，脉细弱。
【治法】补养气血，健运脾胃。
【代表方】归脾汤。
【常用药物】黄芪、人参、白术、当归、龙眼肉、茯神、远志、酸枣仁、木香。

5. 肾精不足证

【症状】眩晕反复发作，视力减退，两目干涩，少寐健忘，心烦口干，耳鸣，神疲乏力，腰酸膝软，遗精，舌红，苔薄，脉弦细。
【治法】补肾填精。
【代表方】左归丸。
【常用药物】熟地、山茱萸、山药、枸杞子、菟丝子、鹿角胶、牛膝、龟甲胶。

（九十四）眩晕为慢性病，如何做好预防与调护？

眩晕多与饮食不节、劳倦过度、情志失调等因素有关，故保持心情舒畅，饮食有节，注意劳逸结合，避免过度劳累，有助于预防本病。饮食以清淡易消化为宜，忌烟酒、油腻、辛辣之品。眩晕发作时应卧床休息，重症患者要密切注意血压、呼吸、神志、脉搏等情况，以便及时处理。

（封廷约）

第七节　血浊

（九十五）血浊如何定义？

《素问·阴阳应象大论》曰："清阳出上窍，浊阴出下窍；清阳发腠理，浊阴走五脏；清阳实四肢，浊阴归六腑。"文中的"浊"多指人体正常生理状态下代谢产物或精微物质的特性，为生理之浊；"浊气在上，则生䐜胀"，指出浊邪的致病特性，此为病理之浊。《灵枢·逆顺肥瘦》曰："刺壮士真骨，坚肉缓节监监然，此人重则气涩血浊。"提出了"血浊"的概念。

根据《中华人民共和国国家标准中医临床诊疗术语证候部分》《中医诊断学》《中医内科学》《中药新药临床研究指导原则》《血脂异常中医诊疗标准（初稿）》，血脂异常可诊断为"血浊"。

（九十六）血浊如何辨证？

血浊为虚实夹杂之证，实证包括血瘀、痰浊、气滞、寒凝，虚证包括气虚、阴虚、阳虚。

【知识拓展】

1. 实证

1）血瘀证

【症状】胸痛剧烈，痛有定处，甚则心痛彻背，胸闷，舌黯，或有瘀斑、瘀点，舌下脉络迂曲青紫，脉涩或结代。

【治法】活血化瘀，通脉止痛。

【代表方】血府逐瘀汤加减。

【常用药物】川芎、桃仁、红花、赤芍、柴胡、桔梗、枳壳、牛膝、当归、生地等。

2）痰浊证

【症状】胸闷或胸闷痛如窒，伴头晕，身体困重，咳吐痰涎，脘痞，舌淡，苔厚腻或白滑，脉滑或滑数。

【治法】通阳泄浊，豁痰散结。

【代表方】瓜蒌薤白半夏汤加减。

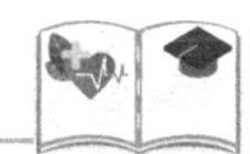

【常用药物】瓜蒌、薤白、(法)半夏、陈皮(醋炒)、胆南星、枳壳、桂枝、生姜、茯苓、甘草等。

3)气滞证

【症状】胸胁脘腹胀闷、疼痛,随情绪波动而增减,得嗳气或矢气则舒,舌淡红,苔薄,脉弦。

【治法】疏肝理气,活血通络。

【代表方】柴胡疏肝散加减。

【常用药物】柴胡、陈皮(醋炒)、枳壳(麸炒)、芍药、(炙)甘草、香附、川芎等。

4)寒凝证

【症状】胸闷痛,感寒痛甚,面色苍白,四肢不温,苔薄白,脉沉紧。

【治法】祛寒活血,宣痹通阳。

【代表方】当归四逆汤加减。

【常用药物】当归、白芍、桂枝、细辛、甘草、大枣、通草等。

2. 虚证

1)气虚证

【症状】心胸隐痛,胸闷,心悸气短,动则尤甚,乏力,倦怠,懒言,自汗,舌淡或淡红,脉沉细或弱。

【治法】补益心气,鼓动心脉。

【代表方】保元汤加减。

【常用药物】人参(另炖)、黄芪、肉桂、(炙)甘草、生姜等。

2)阴虚证

【症状】心胸隐痛或闷痛,心悸,口咽干燥,五心烦热,盗汗,颧红,小便短黄,大便干结,舌红或红绛,舌体偏瘦,少苔或无苔或剥苔,或舌有裂纹,脉细数。

【治法】滋阴清热,养心止痛。

【代表方】天王补心丹加减。

【常用药物】西洋参、茯神、玄参、麦冬、天冬、生地、丹参、桔梗、远志、当归、五味子、柏子仁、酸枣仁、(炙)甘草等。

3)阳虚证

【症状】胸闷痛,畏寒,肢冷,面色淡、㿠白,小便清长,大便稀溏,舌淡,舌体胖或有齿痕,苔白或白滑,脉沉迟或结代。

【治法】补益阳气,温振心阳。

【代表方】参附汤合桂枝甘草汤加减。

【常用药物】红参(另炖)、(熟)附子(先煎)、(炙)甘草、桂枝等。

3. 复合证型

临床常见复合证型为痰浊内阻证、脾虚湿盛证、气滞血瘀证、肝肾阴虚证。可在以上证型的基础上加减用药。

(九十七)有哪些中成药可以用于治疗血浊?

痰瘀互阻证可选用荷丹片,其可明显降低胆固醇、甘油三酯和体重,同时可升高高密度脂蛋白和提高卵磷脂胆固醇酰基转移酶的活性,还能降低动脉粥样斑块的发生率。适用于痰瘀互阻证的中成药还包括丹蒌片等。气虚血瘀者可选用养心氏片,其可降低血脂,延缓动脉粥样硬化的进展。可用于调血脂的中成药还包括银杏叶片、血脂康胶囊、通心络胶囊、心可舒片、脂必泰胶囊等。

(九十八)如何预防血浊?

(1)控制体重。

(2)合理膳食:将饱和脂肪酸摄入量降至总热量的7%以下;反式脂肪酸的摄入量降至总热量的1%以下或更低;膳食胆固醇摄入量降至200 mg/d以下。

(3)适当锻炼,体育运动要循序渐进,不宜勉强做剧烈运动。

(4)生活规律,保持乐观的心态、愉快的情绪,劳逸结合,保证充足睡眠,戒烟限酒。

(5)积极控制危险因素,如血压、血糖等。

(郝轩轩,苏学旭)

第八节　癫狂

【基本知识】

癫狂为临床常见的精神失常病证。癫病以精神抑郁,表情淡漠,沉默痴呆,语无伦次,静而少动为特征。狂病以精神亢奋,狂躁不安,躁扰不宁,打骂毁物,动而多怒为特征。临床以青壮年患者为多。二者临床症状相互联系、转化,故并称癫狂。

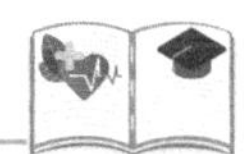

（九十九）癫狂病因有哪些？

癫狂病因有先天禀赋不足、七情内伤、饮食失节。

1. 先天禀赋不足

胎儿在母腹中因禀赋异常，脏气不平，生后一有所触，遭遇情志刺激，则气机逆乱，阴阳失调，神机失常而发病。

2. 七情内伤

恼怒郁愤不解，肝失疏泄，胆失决断，心胆失调，心神扰乱而发病；或肝郁不解，气郁痰结，阻塞心窍而发病；或暴怒不止，引动肝胆木火，郁火上升，冲心犯脑，神明无主而发病；或肝气郁悖，气失畅达，血行凝滞，致气滞血瘀，或痰瘀互结，气血不能上荣脑髓，心神失用而发病。

3. 饮食失节

嗜食肥甘厚味，脾胃运化失司，聚湿成痰，痰浊内盛，郁而化火，上扰心神；或痰与气结，阻蔽神明；或与瘀血相伍，痹阻心窍，神志失常而发病。

（一〇〇）如何认识癫狂病机？

病变所属脏腑，主要在心，涉及肝、脾，久而伤肾。病理因素以气、痰、火、瘀为主，多以气郁为先。病机为肝气郁结，肝失条达，气郁生痰；或心脾气结，郁而生痰，痰气互结，则蒙蔽神机；气郁化火，炼液为痰，或痰火蓄结阳明，则扰乱神明。病久气滞血瘀，凝滞脑气，又每兼瘀血为患。

区别言之，癫与狂的病机特点各有不同。癫为痰气郁结，蒙蔽神机；狂为痰火上扰，神明失主。但癫病痰气郁而化火，可转化为狂病；狂病日久，郁火宣泄而痰气留结，又可转化癫病，故两者不能截然分开。本病初起多属实证，久则虚实夹杂。癫病多为痰气郁结，蒙蔽心窍，久则心脾耗伤，气血不足导致。狂病多为痰火上扰，心神不安，久则火盛伤阴，心肾失调导致。

本病的转归与预后，关键在于早期诊断，及时治疗，重视精神调护，避免精神刺激。若失治、误治，或多次复发，则病情往往加重，形神俱坏，难以逆转。

（一〇一）癫狂如何诊断？

（1）有癫狂的家族史，或脑外伤史。多发于青壮年女性，素日性格内向，近期情志不遂，或突遭变故，惊恐而心绪不宁。

（2）神情抑郁，表情淡漠，静而少动，沉默痴呆，或喃喃自语，语无伦次；或突然狂奔，喧扰不宁，呼号打骂，不避亲疏。

（3）排除药物、中毒、热病原因。

（4）头颅CT、MRI及其他辅助检查无阳性发现。

（一〇二）癫狂临床需要与哪些病证相鉴别？

癫病需要与郁病、痴呆、狂病相鉴别，狂病则需与蓄血发狂相鉴别。

1. 癫病与郁病

两者均是情志为病，郁病以心情抑郁，情绪不宁，胸胁胀闷，急躁易怒，心悸失眠，喉中如有异物等自我感觉异常为主，或悲伤欲哭，数欠伸，但神志清楚，有自制能力，不会自伤或伤及他人。癫病亦见喜怒无常，多语或不语等症，但一般行为不能自控，神明逆乱，神志不清。

2. 癫病与痴呆

癫病与痴呆临床表现亦有相似之处，痴呆以智力低下为突出表现，以神志呆滞、愚笨迟钝为主要证候特征，其部分症状可自制，其基本病机是脑髓衰败、神机失调，或痰浊瘀血、阻痹脑脉。

3. 癫病与狂病

两者均属性格行为异常的精神疾病。癫病属阴，以静而少动为主，表现为沉静独处，言语支离，畏见生人，或哭或笑，声低气怯，以抑郁性精神失常为特征；狂病属阳，以动而多怒为主，表现为躁动狂乱，气力倍常，呼号叫骂，声响激亢，以兴奋性精神失常为特性。

4. 狂病与蓄血发狂

蓄血发狂为瘀热交阻所致，多见于伤寒热病，伴有少腹硬满，小便自利，大便黑亮如漆等特征，不同于狂病突然喜怒无常、狂乱奔走的特点。

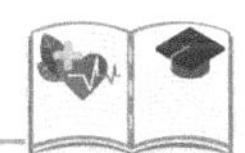

（一〇三）癫狂如何治疗？

本病特点为标实本虚，虚实夹杂。初期多以邪实为主，治当理气解郁，畅达神机，泻火豁痰，化瘀通窍；后期以正虚为主，治当补益心脾，滋阴养血，调整阴阳。同时，移情易性，甚为关键。

（一〇四）癫狂如何分证论治？

癫狂临床病机各有特点，故分而治之。癫病可分为痰气郁结证、气虚痰结证、心脾两虚证；狂病有痰火扰神证、痰热瘀结证、火盛阴伤证。

【知识拓展】

癫狂临床中医证型如下。

1. 癫病

1）痰气郁结证

【症状】精神抑郁，表情淡漠，沉默痴呆，时时太息，言语无序，或喃喃自语，多疑多虑，喜怒无常，秽洁不分，不思饮食，舌红，苔腻而白，脉弦滑。

【治法】理气解郁，化痰醒神。

【代表方】逍遥散合顺气导痰汤加减。

【常用药物】柴胡、白芍、当归、茯苓、白术、甘草、枳实、木香、香附、半夏、陈皮、胆星、郁金、石菖蒲等。

2）气虚痰结证

【症状】情感淡漠，不动不语，甚至呆若木鸡，目瞪如恐，傻笑自语，或被动行事，灵机混乱，目妄见，耳妄闻，自责自罪，面色萎黄，食少，大便稀溏，小便清长，舌淡体胖，苔白腻，脉细滑，或细弱。

【治法】益气健脾，涤痰宣窍。

【代表方】四君子汤合涤痰汤加减。

【常用药物】人参、白术、茯苓、甘草、半夏、天南星、橘红、枳实、赤茯苓、生姜等。

3）心脾两虚证

【症状】神思恍惚，魂梦颠倒，心悸易惊，善悲欲哭，肢体困乏，饮食锐减，言语无序，舌淡，苔薄白，脉沉细无力。

【治法】健脾益气，养心安神。

【代表方】养心汤合越鞠丸加减。

【常用药物】人参、黄芪、炙甘草、香附、神曲、苍术、茯苓、当归、川芎、远志、柏子仁、酸枣仁、五味子等。

2. 狂病

1）痰火扰神证

【症状】起病先有性情急躁，头痛失眠，两目怒视，面红目赤，突发狂乱无知，骂詈号叫，不避亲疏，逾垣上屋，或毁物伤人，气力愈常，不食不眠，舌红绛，苔多黄腻或黄燥而垢腻，脉弦大滑数。

【治法】清心泻火，涤痰醒神。

【代表方】生铁落饮加减。

【常用药物】龙胆草、黄连、连翘、胆南星、贝母、橘红、竹茹、石菖蒲、远志、茯神、生铁落、朱砂、玄参、天冬、麦冬、丹参。

2）痰热瘀结证

【症状】癫狂日久不愈，面色晦滞而秽，情绪躁扰不安，多言不序，恼怒不休，甚至登高而歌，弃衣而走，妄见妄闻，妄思离奇，头痛，心悸而烦，舌紫暗，有瘀斑，少苔或薄黄干，脉弦细或细涩。

【治法】豁痰化瘀，调畅气血。

【代表方】癫狂梦醒汤加减。

【常用药物】桃仁、柴胡、香附、木通、赤芍、半夏、大腹皮、青皮、陈皮、桑白皮、紫苏子、石菖蒲、远志、郁金、天竺黄。

3）火盛阴伤证

【症状】癫狂久延，时作时止，势已较缓，妄言妄为，呼之已能自制，但有疲惫之象，烦躁，寝不安寐，形瘦，面红而秽，口干便难，舌尖红，无苔且有剥裂，脉细数。

【治法】育阴潜阳，交通心肾。

【代表方】二阴煎合琥珀养心丹加减。

【常用药物】黄连、黄芩、生地、麦冬、玄参、阿胶、白芍、人参、茯神、酸枣仁、柏子仁、远志、石菖蒲、生龙齿、琥珀、朱砂等。

（一〇五）癫狂如何预防与调养？

（1）重视精神疗法：移情易性等精神疗法是预防和治疗癫狂的有效方法。

（2）癫狂多由内伤七情而引起，所以要注意精神护理，包括情志和谐，起居、饮食、劳逸调摄规律。

（3）加强妇幼保健工作。要加强母亲怀孕期间的卫生，避免母亲受到惊恐等精神刺激。

（吴娟）

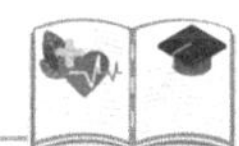

第九节 痫病

【基本知识】

痫病是一种反复发作性神志异常的病证，临床以突然意识丧失，甚则仆倒，不省人事，强直抽搐，口吐白沫，两目上视或口中怪叫，苏醒后一如常人为特征。发作前可伴眩晕、胸闷等先兆，发作后常有疲倦乏力等症状。

（一〇六）痫病的病因病机是什么？

痫病的发生，大多由于七情失调，先天因素，脑部外伤，饮食不节，劳累过度，或患他病之后，造成脏腑失调，痰浊阻滞，气机逆乱，风阳内动导致，而尤以痰邪作祟最为重要。

痫之为病，病理因素总以痰为主，每由风、火触动，痰瘀内阻，蒙蔽清窍而发病。以心脑神机失用为本，风、火、痰、瘀致病为标。其中痰浊内阻，脏气不平，阴阳偏胜，神机受累，元神失控是病机的关键所在。痫病的病机转化由正气的盛衰及痰邪深浅决定。发病初期，痰瘀阻窍，肝郁化火生风，风痰闭阻，或痰火炽盛等以实证为主，因正气尚足，痰浊尚浅，易于康复；若日久不愈，损伤正气，首伤心脾，继损肝肾，加以痰瘀凝结胶固，表现为虚实夹杂，则治愈较难，甚至神情呆滞，智力减退。

（一〇七）痫病如何诊断？

发作前可有眩晕、胸闷等先兆症状。典型发作时突然昏倒，不省人事，两目上视，四肢抽搐，口吐涎沫，或有异常叫声或仅有突然呆木，两眼瞪视，呼之不应，或头部下垂，肢软无力，面色苍白等。局限性发作可见多种形式，如口、眼、手等局部抽搐而无突然昏倒，或凝视，或语言障碍，或无意识动作等。多数持续数秒至数分钟即止。发作突然，醒后如常人，醒后对发作时情况不知，且反复发作。

发作期脑电图可有对称性同步化棘波或棘慢波等阳性表现，有助于临床诊断。

(一〇八)痫病需要与哪些病证相鉴别?

1. 痫病与中风

典型发作的痫病与中风均有突然仆倒、昏不知人等。但痫病有反复发作史,发作时口吐涎沫,两目上视,四肢抽搐,或作怪叫声,可自行苏醒,无半身不遂、口舌歪斜等症;中风则伴半身不遂、言语障碍等后遗症。

2. 痫病与厥证

厥证除见突然仆倒、昏不知人外,还有面色苍白,四肢厥冷,或见口噤,握拳,手指拘急,而无口吐涎沫、两目上视、四肢抽搐和作怪叫声之见症,临床上不难区别。

3. 痫病与痉证

两者都具有四肢抽搐等症状。但痫病发作之时,兼口吐涎沫,作怪叫声,醒后如常人;痉证多见持续发作,伴有角弓反张,身体强直。

(一〇九)痫病的治疗原则是什么?

痫病的治疗宜分标本虚实。频繁发作,以治标为主,以开窍醒神、豁痰治其标,着重清泻肝火,豁痰息风,开窍定痫;平时则补虚以治其本,宜益气养血,健脾化痰,滋补肝肾,宁心安神。而在整个治疗过程中,调养精神、注意饮食、劳逸适度实属重要。

(一一〇)痫病如何分证论治?

痫病发作期可分阴阳,休止期可表现为痰火扰神证、风痰闭阻证、气虚血瘀证、心脾两虚证、肝肾阴虚证、瘀阻脑络证、心肾亏虚证等。

【知识拓展】

痫病相关证型如下。

1. 发作期

1)阳痫

【症状】病发前多有眩晕,头痛而胀,胸闷乏力,喜伸欠等先兆症状,或无明显症状,突发仆倒,不省人事,面色潮红或紫红,继而青紫或苍白,口唇青紫,牙关紧闭,两目上视,项背强

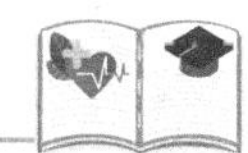

直，四肢抽搐，口吐涎沫，或喉中痰鸣，或发怪叫，甚则二便自遗；发作后除感到疲乏、头痛外，一如常人，舌红，苔白腻或黄腻，脉弦数或弦滑。

【治法】急以开窍醒神，继以泻热、涤痰、息风。

【代表方】黄连解毒汤送服定痫丸加减。

【常用药物】黄连、黄芩、黄柏、栀子、贝母、胆南星、半夏、茯苓、陈皮、生姜、天麻、全蝎、僵蚕、琥珀、石菖蒲、远志等。

2）阴痫

【症状】发作时面色晦暗青灰而黄，手足清冷，双眼半开半合，昏愦，偃卧，拘急，或抽搐时作，口吐涎沫，口不啼叫，或声音微小；醒后周身疲乏，或如常人，舌淡，苔白腻，脉多沉细或沉迟。

【治法】急以开窍醒神，后以温化痰涎。

【代表方】五生饮合二陈汤加减。

【常用药物】生南星、生半夏、生白附子、川乌、黑豆、陈皮、茯苓、生姜、甘草等。

2. 休止期

1）痰火扰神证

【症状】急躁易怒，心烦失眠，咯痰不爽，口苦咽干，便秘溲黄，病发后，病情加重，甚则彻夜难眠，目赤，舌红，苔黄腻，脉多沉弦滑而数。

【治法】清肝泻火，化痰开窍。

【代表方】龙胆泻肝汤合涤痰汤加减。

【常用药物】龙胆草、黄芩、栀子、柴胡、泽泻、木通、车前子、当归、生地、半夏、胆南星、陈皮、竹茹、石菖蒲、茯神等。

2）风痰闭阻证

【症状】发病前多有眩晕，胸闷，乏力，痰多，心情不悦，舌淡，苔白腻，脉多弦滑有力。

【治法】涤痰、息风、镇痫。

【代表方】定痫丸加减。

【常用药物】竹沥、姜汁、胆南星、半夏、陈皮、贝母、茯苓、麦冬、丹参、石菖蒲、全蝎、僵蚕、天麻、朱砂、琥珀、远志、灯心草、茯神、甘草等。

3）气虚血瘀证

【症状】头部刺痛，精神恍惚，心中烦急，头晕气短，唇舌紫暗或舌有瘀点、瘀斑，脉弦而涩。

【治法】补气化瘀，定风止痫。

【代表方】黄芪赤风汤送服龙马自来丹加减。

【常用药物】黄芪、赤芍、防风、马钱子、地龙等。

4）心脾两虚证

【症状】反复发作不愈，神疲乏力，面色苍白，体瘦，纳呆，大便溏薄，舌淡，苔白腻，脉沉弱。

【治法】补益心脾，辅以理气化痰。

【代表方】归脾汤合温胆汤加减。

【常用药物】人参、黄芪、白术、甘草、生姜、大枣、当归、茯神、酸枣仁、龙眼肉、远志、木香、枳实、竹茹等。

5）肝肾阴虚证

【症状】痫病频作，神志恍惚，面色晦暗，头晕目眩，两目干涩，耳轮焦枯不泽，健忘失眠，腰膝酸软，大便干燥，舌红，苔薄黄，脉沉细而数。

【治法】滋养肝肾。

【代表方】大补元煎加减。

【常用药物】熟地、枸杞子、山茱萸、杜仲、人参、炙甘草、山药、当归、鹿角胶、龟板胶、牡蛎、鳖甲等。

6）瘀阻脑络证

【症状】平素头晕头痛，痛有定处，常伴单侧肢体抽搐，或一侧面部抽动，颜面口唇青紫，舌暗红或有瘀斑，苔薄白，脉涩或弦。多继发于颅脑外伤、产伤、颅内感染性疾病后，或先天脑发育不全。

【治法】活血化瘀，息风通络。

【代表方】通窍活血汤加减。

【常用药物】赤芍、川芎、桃仁、红花、麝香、老葱、地龙、僵蚕、全蝎等。

7）心肾亏虚证

【症状】痫病频发，神志恍惚，心悸，健忘失眠，头晕目眩，两目干涩，面色晦暗，耳轮焦枯不泽，腰膝酸软，大便干燥，舌淡红，脉沉细而数。

【治法】补益心肾，潜阳安神。

【代表方】左归丸合天王补心丹加减。

【常用药物】熟地、山药、山茱萸、菟丝子、枸杞子、鹿角胶、龟板胶、牛膝、生牡蛎、鳖甲等。

（吴娟）

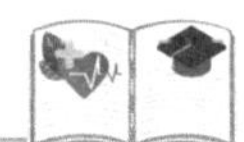

第十节 郁病

【基本知识】

郁病由于情志不舒、气机郁滞、脏腑功能失调导致，是以心情抑郁、情绪不宁、胸部满闷、胁肋胀痛，或易怒喜哭，或咽中如有异物梗塞等为主要症状的一类病证。

（一一一）郁病的病因病机是什么？

郁病的病因总属情志所伤，与肝的关系最为密切，其次涉及心、脾。肝失疏泄，脾失健运，心失所养，脏腑阴阳气血失调是郁病的主要病机，尤以气机郁滞、脏腑功能失调最为关键。郁病初起病变以气滞为主，气郁日久，则可引起血瘀、火郁、痰结、食滞、湿停等，以实起病，日久则易由实转虚，随其影响的脏腑及损耗气血阴阳的不同，而形成心、肝、脾、肾亏虚的不同病变。病理性质初起多实，日久转虚或虚实夹杂。本病虽以气、血、湿、痰、火、食六郁邪实为主，但病延日久则易由实转虚，或因火郁伤阴而导致阴虚火旺、心肾阴虚之证；或因脾伤气血生化不足，心神失养，而导致心脾两虚之证。

（一一二）郁病如何诊断？

（1）以忧郁不畅、情绪不宁、胸胁胀满疼痛为主要症状，或有易怒易哭，或有咽中如有炙脔，吞之不下，咯之不出的特殊症状。

（2）患者大多数有忧愁、焦虑、悲哀、恐惧、愤懑等情志内伤的病史，并且郁病病情的反复常与情志因素密切相关。

（3）多发于中青年女性。一般无其他病证的症状及体征。

（一一三）郁病需要与哪些病证相鉴别？

（1）喉痹：郁病中的梅核气应与喉痹相鉴别。梅核气多见于中青年女性，情志内郁起病，自觉咽中有异物感，咽之不下，咯之不出，其症状与情绪波动有关，但无咽痛及吞咽困难。喉痹以中青年男性发病较多，多因感冒、长期吸烟饮酒及嗜食辛辣食物引起，主要症状为咽干、咽痛、咽痒、咽部灼热等，咽部症状与情绪波动无明显关系。

（2）噎膈：郁病中的梅核气应与噎膈相鉴别。梅核气咽部有异物感，但进食无梗塞，不影响吞咽；噎膈则以吞咽困难为主，且梗塞感主要在胸骨后而不在咽部，多见于中老年男性。

(3)癫病：郁病中的脏躁需与癫病相鉴别。脏躁多发于中青年女性或绝经期女性，缓慢起病，主要表现有情绪不稳，烦躁不宁，易怒善哭，时作欠伸等，病者具有自知自控能力。癫病发病则无性别差异，主要表现为表情淡漠，沉默痴呆，出言无序或喃喃自语，静而多喜等，病者缺乏自知自控能力。

(一一四)郁病如何治疗？

理气开郁、移情易性是治疗郁病的基本原则。对于实证，首先应予理气开郁，并据血瘀、火郁、痰结、湿滞、食积等兼夹情况，而分别予化瘀、散火、祛痰、化湿、消食等法。虚则补之，或养心安神，或补益心脾，或滋补肝肾。虚实夹杂者，则补虚泻实，兼而治之。

(一一五)郁病如何分证论治？

郁病以气郁为先，临床可分为肝气郁结证、气郁化火证、痰气郁结证、心神失养证、心脾两虚证、心肾阴虚证、气滞血瘀证、肝阴亏虚证。

【知识拓展】

郁病具体证治如下：

1. 肝气郁结证

【症状】精神抑郁，情绪不宁，胸部满闷，胁肋胀痛，痛无定处，胸闷嗳气，不思饮食，大便不调，苔薄腻，脉弦。

【治法】疏肝解郁，理气和中。

【代表方】柴胡疏肝散加减。

【常用药物】柴胡、香附、枳壳、陈皮、郁金、青皮、苏梗、合欢皮、川芎、芍药、甘草等。

2. 气郁化火证

【症状】性情急躁易怒，胸胁胀满，口苦，头痛，口赤，耳鸣，或嘈杂吞酸，大便秘结，舌红，苔黄，脉弦数。

【治法】疏肝解郁，清肝泻火。

【代表方】丹栀逍遥散加减。

【常用药物】柴胡、薄荷、郁金、香附、当归、白芍、白术、茯苓、丹皮、栀子等。

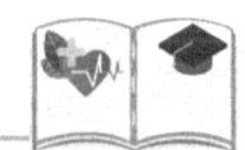

3. 痰气郁结证

【症状】精神抑郁，胸部闷塞，胁肋胀满，咽中如有物梗塞，吞之不下，咯之不出，苔白腻，脉弦滑。

【治法】行气开郁，化痰散结。

【代表方】半夏厚朴汤加减。

【常用药物】厚朴、紫苏、半夏、茯苓、生姜等。

4. 心神失养证

【症状】精神恍惚，心神不宁，多疑易惊，悲忧善哭，喜怒无常，或时时欠伸，或手舞足蹈，骂詈喊叫等，舌淡，脉弦。

【治法】甘润缓急，养心安神。

【代表方】甘麦大枣汤加减。

【常用药物】甘草、小麦、大枣、郁金、合欢花等。

5. 心脾两虚证

【症状】多思善疑，头晕神疲，心悸胆怯，失眠健忘，纳差，面色不华，舌淡，苔薄白，脉细。

【治法】健脾养心，补益气血。

【代表方】归脾汤加减。

【常用药物】党参、白术、茯苓、甘草、黄芪、当归、龙眼肉、酸枣仁、远志、木香、神曲等。

6. 心肾阴虚证

【症状】情绪不宁，心悸，健忘，失眠，多梦，五心烦热，盗汗，口咽干燥，舌红少津，脉细数。

【治法】滋养心肾。

【代表方】天王补心丹合六味地黄丸加减。

【常用药物】地黄、怀山药、山茱萸、天冬、麦冬、玄参、西洋参、茯苓、五味子、当归、酸枣仁、柏子仁、远志、丹参、丹皮等。

7. 气滞血瘀证

【症状】精神抑郁，性情急躁，胸胁胀痛，头痛，或身体某部有发热或发凉感，舌紫暗或有瘀斑，脉弦或涩。

【治法】理气解郁，活血化瘀。

【代表方】血府逐瘀汤加减。

【常用药物】桃仁、红花、当归、生地、牛膝、川芎、桔梗、赤芍、枳壳、甘草、柴胡等。

8. 肝阴亏虚证

【症状】情绪不宁，目干畏光，急躁易怒，眩晕耳鸣，视物不明，或头痛目胀，面红目赤，或肢体麻木，舌干红，少苔，脉弦细或弦细数。

【治法】滋养阴精，补益肝肾。

【代表方】滋水清肝饮加减。

【常用药物】熟地、当归、白芍、枣仁、山茱萸、茯苓、山药、柴胡、山栀、丹皮、泽泻等。

(一一六)郁病如何预防与调护？

(1)医务人员应以关怀、耐心的态度对待患者，并有同理心。

(2)防止情志内伤，是防治郁病的重要措施。

(3)对郁病患者，应做好精神治疗的工作，使患者能解除情志致病的原因，以促进郁病的完全治愈。

(吴娟)

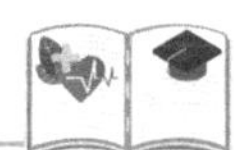

第六章　西医疾病部分临床实践

第一节　心衰

【基本知识】

心衰(心力衰竭的简称)是在静脉回心血量正常的情况下,由于心脏收缩和(或)舒张功能异常,心排血量降低,导致脏器组织灌注不足,不能满足机体生理代谢的需要,同时出现以肺和(或)体循环淤血为主要表现的临床综合征。

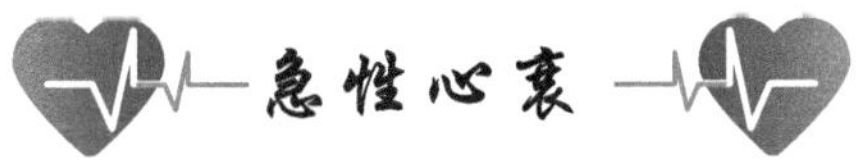

(一一七)急性心衰的定义是什么?

急性心衰是指由于急性心脏病变引起心排血量急骤而显著减少,导致脏器组织灌注不足和急性肺淤血的临床综合征。

(一一八)常见的急性心衰的病因有哪些?

(1)急性心功能障碍:常见于急性心肌梗死、心肌炎所致的急性大量心肌病。
(2)急性心脏负荷过重:见于急性心脏瓣膜病、先心病(左向右分流)、高血压危象等。
(3)严重心律失常:见于室性心动过速、心室颤动、完全性房室传导阻滞。

(一一九)急性心衰有什么症状和体征?

(1)症状:发病急剧,强迫坐位,烦躁不安,呼吸困难,呼吸急促,频率可达30~50次/min,频繁咳嗽,咳粉红色泡沫痰,可有恐惧和濒死感,可因缺氧而出现神志模糊。

(2)体征:面色灰白,发绀,大汗。血压可一过性升高,如病情未缓解可下降,甚至休克。心率快,心尖区第一心音减弱,舒张早期第三心音奔马律,肺动脉瓣第二心音亢进。双肺满布湿啰音或哮鸣音。

(3)心源性休克:病情严重或未控制可出现心源性休克,表现为持续性低血压(收缩压降至90 mmHg以下持续30 min以上),伴组织低灌注状态(如皮肤湿冷、苍白和发绀,尿量显著减少,意识障碍,代谢性酸中毒)。

(一二〇)急性心衰如何诊断?

诊断急性心衰需明确心脏病基础病变,典型症状和体征,并对心衰严重程度进行分级。根据急性呼吸困难的典型症状和体征,NT-proBNP、BNP检查,结合病因学可明确诊断。随后应进行病情评估,尽快明确容量状态、循环灌注状态及并发症。NT-proBNP、BNP阴性基本可排除急性心衰诊断。

(一二一)急性心衰如何分类?

急性心衰临床实用的分类方法是按病变部位将急性心衰分为急性左心衰竭和急性右心衰竭。

1. 急性左心衰竭

急性左心衰竭是指急性新发或急性加重的左心室心肌收缩力明显降低或左心室前、后负荷增加,造成急性心排血量骤降、肺循环压力突然升高、周围循环阻力增加,进一步出现急性肺淤血、肺水肿,并可伴组织器官灌注不足和心源性休克的临床综合征。可发生于慢性心衰急性失代偿、急性冠脉综合征(acute coronary syndrome,ACS)、高血压急症、急性心瓣膜功能障碍、急性重症心肌炎、围生期心肌病或严重心律失常。

2. 急性右心衰竭

急性右心衰竭是指右心室心肌收缩力急剧下降或右心室的前、后负荷突然加重,引起右心排血量急剧降低的临床综合征。常由右心室梗死、急性大面积肺栓塞、心脏瓣膜病导致。

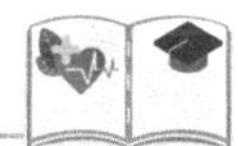

(一二二)如何评估急性心衰严重程度?

主要采用 Killip 分级来评估急性心衰严重程度,详见表6。

表6　急性心衰 Killip 分级

分级	有无心衰	肺部啰音
Ⅰ	无	无啰音
Ⅱ	有,可闻及奔马律	肺野下 1/2 湿啰音
Ⅲ	有严重心衰	严重肺水肿,超过肺野下 1/2 湿啰音
Ⅳ	心源性休克	

注:Killip 分级适用于评价急性心肌梗死时心衰的严重程度。

(一二三)急性心衰需要与什么疾病相鉴别?

心衰患者呼吸困难伴有肺部哮鸣音应与支气管哮喘相鉴别。前者多见于器质性心脏病患者,发作时必须坐起,重症者肺部有干、湿啰音,甚至咳粉红色泡沫痰;后者多见于青少年,有过敏史,发作时双肺可闻及典型哮鸣音,咳出白色黏痰后呼吸困难可缓解。测定血浆 BNP 水平有助于鉴别心源性哮喘和支气管哮喘。

(一二四)急性心衰的急救原则是什么?

急性心衰的急救原则是减轻心脏负荷、提高心肌收缩力、去除诱因、维持生命体征的稳定。

【知识拓展】

1. 一般处理

(1)体位:端坐位,双腿下垂。

(2)吸氧:高流量鼻导管;持续气道正压通气(continuous positive airway pressure,CPAP);双相气道正压通气(bi-level positive airway pressure,biphasic positive airway pressure,BiPAP)。

(3)开通静脉通道,留置导尿管,上心电监护,进行出入量管理。

2. 药物治疗

(1)镇静:静脉注射吗啡 3~5 mg,每 15 min 可重复 1 次,共 2~3 次。

(2)利尿:呋塞米 20~40 mg 于 2 min 内静脉注射,每 4 h 可重复 1 次。

(3)缓解支气管痉挛:氨茶碱可解除支气管痉挛,用于辅助治疗。

(4)强心:洋地黄类药物如毛花苷丙。静脉注射毛花苷丙 0.4~0.8 mg,2 h 后可继续用 0.2~0.4 mg。尤其适用于快速心室率合并心房颤动,心室扩大伴左心室收缩功能不全。

3. 血管活性药

1)血管扩张药(小剂量缓慢给药,可联合应用正性肌力药,需监测血压)

(1)硝酸酯制剂:硝酸甘油、二硝酸异山梨醇酯。作用:扩张小静脉,降低前负荷及肺血管压力。

(2)硝普钠:作用较硝酸酯制剂强。以 0.3 μg/(kg · min)的速度静脉滴注,2~5 min 起效,使用时间不超过 24 h。作用:扩张动、静脉,降低前、后负荷。

(3)α 受体拮抗剂:如乌拉地尔,可扩张血管,降低外周血管阻力,减轻后负荷及肺毛细血管压。

(4)冻干重组人脑利钠肽(recombinant human brain natri-uretic peptide,rhBNP):扩张动、静脉,利尿,抑制肾素-血管紧张素-醛固酮系统(renin-angiotensin-aldosterone system,RAAS)及交感神经系统,适用于急性失代偿期。

2)正性肌力药

(1)β 受体激动剂:如多巴胺,小到中剂量可降低外周血管阻力,增加肾血流量、心肌收缩力和心排血量。多巴酚丁胺起始剂量同多巴胺。警惕心律失常等不良反应。

(2)磷酸二酯酶抑制剂:如米力农,正性肌力作用及降低外周血管阻力。可用于短期治疗。

(3)左西孟旦:增强心肌收缩力,扩张冠状动脉和外周血管。适用于无明显低血压的急性左心衰竭患者。

3)血管收缩剂

如去甲肾上腺素、肾上腺素,可显著收缩外周血管,适用于正性肌力药无效的心源性休克。

4. 非药物治疗

(1)机械通气:适用于合并严重呼吸衰竭的患者。

(2)连续性肾脏替代治疗(continuous renal replacement therapy,CRRT):适用于高容量负荷药物治疗欠佳的患者。

(3)机械辅助:如主动脉内球囊反搏(intra-aortic balloon counterpulsation,IABP),适用于冠心病急性左心衰竭的患者。

(4)体外膜式氧合(extracorporeal membrane oxygena-tion,ECMO):体外心肺功能支持,使心脏有充分时间恢复,可作为心脏移植的过渡治疗。

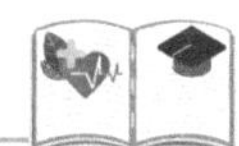

5. 病因治疗

主要针对原发疾病进行的治疗。

（杨君）

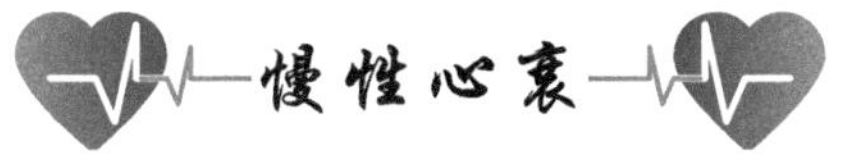

慢性心衰

（一二五）慢性心衰临床如何分类？

慢性心衰按心衰发生的心脏腔室，可分为左心衰竭、右心衰竭和全心衰竭；按心衰机制可分为收缩性心衰和舒张性心衰。

【知识拓展】

1. 左心衰竭、右心衰竭和全心衰竭

左心衰竭由左心室代偿功能不全导致，以肺循环淤血为特征，临床上较为常见。单纯的右心衰竭主要见于肺心病及某些先心病，以体循环淤血为主要表现。左心衰竭后肺动脉压力升高，使右心负荷加重，右心衰竭继之出现，即为全心衰竭。心肌炎、心肌病患者左、右心同时受损，左、右心衰竭可同时出现而表现为全心衰竭。

2. 收缩性心衰和舒张性心衰

心脏以其收缩射血为主要功能。若心脏收缩功能障碍，心排血量下降并有循环淤血的表现即为收缩性心衰，临床常见。心脏正常的舒张功能是为了保证收缩期的有效泵血，而心脏的收缩功能不全常同时存在舒张功能障碍。舒张性心衰是由心室主动舒张功能障碍或心室肌顺应性减退及充盈障碍导致，单纯的舒张性心衰可见于冠心病和高血压性心脏病心功能不全早期，收缩期射血功能尚未明显降低，但因舒张功能障碍而致左心室充盈压升高，肺循环淤血。严重的舒张性心衰见于限制型心肌病、肥厚型心肌病等。

（一二六）如何评定心衰的分期与分级？

为评价心衰的程度，美国纽约心脏病学会（NYHA）于20世纪20年代依据主观症状将心衰分为Ⅰ至Ⅳ级,并一直沿用至今。此后,随着对心衰的深入研究,为强调心衰的预防,美国心脏病学会(ACC)联合美国心脏协会(AHA)又将心衰分为Ⅰ至Ⅳ期。同时,为加强心衰评估的可操作性,美国胸科学会(ATS)设计了6分钟步行试验,以步行距离来评估心功能。

【知识拓展】

1. 心衰分级

心衰的严重程度通常采用NYHA的心功能分级方法。

(1)Ⅰ级:心脏病患者日常活动量不受限制,一般活动不引起乏力、呼吸困难等心衰症状。

(2)Ⅱ级:心脏病患者体力活动轻度受限,休息时无自觉症状,一般活动下可出现心衰症状。

(3)Ⅲ级:心脏病患者体力活动明显受限,低于平时一般活动即引起心衰症状。

(4)Ⅳ级:心脏病患者不能从事任何体力活动,休息状态下也存在心衰症状,活动后加重。

这种分级方案的优点是简便易行,但缺点是仅凭患者的主观感受和(或)医生的主观评价,短时间内变化的可能性较大,且患者个体间的差异也较大。

2. 心衰分期

(1)前心衰阶段(pre-heart failure):患者存在心衰高危因素,但目前尚无心脏结构或功能异常,也无心衰的症状和(或)体征。心衰高危因素包括高血压、冠心病、糖尿病和肥胖、代谢综合征等最终可累及心脏的疾病,以及应用心脏毒性药物史、酗酒史、风湿热史或心肌病家族史等。

(2)前临床心衰阶段(pre-clinical heart failure):患者无心衰的症状和(或)体征,但已发展为结构性心脏病,如左心室肥厚、无症状瓣膜性心脏病、既往心肌梗死史等。

(3)临床心衰阶段(clinical heart failure):患者已有基础结构性心脏病,既往或目前有心衰的症状和(或)体征。

(4)难治性终末期心衰阶段(refractory end-stage heart failure):患者虽经严格优化内科治疗,但休息时仍有症状,常伴心源性恶病质,须反复长期住院。

心衰分期全面评价了病情进展,提出了对不同阶段应进行相应的治疗,但是通过治疗只能延缓而不可能逆转病情进展。

3. 6分钟步行试验

6分钟步行试验是通过评定慢性心衰患者的运动耐力来评价心衰的严重程度和疗效,具有简单易行、安全方便的特点。其要求患者在平直走廊里尽快行走,测定6分钟的步行距

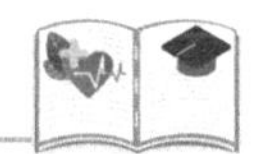

离。根据 US Carvedilol(美国卡维地洛)研究设定的标准,6 分钟步行距离<150 m 为重度心衰;6 分钟步行距离 150~450 m 为中度心衰;6 分钟步行距离>450 m 为轻度心衰。

(一二七)慢性心衰的病因有哪些?

慢性心衰的病因主要涉及心肌原因导致的心肌收缩力下降和心脏做功所承担的前、后负荷过重。

【知识拓展】

慢性心衰主要由原发性心肌损害、心脏长期容量和(或)压力负荷过重导致心肌功能由代偿最终发展为失代偿。其病因有以下两大类。

1. 原发性心肌损害

(1)缺血性心肌损害:冠心病心肌缺血、心肌梗死是引起心衰最常见的原因之一。

(2)心肌炎和心肌病:各种类型的心肌炎及心肌病均可导致心衰,以病毒性心肌炎及原发性扩张型心肌病最为常见。

(3)心肌代谢障碍性疾病:以糖尿病心肌病最为常见,其他如继发于甲亢或甲减的心肌病、心肌淀粉样变性等。

2. 心脏负荷过重

(1)压力负荷(后负荷)过重:见于高血压、主动脉瓣狭窄、肺动脉高压、肺动脉瓣狭窄等左、右心室收缩期射血阻力增加的疾病。心肌代偿性肥厚为克服升高的阻力,保证射血量,久之终致心肌结构、功能发生改变而失代偿。

(2)容量负荷(前负荷)过重:见于心脏瓣膜关闭不全,血液反流,左、右心或动、静脉分流性先心病。此外,伴有全身循环血量增多的疾病,如慢性贫血、甲亢、围生期心肌病等,心脏的容量负荷也会增加。早期心室腔代偿性扩大,心肌收缩功能尚能代偿,但心脏结构和功能发生改变超过一定限度后即出现失代偿表现。

(一二八)心衰的诱因有哪些?

心衰的诱因是治疗中必须关注的因素,其危害在于可以增加心脏负荷。心衰的诱因包括感染、心律失常、血容量增加、过度体力消耗和情绪激动、治疗不当、原有心脏病加重或并发其他疾病。

【知识拓展】

有基础心脏病的患者,其心衰症状往往由一些增加心脏负荷的因素诱发。

(1)感染:呼吸道感染是心衰最常见、最重要的诱因;感染性心内膜炎也不少见,常因其发病隐匿而易漏诊。

(2)心律失常:心房颤动是器质性心脏病最常见的心律失常之一,也是诱发心衰最重要的因素。其他各种类型的快速性心律失常和严重缓慢性心律失常均可诱发心衰。

(3)血容量增加:如钠盐摄入过多,静脉液体输入过多、过快等。

(4)过度体力消耗或情绪激动:如妊娠后期及分娩过程、暴怒等。

(5)治疗不当:如不恰当停用利尿剂或降压药等。

(6)原有心脏病加重或并发其他疾病:如冠心病发生心肌梗死,风湿性心瓣膜病出现风湿活动,合并甲亢或贫血等。

(一二九)心衰的病理机制如何认识?

心衰是一组临床综合征,其发病机制复杂,医学认识上要逐步完善,最早认识到心肌收缩力受损为心衰的主要矛盾,故从心肌代偿机制加以分析,此后亦关注心肌舒张功能,有助于认识收缩功能正常患者的心衰。此后,强心、利尿、扩血管成为心衰的主要治疗手段,但经循证观察,其死亡率并无明显改善,后经进一步的分析,发现神经内分泌体液的变化,RAAS、精氨酸升压素(arginine vasopressin,AVP)、心房利尿钠肽(atrial natriuretic peptide,ANP)等内分泌激素的激活,导致心室重塑,并成为心衰不可逆转的重要原因。

【知识拓展】

心衰是心脏不能或仅在提高充盈压后方能泵出组织代谢所需相应血量的一种病理生理状态。心衰时最重要的病理生理变化可从心衰的代偿机制、心室重塑、体液因子的改变3个方面来认识。

1. 代偿机制

当心肌收缩力受损和(或)心室超负荷血流动力学因素存在时,机体通过以下代偿机制使心功能在短期内维持相对正常的水平。

1)Frank-Starling 机制

增加心脏前负荷,回心血量增多,心室舒张末期容积增加,从而增加心排血量及心脏做功量,但同时也导致心室舒张末期压升高,心房压、静脉压随之升高,达到一定程度时可出现肺循环和(或)体循环静脉淤血。

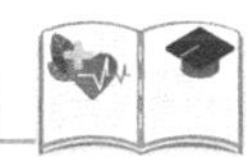

2)神经体液机制

当心排血量不足,心腔压力升高时,机体会全面启动神经体液机制进行代偿。

(1)交感神经兴奋性增强:心衰患者血中去甲肾上腺素水平升高,作用于心肌 β_1 受体,增强心肌收缩力并提高心率,从而提高心排血量。但同时周围血管收缩,心脏后负荷增加及心率加快,均使心肌耗氧量增加。去甲肾上腺素还对心肌细胞有直接毒性作用,促使心肌细胞凋亡,参与心室重塑的病理过程。此外,交感神经兴奋还可使心肌应激性增强而有促心律失常的作用。

(2)RAAS 激活:心排血量降低致肾血流量降低,RAAS 激活,心肌收缩力增强,周围血管收缩以维持血压,调节血液再分配,保证心、脑等重要脏器的血供,并促进醛固酮分泌,水、钠潴留,增加体液量及心脏前负荷,起到代偿作用。但同时 RAAS 激活会促进心脏和血管重塑,加重心肌损伤和心功能恶化。

3)心肌肥厚

当心脏后负荷升高时常以心肌肥厚作为主要的代偿机制,可伴或不伴心室扩张。心肌肥厚以心肌细胞肥大、心肌纤维化为主,但心肌细胞数量并不增多。细胞核及线粒体的增大、增多均落后于心肌纤维化,致心肌供能不足,继续发展终至心肌细胞死亡。心肌肥厚心肌收缩力增强,克服后负荷阻力,使心排血量在相当长的时间内维持正常,但心肌顺应性差,舒张功能降低,心室舒张末期压升高。

前 2 种代偿机制启动迅速,在严重心功能不全发生的早期即可发生并相互作用,使心功能维持在相对正常的水平。心肌肥厚进展缓慢,在心脏后负荷升高的长期代偿中起到重要作用。但任何一种代偿机制均作用有限,最终导致失代偿。

2. 心室重塑

在心功能受损,心腔扩大、心肌肥厚的代偿过程中,心肌细胞、胞外基质、胶原纤维网等均发生相应变化,即心室重塑,其是心衰发生、发展的基本病理机制。除了因为代偿能力有限、代偿机制的负面影响外,心肌细胞的能量供应不足及利用障碍导致心肌细胞坏死、纤维化也是失代偿发生的一个重要因素。心肌细胞减少使心肌整体收缩力下降;纤维化的增加又使心室顺应性下降,重塑更趋明显,则心肌收缩力不能发挥其应有的射血效应,形成恶性循环,最终导致不可逆转的终末阶段。

3. 体液因子的改变

心衰时可引起一系列复杂的神经体液变化,除了上述 2 个主要神经内分泌系统的代偿机制外,另有众多体液因子参与心血管系统调节,并在心肌和血管重塑中起重要作用。

(1)AVP:由垂体分泌,具有抗利尿和促周围血管收缩的作用。其释放受心房牵张感受器(atrial stretch receptors)调控。心衰时心房牵张感受器敏感性下降,不能抑制 AVP 释放而使血浆 AVP 水平升高。心衰早期,AVP 的效应有一定的代偿作用,而长期的 AVP 水平升高将使心衰进一步恶化。

(2)利尿钠肽:人类有心房钠尿肽(atrial natriuretic peptide,ANP)、脑钠肽或B型利尿钠肽(brain natriuretic peptide,BNP)和C型利尿钠肽(C-type natriuretic peptide,CNP)3种利尿钠肽。ANP主要由心房分泌,其生理作用为扩张血管和利尿排钠,对抗肾上腺素、肾素-血管紧张素和AVP系统的水钠潴留效应。BNP主要由心室肌细胞分泌,生理作用与ANP相似。BNP水平随心室壁张力而变化,并对心室充盈压具有负反馈调节作用。

心衰时,BNP水平升高的程度与心衰的严重程度成正相关,可作为评定心衰进程和判断预后的指标。

(3)内皮素(endothelin):是由循环系统内皮细胞释放的强效血管收缩肽。心衰时,血管活性物质及细胞因子促进内皮素分泌,且血浆内皮素水平直接与肺动脉压特别是肺血管阻力与全身血管阻力的比值相关。除血流动力学效应外,内皮素还可导致细胞肥大增生,参与心脏重塑过程。临床应用内皮素受体拮抗剂,初步显示其在心衰的急性及慢性治疗中具有一定疗效。

(4)细胞因子:心肌细胞和成纤维细胞等能表达肽类生长因子,如转化生长因子-β(transforming growth factor-β,TGF-β)。肽类生长因子在心衰时能诱导心肌细胞、血管平滑肌细胞、内皮细胞、成纤维细胞的生长并调节基因的表达,而血流动力学超负荷和去甲肾上腺素能促进该类细胞因子的表达。它们在调节心衰心肌结构和功能的改变中可能起着重要作用。

心衰时,血液循环中的炎性细胞因子、肿瘤坏死因子-α(tumor necrosis factor,TNF-α)水平升高,均可能参与慢性心衰的病理生理过程。

(一三〇)左心衰竭有什么症状?

临床上左心衰竭较为常见,尤其是左心衰竭后继发右心衰竭而致的全心衰竭。因严重广泛的心肌病同时波及左、右心而发生全心衰竭,在住院患者中更为多见。

左心衰竭以肺循环淤血及心排血量降低为主要表现。

【知识拓展】

1. 症状

(1)不同程度的呼吸困难。①劳力性呼吸困难是左心衰竭最早出现的症状。这是因为运动使回心血量增加,左心房压升高,而加重肺淤血。引起呼吸困难的运动量随心衰程度加重而减少。②端坐呼吸。肺淤血达到一定程度时,患者不能平卧,因平卧时回心血量增多且横膈上抬,使呼吸更为困难。高枕卧位、半卧位甚至端坐时方可好转。③夜间阵发性呼吸困难。患者入睡后突然因憋气而惊醒,被迫取坐位,重者可有哮鸣音,称为心源性哮喘。多于

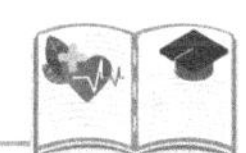

端坐休息后缓解。其发生机制除睡眠平卧血液重新分配使肺血量增加外，夜间迷走神经张力增加、小支气管收缩、横膈抬高、肺活量减少等也是促发因素。④急性肺水肿。其是心源性哮喘的进一步发展，是左心衰竭呼吸困难最严重的形式。

(2)咳嗽、咳痰、咯血。咳嗽、咳痰是肺泡和支气管黏膜淤血导致的，开始常于夜间发生，坐位或立位时咳嗽可减轻，而白色浆液性泡沫状痰为其特点，偶可见痰中带血丝。急性左心衰竭发作时可出现粉红色泡沫痰。长期慢性肺淤血使肺静脉压升高，可导致肺循环和支气管血液循环之间在支气管黏膜下形成侧支，此种血管一旦破裂可引起大咯血。

(3)乏力、疲倦、运动耐量降低、头晕、心慌等是器官、组织灌注不足及代偿性心率加快导致的症状。

(4)少尿及肾功能损害症状。严重的左心衰竭在血液进行再分配时，肾血流量首先减少，可出现少尿。长期慢性的肾血流量减少可出现血尿素氮、肌酐水平升高，并可有肾功能不全的相应症状。

2. 体征

(1)肺部湿啰音：由于肺毛细血管压升高，液体渗出到肺泡而出现湿啰音。随着病情的加重，肺部湿啰音可从肺底部至全肺。侧卧位时下垂的一侧湿啰音较多。

(2)心脏体征：除基础心脏病的固有体征外，一般均有心脏扩大(单纯舒张性心衰除外)及相对性二尖瓣关闭不全的反流性杂音、肺动脉瓣区第二心音亢进及舒张期奔马律。

(一三一)右心衰竭有什么症状?

右心衰竭以体循环淤血为主要表现。

【知识拓展】

1. 症状

(1)消化道症状：胃肠道及肝淤血引起的腹胀、食欲不振、恶心、呕吐等是右心衰竭最常见的症状。

(2)劳力性呼吸困难：继发于左心衰竭的右心衰竭往往合并呼吸困难。单纯性右心衰竭为分流性先心病或肺部疾病所致，也有明显的呼吸困难。

2. 体征

(1)水肿：体静脉压力升高使软组织出现水肿，表现为始于身体低垂部位的对称性凹陷性水肿；也可表现为胸腔积液，以双侧多见，单侧者以右侧多见，可能与右膈下肝淤血有关。因胸膜静脉部分回流到肺静脉，故胸腔积液更多见于全心衰竭。

(2)肝颈静脉回流征:颈静脉搏动增强、充盈、怒张是右心衰竭时的主要体征,而肝颈静脉反流征阳性则更具特征性。

(3)肝脏肿大:肝淤血肿大常伴压痛,持续慢性右心衰竭可致心源性肝硬化。

(4)心脏体征:除基础心脏病的相应体征外,可因右心室显著扩大而出现三尖瓣关闭不全的反流性杂音。

(一三二)全心衰竭有哪些症状?

右心衰竭继发于左心衰竭而形成全心衰竭。右心衰竭时右心排血量减少,因此阵发性呼吸困难等肺淤血症状反而有所减轻。扩张型心肌病等表现为左、右心衰竭者,肺淤血症状往往不严重,左心衰竭的表现主要为心排血量减少的相关症状和体征。

(一三三)心衰有哪些必查的生化指标?

(1)利尿钠肽:是心衰诊断、患者管理、临床事件风险评估中的重要指标,临床上常用BNP及NT-proBNP。未经治疗者若利尿钠肽水平正常可基本排除心衰诊断,已接受治疗者利尿钠肽水平高则提示预后差,但左心室肥厚、心动过速、心肌缺血、肺动脉栓塞、慢性阻塞性肺疾病缺氧状态、肾功能不全、肝硬化、感染、败血症、高龄等均可引起利尿钠肽水平升高。

(2)肌钙蛋白:严重心衰或心衰失代偿期、败血症患者的肌钙蛋白水平可有轻微升高。肌钙蛋白可协诊是否存在急性冠脉综合征。肌钙蛋白水平升高,特别是同时伴有利尿钠肽水平升高,也是心衰预后的强预测因子。

(3)常规检查:包括血常规、尿常规、肝功能、肾功能、血糖、血脂、电解质等。对于老年以及长期服用利尿剂、RAAS抑制剂药物的患者,这些常规检查尤为重要。在接受药物治疗的心衰患者的随访中也需要适当监测这些指标。T_3、T_4、促甲状腺素(thyroid stimulating hormone,TSH)有助于对甲状腺功能的评价,而甲亢或甲减均可导致心衰。

(一三四)心衰患者必查心电图吗?

心衰并无特异性心电图表现,但心电图能帮助判断心肌缺血、既往心肌梗死、传导阻滞及心律失常等,所以有必要做心电图检查。

(一三五)心衰患者的X线胸片有什么表现?

X线检查是确诊左心衰竭肺水肿的主要依据,并有助于心衰与肺部疾病的鉴别。心影大小及形态为心脏病的病因诊断提供了重要的参考资料,而心脏扩大的程度和动态改变也

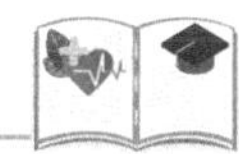

间接反映了心脏的功能状态，但并非所有心衰患者均存在心影增大。

X 线胸片可反映肺淤血。早期肺静脉压升高时，主要表现为肺门血管影增强，上肺血管影增多与下肺纹理密度相仿甚至多于下肺。肺动脉压升高可见右下肺动脉增宽，进一步出现间质性肺水肿可使肺野模糊。Kerley B 线是在肺野外侧清晰可见的水平线状影，是肺小叶间隔内积液的表现，是慢性肺淤血的特征性表现。急性肺泡性肺水肿时肺门呈蝴蝶状，肺野可见大片融合的阴影。左心衰竭还可见胸腔积液和肺叶间胸膜增厚。

（一三六）心脏超声检查对心衰患者有什么帮助？

心脏超声已成为心衰患者的必查项目。首先，借助心脏超声检查射血分数（EF）可以帮助临床将心衰分为射血分数下降、射血分数保留和射血分数中间值的。其次，心脏超声可以更准确地评价各心腔大小变化及心瓣膜结构和功能，方便快捷地评估心功能和判断病因，是诊断心衰最主要的仪器检查。

（1）收缩功能：以收缩末期及舒张末期的容量差计算左心室射血分数（LVEF），其作为收缩性心衰的诊断指标，虽不够精确，但方便实用。正常 LVEF>50%。

（2）舒张功能：超声多普勒是临床上最实用的判断舒张功能的检查方法。可以造成舒张期功能不全的结构基础，有左心房肥大、左心室壁增厚等。心动周期中舒张早期心室充盈速度最大值为 E 峰，舒张晚期（心房收缩）心室充盈最大值为 A 峰，E/A 比值正常人不应小于 1.2，中青年更大。舒张功能不全时，E 峰下降，A 峰升高，E/A 比值降低。对于难以准确评价 A 峰的心房颤动患者，可利用超声多普勒评估二尖瓣环测得 E/E’比值，若>15，则提示存在舒张功能不全。

【知识拓展】

心衰还可以根据患者情况考虑以下检查。

1. 放射性核素检查

放射性核素心血管显像能相对准确地评价心脏大小和 LVEF，还可通过记录放射活性-时间曲线计算左心室最大充盈速率以反映心脏舒张功能。常同时行心肌血流灌注显像评价存活/缺血心肌，但在测量心室容积或更精细的心功能指标方面价值有限。

2. 心血管磁共振成像（cardiac magnetic resonance，CMR）

CMR 能评价左、右心室容积，心功能，节段性室壁运动，心肌厚度，心脏肿瘤，心瓣膜、先天性畸形及心包疾病等。因其精确度及可重复性成为评价心室容积、肿瘤、室壁运动的金标准。对比增强磁共振血管成像（contrast enhanced magnetic resonance angiography，CE-MRA），CMR 能为心肌梗死、心肌炎、心包炎、心肌病、浸润性疾病提供诊断依据，但费用昂贵，且部分心律失常或起搏器植入的患者等不能接受 CMR,故具有一定的局限性。

3. 冠状动脉造影(coronary angiography)

冠状动脉造影对于拟诊冠心病或有心肌缺血症状、心电图或负荷试验有心肌缺血表现者,可行冠状动脉造影以明确病因诊断。

4. 有创性血流动力学检查

(1)右心漂浮导管(Swan-Ganz 导管):急性重症心衰患者必要时采用床边 Swan-Ganz 导管检查,经静脉将漂浮导管插入至肺小动脉,测定各部位的压力及血氧含量,计算心脏指数(cardiac index,CI)及肺毛细血管楔压(pulmonary arterial wedge pressure,PCWP)。其直接反映左心功能:正常时,CI>2.5 L/(min · m^2),PCWP<12 mmHg。

(2)脉搏指示剂连续心排血量监测(pulse indicator continuous cardiac output,PiCCO):危重患者也可采用 PiCCO 进行动态监测,经外周动、静脉置管,应用指示剂热稀释法估测血容量、外周血管阻力、全心排血量等指标,能更好地指导容量管理,通常仅适用于具备条件的 CCU、ICU 等病房。

(一三七)心衰的临床诊断应包括哪些方面?

心衰完整的诊断包括病因学诊断、心功能评价。如心衰作为独立诊断,应明确其性质(急性、慢性)、类型(射血分数下降、射血分数保留、射血分数中间值)、部位(左心、右心、全心),明确其分级(据纽约心脏分级)、分期,以做出判断。

【知识拓展】

心衰需综合病史、症状、体征及辅助检查做出诊断。主要诊断依据为原有基础心脏病的证据及循环淤血的表现。症状、体征是早期发现心衰的关键,故完整的病史采集及详尽的体格检查就显得非常重要。左心衰竭不同程度的呼吸困难、肺部啰音,右心衰竭肝颈静脉回流征阳性、肝大、水肿,以及心衰的奔马律、瓣膜区杂音等都是诊断心衰的重要依据。但症状的严重程度与心功能不全程度无明确相关性,需行客观检查并评价心功能。BNP 水平测定也可作为诊断依据,并能帮助鉴别呼吸困难的病因。

判断原发疾病非常重要,因为某些引起左心室功能不全的情况如瓣膜病能够治疗或逆转。同时,也应明确是否存在可导致症状发生或加重的并发症。

预后评价:生存率是针对人群的描述,对患者而言,个体的预后更值得关注。准确的预后评价可为患者及家属对未来生活的规划提供必要的信息,也能判断心脏移植及机械辅助治疗的可行性。LVEF 降低、NYHA 分级恶化、最大摄氧量(VO_2max)降低、血细胞比容下降、QRS 波群增宽、持续性低血压、心动过速、肾功能不全、传统治疗不能耐受、顽固性高容量负

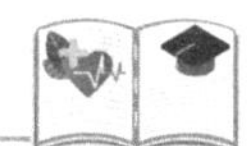

荷、BNP 水平明显升高等均为心衰高风险及再入院率、死亡率的预测因子。

(一三八)左心衰竭呼吸困难与支气管哮喘如何鉴别?

左心衰竭患者夜间突然出现阵发性呼吸困难,常称为"心源性哮喘",这应与支气管哮喘相鉴别。前者多见于器质性心脏病患者,发作时必须坐起,重症者肺部有干、湿啰音,甚至咳粉红色泡沫痰;后者多见于青少年,有过敏史,发作时双肺可闻及典型哮鸣音,咳出白色黏痰后呼吸困难常可缓解。测定血浆 BNP 水平对鉴别心源性哮喘和支气管哮喘有较大的参考价值。

(一三九)右心衰竭水肿应与哪些疾病相鉴别?

右心衰竭水肿临床上应与心包积液、缩窄性心包炎、肝硬化腹水伴下肢水肿相鉴别。

(1)心包积液、缩窄性心包炎:因腔静脉回流受阻同样可以引起颈静脉怒张、肝大、下肢水肿等表现,故应根据病史、心脏及周围血管体征进行鉴别,超声心动图、CMR 可确诊。

(2)肝硬化腹水伴下肢水肿:应与慢性右心衰竭相鉴别,除基础心脏病体征有助于鉴别外,非心源性肝硬化不会出现颈静脉怒张等上腔静脉回流受阻的体征。

(一四〇)心衰的治疗目标和治疗原则是什么?

(1)治疗目标:防止和延缓心衰的发生发展;缓解临床症状,提高生活质量;改善长期预后,降低病死率与住院率。

(2)治疗原则:采取综合治疗措施,包括对各种可致心功能受损的疾病如冠心病、高血压、糖尿病的早期管理,调节心衰的代偿机制,以改善心衰预后,如拮抗神经体液因子的过度激活,阻止或延缓心室重塑的进展。

【知识拓展】

1. 一般治疗

(1)患者教育:心衰患者及家属应有关于疾病知识和管理的指导,包括健康的生活方式、平稳的情绪、适当的诱因规避、规范的药物服用、合理的随访计划等。

(2)体重管理:日常体重监测能简便直观地反映患者体液潴留情况及利尿剂疗效,帮助指导调整治疗方案。体重改变往往出现在临床体液潴留症状和体征之前。部分严重的慢性心衰患者存在临床或亚临床营养不良。若患者出现大量体脂丢失或干体重减轻,称为心源性恶病质,往往预示预后不良。

(3)饮食管理:心衰患者血容量增加,体内水钠潴留,而减少钠盐摄入有利于控制血容量。

2. 休息与活动

急性期或病情不稳定者应限制体力活动,卧床休息,以降低心脏负荷,有利于心功能的恢复。

3. 病因治疗

(1)病因治疗:对所有可能导致心功能受损的常见疾病如高血压、冠心病、糖尿病、代谢综合征等,在尚未造成心脏器质性改变前即应早期进行有效治疗以预防心衰发生。对于少数病因未明的疾病如原发性扩张型心肌病等亦应早期积极干预,延缓疾病进展。

(2)消除诱因:常见的诱因为感染,特别是呼吸道感染,应积极选用适当的抗感染治疗。心律失常特别是心房颤动,也是诱发心衰的常见原因,快速心室率心房颤动应尽快控制心室率,如有可能应及时复律。潜在的甲亢、贫血等也可能是心衰加重的原因,应注意排查并予以纠正。

(一四一)药物治疗防治心衰的进展如何?

最早人们关注的是心肌收缩力和心脏负荷,故主要防治心衰的药物为强心药和利尿剂。但强心药和利尿剂的应用并未改善心衰预后,人们逐渐关注神经-体液因素,故 RAAS 抑制剂、β 受体拮抗剂、醛固酮拮抗剂开始在临床应用,有效地降低了心衰死亡率。

【知识拓展】

心衰的药物治疗包括以下药物的具体应用。

1. 利尿剂

利尿剂是心衰治疗中改善症状的有效药物,是心衰治疗中唯一能够控制体液潴留的药物。原则上在慢性心衰急性发作和明显体液潴留时应用。利尿剂的适量应用至关重要,剂量不足则体液潴留,将降低 RAAS 抑制剂的疗效并增加 β 受体拮抗剂的负性肌力作用;剂量过大则容量不足,将增加应用 RAAS 抑制剂及血管扩张药发生低血压及肾功能不全的风险。

(1)袢利尿剂:以呋塞米(速尿)为代表,作用于髓袢升支粗段,排钠排钾,为强效利尿剂。对轻度心衰患者一般以小剂量(20 mg 口服)起始,逐渐加量,一般控制体重下降每日 0.5~1.0 kg 直至干体重;重度慢性心衰患者可增至 100 mg 每日 2 次。静脉注射效果优于口服,但须注意引起低血钾,应监测血钾。

(2)噻嗪类利尿剂:以氢氯噻嗪(双氢克尿噻)为代表,作用于肾远曲小管近端和髓袢升

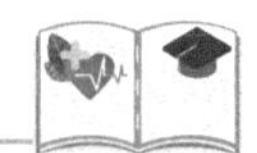

支远端，抑制钠的重吸收，并因 Na^+-K^+交换而同时降低钾的重吸收。轻度心衰患者可首选此药，12.5~25 mg 每日 1 次(起始)，逐渐加量，可增至每日 75~100 mg，分 2~3 次服用，同时注意电解质平衡，常与保钾利尿剂合用。因其可抑制尿酸排泄而易引起高尿酸血症，长期大剂量应用可影响血糖、血脂代谢。

(3)保钾利尿剂：作用于肾远曲小管远端，通过拮抗醛固酮或直接抑制 Na^+-K^+交换而具有保钾作用。因其利尿作用弱，多与上述 2 类利尿剂联合应用以加强利尿效果并预防低血钾。常用的保钾利尿剂有螺内酯(安体舒通)、氨苯蝶啶、阿米洛利。

电解质紊乱是长期应用利尿剂最常见的不良反应，特别是低血钾或高血钾(均可导致严重后果)，应注意监测。

2. RAAS 抑制剂

(1)血管紧张素转换酶抑制剂(angiotensin converting enzyme inhibitors，ACEI)：通过抑制血管紧张素转换酶(ACE)来减少血管紧张素Ⅱ(angiotensin Ⅱ，AT Ⅱ)的生成而抑制 RAAS；通过抑制缓激肽降解而增强缓激肽活性及缓激肽介导的前列腺素生成，发挥扩血管作用，改善血流动力学；通过降低心衰患者神经-体液代偿机制的不利影响，改善心室重塑。临床研究证实，早期足量应用 ACEI 除可缓解心衰的症状外，还能延缓心衰的进展，降低不同病因、不同程度心衰患者及伴或不伴冠心病患者的死亡率。

ACEI 有卡托普利、贝那普利、培哚普利、雷米普利、咪达普利、赖诺普利等，各种 ACEI 对心衰患者的症状、死亡率或疾病进展的作用无明显差异。以小剂量起始，如能耐受则逐渐加量，开始用药后 1~2 周内监测肾功能与血钾，后定期复查，长期维持终身用药。

ACEI 的不良反应主要包括低血压、肾功能一过性恶化、高血钾、干咳和血管性水肿等。ACEI 还有威胁生命的不良反应，如血管性水肿和无尿性肾衰竭。妊娠期妇女及 ACEI 过敏者应禁用；低血压、双侧肾动脉狭窄、血肌酐明显升高(>265 μmol/L)、高血钾(>5.5 mmol/L)者慎用。

(2)血管紧张素受体拮抗剂(angiotensin receptor blockers，ARB)：可阻断经 ACE 和非 ACE 途径产生的 AT Ⅱ 与 AT_1 受体结合，阻断肾素-血管紧张素系统(renin-angiotensin system，RAS)的效应，但无抑制缓激肽降解作用，因此其干咳和血管性水肿的不良反应较少见。心衰患者治疗首选 ACEI，当 ACEI 引起干咳、血管性水肿时，不能耐受者可改用 ARB，但已使用 ARB 且症状控制良好者不需要换为 ACEI。研究证实，ACEI 与 ARB 联合应用并不能使患者获益更多，反而增加了不良反应，特别是低血压和肾功能损害的发生，因此目前不主张心衰患者联合应用 ACEI 与 ARB。

(3)醛固酮拮抗剂：螺内酯等醛固酮拮抗剂作为保钾利尿剂，能阻断醛固酮效应，抑制心血管重塑，改善心衰的远期预后。但必须注意血钾的监测，近期有肾功能不全、血肌酐升高或高钾血症者不宜使用。

3. β 受体拮抗剂

β 受体拮抗剂可抑制交感神经激活对心衰代偿的不利作用。心衰患者长期应用 β 受体拮抗剂能减轻症状、改善预后、降低死亡率和住院率，且在已接受 ACEI 治疗的患者中仍能观察到 β 受体拮抗剂的上述益处，说明这 2 种神经内分泌系统拮抗剂的联合应用具有叠加效应。

目前已经临床验证的 β 受体拮抗剂包括选择性 β_1 受体拮抗剂美托洛尔、比索洛尔，以及非选择性 α_1、β_1 和 β_2 受体拮抗剂卡维地洛。β 受体拮抗剂的禁忌证为支气管痉挛性疾病、严重心动过缓、二度及二度以上房室传导阻滞、严重周围血管病（如雷诺病）和重度急性心衰。所有病情稳定并无禁忌证的心功能不全患者一经诊断均应立即以小剂量起始应用 β 受体拮抗剂，逐渐增加达最大耐受剂量并长期维持。其主要目的在于延缓疾病进展，减少猝死。对于存在体液潴留的患者应与利尿剂同时使用。

慢性心衰急性失代偿的患者，应根据患者的实际临床情况在血压允许的范围内尽可能地继续应用 β 受体拮抗剂治疗，以获得更佳的治疗效果。

4. 正性肌力药

1）洋地黄类药物

洋地黄类药物作为正性肌力药的代表，用于治疗心衰已有 200 余年的历史。研究证实地高辛可显著减轻轻度、中度心衰患者的临床症状，改善生活质量，提高运动耐量，减少住院率，但对生存率无明显改变。

洋地黄类药物通过抑制 Na^+-K^+-ATP 酶发挥正性肌力作用，其可促进心肌细胞 Ca^{2+}-Na^+交换，升高细胞内 Ca^{2+}浓度而增强心肌收缩力。

洋地黄类药物主要包括地高辛、毛花苷 C（西地兰）、毒毛花苷 K 等，它们是目前临床非常常用的。地高辛是最常用且唯一经过安慰剂对照研究进行疗效评价的洋地黄类药物，常以每日 0.125~0.25 mg 起始并维持，70 岁以上、肾功能损害或干体重低的患者应予更小剂量（每日或隔日 0.125 mg）起始。毛花苷 C、毒毛花苷 K 均为快速起效的静脉注射用制剂，适用于急性心衰或慢性心衰加重时。

洋地黄类药物的临床应用：伴有快速心房颤动/心房扑动的收缩性心衰是应用洋地黄类药物的最佳指征，包括扩张型心肌病、二尖瓣或主动脉瓣病变、陈旧性心肌梗死及高血压性心脏病所致的慢性心衰。在应用利尿剂、ACEI/ARB 和 β 受体拮抗剂治疗过程中，仍持续有心衰症状的患者可考虑加用地高辛。

洋地黄类药物中毒及其处理参阅常用心血管系统药物相关部分。

2）非洋地黄类正性肌力药

（1）β 受体激动剂：多巴胺与多巴酚丁胺是常用的静脉制剂。多巴胺是去甲肾上腺素前体，较小剂量［<2 μg/(kg · min)］激动多巴胺受体，可降低外周血管阻力，扩张肾血管、冠状

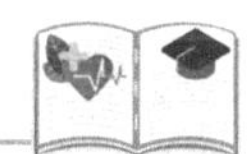

动脉和脑血管；中等剂量[2～5 μg/(kg·min)]激动β受体，表现为心肌收缩力增强，血管扩张，特别是肾小动脉扩张，心率加快不明显，能显著改善心衰的血流动力学异常；大剂量[5～10 μg/(kg·min)]则可兴奋α受体，出现缩血管作用，增加左心室后负荷。多巴酚丁胺是多巴胺的衍生物，扩血管作用不如多巴胺明显，加快心率的效应也比多巴胺小。多巴胺与多巴酚丁胺均只能短期静脉应用，在慢性心衰加重时起到帮助患者渡过难关的作用，连续用药超过72 h可能出现耐药，长期应用将增加死亡率。

(2)磷酸二酯酶抑制剂：包括米力农、氨力农等，通过抑制磷酸二酯酶活性促进Ca^{2+}通道膜蛋白磷酸化，Ca^{2+}内流增加，从而增强心肌收缩力。短期应用磷酸二酯酶抑制剂可改善心衰症状，但已有大规模前瞻性研究证明，长期应用米力农治疗重症慢性心衰，患者的死亡率增加，其他的相关研究也得出同样的结论。因此，仅对心脏术后急性收缩性心衰、难治性心衰及心脏移植前的终末期心衰的患者短期应用。

心衰患者的心肌处于血液或能量供应不足的状态，过度或长期应用正性肌力药将扩大能量的供需矛盾，加重心肌损害，增加死亡率。为此，在心衰治疗中不应以正性肌力药取代其他治疗用药。

5. 血管扩张药

慢性心衰的治疗并不推荐血管扩张药，仅在伴有心绞痛或高血压的患者才考虑联合应用血管扩张药，存在心脏流出道或瓣膜狭窄的患者应禁用。

6. 抗心衰药物治疗进展

(1)重组人脑利钠肽(rhBNP)：如奈西立肽，具有排钠利尿、抑制交感神经系统、扩张血管等作用，适用于急性失代偿性心衰。

(2)左西孟旦：通过与心肌细胞上的肌钙蛋白C结合，增加肌丝对钙的敏感性从而增强心肌收缩力，并通过介导对腺苷三磷酸(ATP)敏感的钾通道，扩张冠状动脉和外周血管，改善顿抑心肌的功能，减轻缺血并纠正血流动力学紊乱，适用于无显著低血压或低血压倾向的急性左心衰竭。

(3)伊伐布雷定：首个选择性特异性窦房结If电流抑制剂，对心脏内传导、心肌收缩或心室复极化无影响，且无β受体拮抗剂的不良反应或反跳现象。

(4)托伐普坦：是AVP受体拮抗剂，通过结合V_2受体减少水的重吸收，因不增加排钠而优于利尿剂，因此可用于治疗伴有低钠血症的心衰。

(一四二)心衰非药物治疗方法有哪些？

(1)心脏再同步化治疗(cardiac resynchronization therapy, CRT)：部分心衰患者存在房室、室间和(或)室内收缩不同步，进一步导致心肌收缩力降低。CRT通过改善房室、室间和

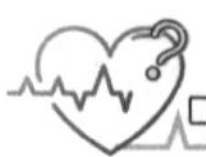

(或)室内收缩同步性增加心排血量,可改善心衰症状,提高运动耐量,提高生活质量,减少住院率并明显降低死亡率。慢性心衰患者的CRT的Ⅰ类适应证包括:已接受最佳药物治疗仍持续存在心衰症状、LVEF≤35%、心功能NYHA分级Ⅲ~Ⅳ级、窦性节律时心脏不同步(QRS波群间期>120 ms)。但部分患者对CRT治疗反应不佳,而完全性左束支传导阻滞是CRT有反应的最重要指标。

(2)左心室辅助装置(left ventricular assistant device,LVAD):适用于严重心血管事件后或准备行心脏移植术患者的短期过渡治疗和急性心衰的辅助性治疗。LVAD的小型化、精密化、便携化已可实现,有望用于药物疗效不佳的心衰患者,成为心衰器械治疗的新手段。

(3)心脏移植:是治疗顽固性心衰的最终治疗方法,但因其供体来源及排异反应而难以广泛开展。

(4)细胞替代治疗:目前仍处于临床试验阶段,干细胞移植在修复受损心肌、改善心功能方面表现出有益的趋势,但仍存在移植细胞来源、致心律失常、疗效不稳定等诸多问题,尚须进一步解决。

(一四三)舒张性心衰的治疗要点是什么?

舒张性心衰治疗的原则与收缩功能不全有所差别,主要治疗措施如下。

(1)积极寻找并治疗基础病因:如治疗冠心病或主动脉瓣狭窄、有效控制血压等。

(2)降低肺静脉压:限制钠盐摄入,应用利尿剂;若肺淤血症状明显,可小剂量应用静脉扩张剂(硝酸盐制剂)减少静脉回流,但应避免过量致左心室充盈量和心排血量明显下降。

(3)应用β受体拮抗剂:主要通过减慢心率使舒张期相对延长而改善舒张功能,同时降低高血压来减轻心肌肥厚,改善心肌顺应性。因此舒张性心衰应用β受体拮抗剂不同于收缩性心衰,一般治疗目标为维持基础心率50~60次/min。

(4)应用钙通道阻滞剂(calcium channel blocker,CCB):主要通过降低心肌细胞内钙浓度而改善心肌主动舒张功能,同时降低血压来改善左心室早期充盈,减轻心肌肥厚。钙通道阻滞剂主要用于肥厚型心肌病。维拉帕米和地尔硫䓬尽管有一定的负性肌力作用,但能通过减慢心率而改善舒张功能。

(5)应用ACEI/ARB:能有效控制高血压,从长远来看改善心肌及小血管重构,有利于改善舒张功能。ACEI/ARB适用于高血压性心脏病及冠心病。

(6)尽量维持窦性心律,保持房室顺序传导,保证心室舒张期充分的血容量。

(7)在无收缩功能障碍的情况下,禁止应用正性肌力药。

(欧阳春泉)

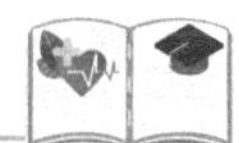

第二节 高血压

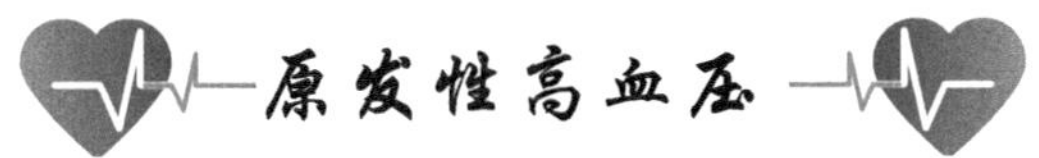

原发性高血压

(一四四)高血压如何定义?

高血压是以体循环动脉压升高为主要特征的心血管综合征,可分为原发性高血压(primary hypertension)和继发性高血压(secondary hypertension)。高血压是心脑血管疾病重要的危险因素,可损伤重要脏器,如心、脑、肾的结构和功能,最终导致功能衰竭。

人群中血压呈连续性正态分布,正常血压和高血压的划分无明确界线,高血压的标准是根据临床及流行病学资料来界定的。目前,我国采用的血压分类和标准:高血压定义为未使用降压药的情况下收缩压≥140 mmHg 和(或)舒张压≥90 mmHg。

(一四五)高血压如何分类?

高血压主要依据血压水平进行分类,可分为正常血压、正常高值血压、高血压及单纯收缩期高血压,详见表 7。

表 7 血压水平种类和定义　　单位:mmHg

分类	收缩压		舒张压
正常血压	<120	和	<80
正常高值血压	120~139	和(或)	80~89
高血压	≥140	和(或)	≥90
1 级高血压(轻度)	140~159	和(或)	90~99
2 级高血压(中度)	160~179	和(或)	100~109
3 级高血压(重度)	≥180	和(或)	≥110
单纯收缩期高血压	≥140	和	<90

注:当收缩压和舒张压分属于不同分级时,以较高的级别作为标准。以上标准适用于任何年龄的成年男性和女性。

(一四六)引起高血压的病因有哪些?

高血压的病因为多因素,是遗传和环境因素交互作用的结果。高血压是多因素、多环节、多阶段和个体差异性较大的疾病。其环境因素有饮食、精神应激等。

【知识拓展】

高血压的病因包括以下因素。

1. 遗传因素

高血压具有明显的家族聚集性。父母均有高血压,子女发病概率高达46%。约60%高血压患者有高血压家族史。

2. 环境因素

(1)饮食:盐摄入过多导致血压升高主要见于对盐敏感的人群。钾摄入量与血压呈负相关。高蛋白质摄入属于血压升高的因素。饮食中饱和脂肪酸或饱和脂肪酸/多不饱和脂肪酸比值较高也属于血压升高的因素。饮酒量与血压水平线性相关,尤其与收缩压相关性更强。我国人群叶酸普遍缺乏,其可导致血浆同型半胱氨酸水平升高,与高血压发病正相关,并增加高血压引起脑卒中的风险。

(2)精神应激:城市脑力劳动者高血压患病率超过体力劳动者,从事精神紧张度高的职业者发生高血压的可能性较大,长期生活在噪声环境中听力敏感性减退者患高血压也较多。此类高血压患者经休息后症状和血压可获得一定改善。

(3)吸烟:吸烟可使交感神经末梢释放的去甲肾上腺素增加而使血压升高,同时可以通过氧化应激损害一氧化氮(NO)介导的血管舒张引起血压升高。

3. 其他因素

(1)体重:体重增加是血压升高的重要危险因素。肥胖的类型与高血压的发生关系密切,而向心性肥胖(即腹型肥胖)者容易发生高血压。

(2)药物:服避孕药的妇女血压升高的发生率及程度与服药时间长短有关。口服避孕药引起的高血压一般为轻度,并且可逆转,在终止服药后3~6个月血压常恢复正常。其他如应用麻黄素、肾上腺皮质激素、非甾体抗炎药(nonsteroidal anti- inflammatory drug,NSAID)、甘草等也可使血压升高。

(3)睡眠呼吸暂停低通气综合征:指睡眠期间反复发作性呼吸暂停。该病有中枢性和阻塞性之分,而50%的此病患者有高血压,且血压升高程度与其病程和严重程度有关。

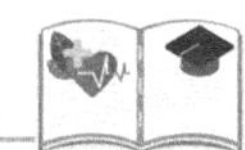

（一四七）高血压的发病机制有哪些？

高血压的发病机制是多因素共同致病，包括神经机制、肾脏机制、激素机制、血管机制、胰岛素抵抗等。

【知识拓展】

高血压的发病机制包括：

1. 神经机制

各种原因使大脑皮质下神经中枢功能发生变化，各种神经递质浓度与活性异常，包括去甲肾上腺素、肾上腺素、多巴胺、5-羟色胺、血管升压素、脑啡肽、脑钠肽和中枢 RAS，最终使交感神经系统活性亢进，血浆儿茶酚胺浓度升高，小动脉收缩增强而导致血压升高。

2. 肾脏机制

各种原因引起肾性水、钠潴留，增加心排血量，通过全身血流自身调节使外周血管阻力和血压升高，启动压力-利尿钠机制再将潴留的水、钠排泄出去；也可能通过排钠激素分泌、释放增加，例如内源性类洋地黄物质，使在排泄水、钠的同时外周血管阻力升高而致血压升高。这个学说的理论意义在于将血压升高作为维持体内水、钠平衡的一种代偿方式。现代高盐饮食的生活方式加上遗传性或获得性肾脏排钠能力的下降是许多高血压患者常见的病理生理异常。

3. 激素机制（RAAS 激活）

ATⅡ是 RAAS 的主要效应物质，作用于血管紧张素Ⅱ受体（AT_1），使小动脉平滑肌收缩，刺激肾上腺皮质球状带分泌醛固酮，通过交感神经末梢突触前膜的正反馈使去甲肾上腺素分泌增加，而这些作用均可使血压升高。

4. 血管机制

大动脉、小动脉结构和功能的变化在高血压发病中发挥着重要作用。血管壁内表面的内皮细胞能生成、激活和释放各种血管活性物质，如一氧化氮、前列环素、内皮素、内皮依赖性血管收缩因子等，以调节心血管功能。血管内皮细胞功能异常，使氧自由基产生增加，一氧化氮灭活增强，血管炎症、氧化应激反应等均可影响动脉弹性功能和结构。大动脉弹性减退，可以导致收缩压升高，舒张压降低，脉压增大。

5. 胰岛素抵抗

胰岛素抵抗(insulin resistance,IR)是指必须以高于正常的血胰岛素释放水平来维持正常的糖耐量,表示机体组织对胰岛素处理葡萄糖的能力减退。约50%原发性高血压患者存在不同程度的胰岛素抵抗,且在肥胖、血甘油三酯升高、高血压及糖耐量减退同时并存的“四联征”患者中最为明显。近年来认为,胰岛素抵抗是2型糖尿病和高血压发病的共同病理生理基础。

(一四八)高血压的病理生理如何描述?

从血流动力学角度来看,血压主要决定于心排血量和体循环周围血管阻力,平均动脉血压(MBP)=心排血量(CO)×总外周血管阻力(PR)。

【知识拓展】

(1)对于年轻人而言,血流动力学的改变主要是心排血量增加和主动脉硬化,体现了交感神经系统的过度激活,一般发生于男性。

(2)对于中年人(30~50岁)而言,主要表现为舒张压升高,伴或不伴收缩压升高。单纯舒张期高血压常见于中年男性,往往伴有体重增加。血流动力学主要特点为周围血管阻力增加。

(3)对于老年人而言,单纯收缩期高血压是最常见的类型。流行病学显示,人群收缩压随年龄增长而升高,而舒张压增长至55岁后逐渐下降。脉压的增加常提示中心动脉的硬化和周围动脉回波速度的增快导致的收缩压增加。单纯收缩期高血压常见于老年人和妇女,也是舒张性心衰的主要危险因素之一。

(一四九)高血压靶器官损害的病理生理过程是怎样的?

心脏和血管是高血压生理病理作用的主要靶器官,早期可无明显病理改变。长期高血压引起的心脏改变主要是左心室肥厚和扩大,而全身小动脉病变则主要是壁/腔比值增加和管腔内径缩小,导致重要靶器官如心、脑、肾组织缺血。长期高血压及伴随的危险因素可促进动脉粥样硬化的形成及发展。目前认为,血管内皮功能障碍是高血压最早期和最重要的血管损害。

【知识拓展】

高血压损害的靶器官包括:

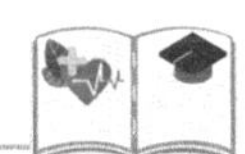

1. 心脏

长期压力负荷升高，儿茶酚胺与 AT Ⅱ等都可刺激心肌细胞肥大和间质纤维化而引起左心室肥厚和扩大，称为高血压性心脏病。左心室肥厚可以使冠状动脉血流储备下降，特别是在耗氧量增加时，导致心内膜下心肌缺血。高血压性心脏病常可合并冠状动脉粥样硬化和微血管病变。

2. 脑

长期高血压使脑血管发生缺血与变性，形成微动脉瘤，一旦破裂可发生脑出血。高血压促使脑动脉粥样硬化，粥样斑块破裂可并发脑血栓形成。脑小动脉闭塞性病变，引起针尖样小范围梗死病灶，称为腔隙性脑梗死。

3. 肾脏

长期持续高血压使肾小球内囊压力升高，肾小球纤维化、萎缩，肾动脉硬化，导致肾实质缺血和肾单位不断减少。慢性肾衰竭是长期高血压的严重后果之一。

4. 视网膜

视网膜小动脉早期发生痉挛，随着病程进展出现硬化。血压急剧升高可引起视网膜渗出和出血。眼底检查有助于了解高血压的严重程度，目前采用 Keith-Wagener 眼底分级法。Ⅰ级：视网膜动脉变细、反光增强。Ⅱ级：视网膜动脉狭窄、动静脉交叉压迫。Ⅲ级：在上述病变的基础上有眼底出血及棉絮状渗出。Ⅳ级：在上述病变的基础上又出现视盘水肿。

（一五〇）高血压的症状有哪些？

高血压的症状一般比较轻微，故高血压又有“隐性的杀手”的别称。高血压大多数起病缓慢，缺乏特殊症状，导致诊断延迟，仅在测量血压时或发生心、脑、肾等并发症时才被发现。常见症状有头晕、头痛、颈项板紧、疲劳、心悸等，也可出现视力模糊、鼻出血等较重症状，典型的高血压头痛在血压下降后即可消失。高血压患者可以同时合并其他原因的头痛，且往往与血压水平无关，例如精神焦虑性头痛、偏头痛、青光眼等。如果突然发生严重头晕与眩晕，要注意可能是脑血管病或者降压过度、直立性低血压。高血压患者还可以出现受累器官的症状，如胸闷、气短、心绞痛、多尿等。另外，有些症状可能是降压药的不良反应导致的。

（一五一）高血压患者在体检中有何体征？

高血压体征一般较少。周围血管搏动、血管杂音、心脏杂音等是高血压重点检查的项目。应重视的是颈部、背部两侧肋脊角、上腹部脐两侧、腰部肋脊处的血管杂音，因为这些血管杂音在高血压中较常见。心脏听诊可有主动脉瓣区第二心音亢进、收缩期杂音或收缩早期喀喇音。

有些体征常提示继发性高血压可能，例如腰部肿块提示多囊肾或嗜铬细胞瘤；股动脉搏动延迟出现或缺如，下肢血压明显低于上肢，提示主动脉缩窄；向心性肥胖、紫纹与多毛，提示皮质醇增多症。

（一五二）高血压有哪些并发症？

（1）脑血管病：包括脑出血、脑血栓形成、腔隙性脑梗死、短暂性脑缺血发作。

（2）心衰和冠心病。

（3）慢性肾衰竭。

（4）主动脉夹层。

（一五三）高血压患者入院应做哪些辅助检查？

高血压患者入院要做的检查主要有以下几个方面：

（1）入院患者的常规检查，如血常规、尿常规、大便常规、胸片、心电图。

（2）了解靶器官损害程度，如眼底检查、心脏超声检查。

（3）了解合并症的情况，如血糖、血脂。

（4）了解血压的波动情况，查 24 h 动态血压。

（5）了解继发性高血压情况，如血浆肾素活性、血及尿醛固酮、血及尿皮质醇、血游离甲氧基肾上腺素及甲氧基去甲肾上腺素、血及尿儿茶酚胺、动脉造影、肾及肾上腺超声、CT 或 MRI、睡眠呼吸监测等。对有并发症的高血压患者，还要进行相应的脑部 CT/MRI、心功能和肾功能检查。

【知识拓展】

动态血压监测（ambulatory blood pressure monitoring，ABPM）是由仪器自动定时测量血压，每隔 15～30 min 自动测血压，连续 24 h 或更长时间。正常人血压呈明显的昼夜节律，表现为“双峰一谷”，血压在上午 6～10 时及下午 4～8 时各有一高峰，为双峰；而夜间血压明显降低，为一谷。目前认为，动态血压的正常参考范围：24 h 平均血压<130/80 mmHg，白天血压均值<135/85 mmHg，夜间血压均值<120/70 mmHg。动态血压监测可诊断白大衣高血压，发现隐蔽性高血压，检查顽固性高血压的原因，评估血压升高程度、短时变异、昼夜节律和治疗效果等。

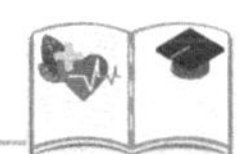

（一五四）临床上高血压如何诊断？

高血压诊断主要根据诊室测量的血压值，采用经核准的水银柱或电子血压计，测量患者安静休息坐位时上臂肱动脉部位的血压，一般需非同日测量 3 次，收缩压均≥140 mmHg 和（或）舒张压均≥90 mmHg 可诊断为高血压。患者既往有高血压史，正在使用降压药，血压虽然正常，也诊断为高血压。也可参考家庭自测血压，收缩压≥135 mmHg 和（或）舒张压≥85 mmHg，24 h 动态血压收缩压平均值≥130 mmHg 和（或）舒张压平均值≥80 mmHg，白天收缩压平均值≥135 mmHg 和（或）舒张压平均值≥85 mmHg，夜间收缩压平均值≥120 mmHg 和（或）舒张压平均值≥70 mmHg 需要进一步评估血压状态。一般来说，左、右上臂的血压相差<1. 33~2. 66 kPa（10~20 mmHg），右侧>左侧。如果左、右上臂血压相差较大，要考虑一侧锁骨下动脉及远端有阻塞性病变。如疑似直立性低血压的患者还应测量平卧位和站立位血压。是否为血压升高，不能仅凭 1 次或 2 次诊室血压测量值，需要经过一段时间的随访，进一步观察血压变化和血压总体水平。一旦诊断出高血压，还必须鉴别是原发性的还是继发性的，并结合血压情况，进行分级和危险度评价。

（一五五）如何进行高血压危险度评价？

高血压的危险度评价是建立于危险因素、靶器官损害和临床疾病的综合情况而得出的评价。医师通过询问病史、体格检查、相关检查、多科室协作诊治等来完成高血压的危险度评价。收集临床资料对于进行危险度评价是非常重要的。

（一五六）如何对高血压患者进行心血管危险分层？

高血压患者心血管危险分层标准见表 8：

表 8　高血压患者心血管危险分层标准

其他危险因素和病史	高血压		
	1 级	2 级	3 级
无	低危	中危	高危
1~2 个其他危险因素	中危	中危	很高危
≥3 个其他危险因素或靶器官损害	高危	高危	很高危
临床并发症或合并糖尿病	很高危	很高危	很高危

（一五七）影响高血压患者心血管预后的重要因素是什么？

影响高血压患者心血管预后的因素见表 9：

表 9　影响高血压患者心血管预后的因素

心血管危险因素	靶器官损害	伴随临床疾病
·高血压（1～3 级） ·年龄男性>55 岁，女性>65 岁 ·吸烟 ·糖耐量受损和（或）空腹血糖受损 ·血脂异常 TC≥5.2 mmol/L 或 LDL-C>3.4 mmol/L 或 HDL-C<1.0 mmol/L ·早发心血管病家族史（一级亲属发病年龄<50 岁） ·向心性肥胖（腰围男性≥90 cm，女性≥85 cm 或肥胖即 BMI≥28 kg/m²） ·血浆同型半胱氨酸升高（≥15 μmol/L）	·左心室肥厚 心电图：Sokolow（$S_{V1}+R_{V5}$）>38 mm 或 Cornell（$R_{aVL}+S_{V3}$）>244 mV·ms 超声心动 LVMI 男性≥125 g/m²，女性≥120 g/m² ·颈动脉超声 IMT≥0.9 mm 或动脉粥样硬化斑块 ·颈股动脉 PWV≥12 m/s ·ABI<0.9 ·eGFR<60 mL/（min·1.73 m²） 或血肌酐轻度升高，男性 115～133 μmol/L，女性 107～124 μmol/L ·尿微量白蛋白 30～300 mg/24 h 或白蛋白/肌酐≥30 mg/g	·脑血管病 脑出血，缺血性脑卒中 短暂性脑缺血发作 ·心脏疾病 心肌梗死、心绞痛、冠状动脉血运重建、慢性心衰 ·肾脏疾病 糖尿病肾病、肾功能受损 肌酐男性≥133 μmol/L，女性≥124 μmol/L 尿蛋白≥300 mg/24 h ·周围血管病变 ·视网膜病变 ·出血或渗出、视盘水肿 ·糖尿病

注：TC 为总胆固醇；LDL-C 为低密度脂蛋白胆固醇；HDL-C 为高密度脂蛋白胆固醇；BMI 为体重指数；LVMI 为左心室质量指数；IMT 为内膜中层厚度；ABI 为踝臂指数；PWV 为脉搏波传导速度；eGFR 为估测的肾小球滤过率。

（一五八）高血压的治疗原则和治疗目的是什么？

原发性高血压目前尚无根治方法。高血压的治疗原则是要降血压，治疗目的是减少心脑血管事件的发生，改善预期寿命。临床证据表明，收缩压下降 10～20 mmHg 或舒张压下降 5～6 mmHg，3～5 年内脑卒中、冠心病与心脑血管疾病死亡率分别减少 38%、16%、20%，心衰减少 50%以上，高危患者获益更为明显。

【知识拓展】

高血压治疗原则如下：

（1）治疗性生活方式干预：适用于所有高血压患者。①减轻体重：将 BMI 尽可能控制在<24 kg/m²。体重降低对改善胰岛素抵抗、糖尿病、血脂异常和左心室肥厚均有益。②减少钠

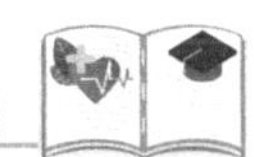

盐摄入:膳食中约80%的钠盐来自烹调用盐和各种腌制品,所以应减少烹调用盐,每人每日食盐量以不超过6 g为宜。③补充钾盐:每日吃新鲜蔬菜和水果。④减少脂肪摄入:减少食用油摄入,少吃或不吃肥肉和动物内脏。⑤戒烟限酒。⑥增加运动:运动有利于减轻体重和改善胰岛素抵抗,提高心血管调节适应能力,稳定血压。⑦减轻精神压力,保持心态平衡。⑧必要时补充叶酸制剂。

(2)降压药治疗对象:①高血压2级或以上患者。②高血压合并糖尿病,或者已经有心、脑、肾靶器官损害或并发症患者。③凡血压持续升高,改善生活方式后血压仍未获得有效控制者。从心血管危险分层的角度来看,高血压高危和很高危患者必须使用降压药强化治疗。

(3)血压控制目标值:目前一般主张血压控制目标值应<140/90 mmHg。糖尿病、慢性肾病、心衰或病情稳定的冠心病合并高血压患者,血压控制目标值应<130/80 mmHg。对于老年收缩期高血压患者,收缩压应控制在150 mmHg以下,如果能够耐受可降至140 mmHg以下。

(4)多重心血管危险因素协同控制:各种心血管危险因素之间存在关联,大部分高血压患者合并其他心血管危险因素。降压治疗后尽管血压控制在正常范围,其他危险因素依然对预后产生重要影响,因此降压治疗的同时应兼顾控制其他心血管危险因素。降压治疗方案除了必须有效控制血压外,还应兼顾对糖代谢、脂代谢、尿酸代谢等多重危险因素的控制。

(一五九)高血压降压药的应用原则是什么?

应用降压药应遵循以下4项原则:小剂量、优先选择长效制剂、联合用药及个体化用药。

(1)小剂量:初始治疗时通常应采用较小的有效治疗剂量,根据需要逐步增加剂量。

(2)优先选择长效制剂:尽可能使用每天给药1次而有持续24 h降压作用的长效药物,从而有效控制夜间血压与晨峰血压,能更有效地预防心脑血管并发症。如使用中、短效制剂,则需每天给药2~3次,以达到平稳控制血压的目的。

(3)联合用药:可增加降压效果又不增加不良反应,在低剂量单药治疗效果不满意时,可以采用2种或2种以上降压药联合治疗。事实上,2级以上高血压为达到目标血压常需联合用药。对血压>160/100 mmHg或高于日标血压20/10 mmHg或高危及以上患者,起始即可采用小剂量2种降压药物联合治疗或用固定复方制剂。

(4)个体化用药:根据患者具体情况、药物有效性和耐受性,兼顾患者经济条件及个人意愿,选择适合患者的降压药。

(一六〇)降压药有几大类?代表药物有哪些?

目前常用降压药可归纳为5大类,即利尿剂、β受体拮抗剂、钙通道阻滞剂、ACEI和ARB,详见表10。

表 10　常用降压药名称、剂量及用法

降压药类别	药物名称	单次剂量/mg	用法/次·d^{-1}
利尿剂	氢氯噻嗪(hydrochlorothiazide)	12.5	1~2
	呋塞米(furosemide)	20~40	1~2
	吲达帕胺(indapamide)	1.25~2.5	1
β 受体拮抗剂	美托洛尔(metoprolol)	25~50	2
	倍他洛尔(betaxolol)	10~20	1
	比索洛尔(bisoprolol)	5~10	1
钙通道阻滞剂	非洛地平缓释剂(felodipine SR)	5~10	1
	氨氯地平(amlodipine)	5~10	1
	左旋氨氯地平(Levamlodipine)	1.25~5	1
ACEI	卡托普利(captopril)	12.5~50	2~3
	依那普利(enalapril)	10~20	2
	贝那普利(benazepril)	10~20	1
ARB	氯沙坦(losartan)	50~100	1
	缬沙坦(valsartan)	80~160	1
	厄贝沙坦(irbesartan)	150~300	1
	替米沙坦(telmisartan)	40~80	1

(一六一)各类降压药有什么特点?

(1)利尿剂:有噻嗪类、袢利尿剂和保钾利尿剂 3 类。噻嗪类使用最多,常用的有氢氯噻嗪。利尿剂降压作用主要通过排钠,减少细胞外容量,降低外周血管阻力。利尿剂降压效果较平稳、缓慢,持续时间相对较长,作用持久,适用于轻、中度高血压,对单纯收缩期高血压、盐敏感性高血压、高血压合并肥胖或糖尿病、更年期女性高血压、高血压合并心衰和老年人高血压有较强的降压效应。各类利尿剂可增强其他降压药的疗效,主要不良反应是低钾血症和影响血脂、血糖、血尿酸代谢,往往发生在大剂量时,因此推荐使用小剂量;其他不良反应还包括乏力、尿量增多等,痛风患者禁用。保钾利尿剂可引起高血钾,不宜与 ACEI、ARB 合用,肾功能不全者慎用。袢利尿剂主要用于合并肾功能不全的高血压患者。

(2)β 受体拮抗剂:有选择性($β_1$)、非选择性($β_1$ 与 $β_2$)和兼有 α 受体拮抗 3 类。临床上治疗高血压宜使用选择性 $β_1$ 受体拮抗剂或者兼有 α 受体拮抗作用的 β 受体拮抗剂。β 受体拮抗剂不仅能降低静息血压,而且能抑制体力应激和运动状态下血压急剧升高。β 受体拮抗剂可增加胰岛素抵抗,还可能掩盖和延长低血糖反应,故使用时应加以注意。不良反

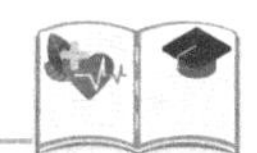

应主要有心动过缓、乏力、四肢发冷。β 受体拮抗剂对心肌收缩力、窦房结及房室结功能均有抑制作用,并可增加气道阻力,故急性心衰、病态窦房结综合征、房室传导阻滞患者禁用。

(3)钙通道阻滞剂:钙通道阻滞剂的降压作用主要通过阻滞电压依赖 L 型钙通道,减少细胞外钙离子进入血管平滑肌细胞内,减弱兴奋-收缩耦联,降低阻力血管的收缩反应。钙通道阻滞剂还能减轻 AT Ⅱ和 α_1 受体的缩血管效应,减少肾小管对钠的重吸收。钙通道阻滞剂降压作用起效迅速,降压疗效和幅度相对较强,疗效的个体差异性较小,与其他类型降压药联合用药能明显增强降压作用。钙通道阻滞剂对血脂、血糖等无明显影响,患者服药依从性较好。相对于其他降压药,钙通道阻滞剂还具有以下优势:对老年患者有较好的降压效果;高钠摄入和非甾体抗炎药不影响降压效果;对嗜酒患者也有显著降压作用;可用于合并糖尿病、冠心病或外周血管病高血压患者;长期治疗还具有抗动脉粥样硬化的作用。主要缺点是开始治疗时有反射性交感活性增强,可引起心率增快、面部潮红、头痛、下肢水肿等,尤其是在使用短效制剂时。非二氢吡啶类能抑制心肌收缩和传导功能,不宜在心衰、窦房结功能低下或心脏传导阻滞患者中应用。

(4)ACEI:降压作用主要通过抑制循环和组织 ACE,使 AT Ⅱ生成减少,同时抑制激肽酶使缓激肽降解减少。降压起效缓慢,3~4 周时达最大作用,限制钠盐摄入或联合使用利尿剂可迅速起效,并使降压作用增强。ACEI 具有改善胰岛素抵抗和减少尿蛋白的作用,对肥胖、糖尿病,以及心、肾靶器官受损的高血压患者具有相对较好的效果,特别适用于伴有心衰、心肌梗死、心房颤动、蛋白尿、糖耐量减退或糖尿病肾病的高血压患者。不良反应主要是刺激性干咳和血管性水肿。干咳发生率 10%~20%,可能与体内缓激肽增多有关,停用后可消失。高血钾症、妊娠妇女和双侧肾动脉狭窄患者禁用。血肌酐超过 3 mg/dL 的患者使用时需谨慎,应定期监测血肌酐及血钾水平。

(5)ARB:降压作用主要通过阻滞组织 AT Ⅱ受体亚型 AT_1,更充分有效地阻断 AT Ⅱ的血管收缩、水钠潴留与心脏重构作用。近年来的研究表明,阻滞 AT_1 负反馈引起 AT Ⅱ增加,可激活另一受体亚型 AT_2,能进一步拮抗 AT_1 的生物学效应。降压作用起效缓慢,但持久而平稳。低盐饮食或与利尿剂联合使用能明显增强疗效。多数 ARB 随剂量增大而降压作用增强,治疗剂量窗较宽。其最大的特点是直接与药物有关的不良反应较少,一般不引起刺激性干咳,持续治疗依从性高。治疗对象和禁忌证与 ACEI 相同。

以上为常用降压药的临床特点,可为个体化用药提供临床依据。

(一六二)为什么要联合降压?

大多数无并发症的高血压患者可单独或联合使用噻嗪类利尿剂、β 受体拮抗剂、钙通道阻滞剂、ACEI 和 ARB,治疗应从小剂量开始。临床实际使用时,患者心血管危险因素状况、靶器官损害情况、并发症、降压疗效、不良反应及药物费用等,都可能影响降压药的具体选择。目前认为,2 级高血压患者在开始时就可以采用 2 种降压药联合治疗,而联合治疗有利于血压较快达到目标值,也利于减少不良反应。

(一六三)联合降压方案有哪些?

联合降压应采用不同降压机制的药物,而我国临床主要推荐应用的优化联合治疗方案有:ACEI/ARB+二氢吡啶类钙通道阻滞剂;ARB/ACEI+噻嗪类利尿剂;二氢吡啶类钙通道阻滞剂+噻嗪类利尿剂;二氢吡啶类钙通道阻滞剂+β受体拮抗剂。

次要推荐使用的联合治疗方案有:利尿剂+β受体拮抗剂;α受体拮抗剂+β受体拮抗剂;二氢吡啶类钙通道阻滞剂+保钾利尿剂;噻嗪类利尿剂+保钾利尿剂。

3种降压药联合治疗一般必须包含利尿剂。采用合理的治疗方案一般可使患者在治疗3~6个月达到血压控制目标值。对于有并发症的患者,降压药和治疗方案选择应该个体化。

(一六四)高血压治疗需要随访吗?

降压治疗的益处主要是通过长期控制血压达到的,所以高血压患者需要长期降压治疗,尤其是高危和很高危患者。在每个患者确立有效治疗方案使血压得到控制后,仍应继续治疗,不应随意停止治疗或频繁改变治疗方案,停降压药后多数患者在半年内又回到原来的血压水平。由于降压治疗需长期坚持,因此患者的治疗依从性十分重要。医师与患者之间应保持经常性的良好沟通;让患者和家属参与制订治疗计划;鼓励患者在家中自测血压,可以提高治疗的依从性。

(一六五)特殊类型高血压有哪些?

特殊类型高血压有老年人高血压、儿童青少年高血压、妊娠高血压、顽固性高血压。

【知识拓展】

1. 老年人高血压

流行病学调查显示,老年人(>60岁以上人群)高血压患病率接近一半。老年人高血压患者合并多种临床疾病,并发症较多,其高血压的特点是收缩压升高、舒张压下降,脉压增大;血压波动性大,容易出现直立性低血压;血压昼夜节律异常、白大衣高血压和假性高血压相对常见。老年人高血压患者的血压应降至150/90 mmHg以下,如能耐受可降至140/90 mmHg以下。对于80岁以上高龄老年人,降压的目标值为<150/90 mmHg。老年人高血压降压治疗应强调收缩压达标,同时应避免过度降压;在能耐受降压治疗的前提下,逐步使得血压达标,应避免过快地降压。各类降压药可以根据老年人身体情况个性化用药。

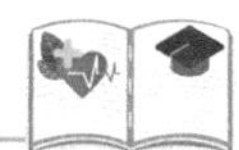

2. 儿童青少年高血压

儿童青少年高血压通常没有明显的临床症状，与肥胖密切相关，近一半儿童高血压患者可发展为成人高血压，临床上尤其应关注继发性高血压。其中，肾性高血压是首位病因。

3. 妊娠高血压

妊娠高血压是指妊娠妇女出现的血压异常升高，包括孕前高血压及妊娠期出现的高血压、子痫前期及子痫。

4. 顽固性高血压

顽固性高血压或难治性高血压是指尽管使用了3种以上合适剂量降压药联合治疗(一般应该包括利尿剂)，血压仍未能达到目标水平。使用4种或以上降压药，即使血压达标了也应考虑为顽固性高血压。对于顽固性高血压，部分患者存在遗传学和药物遗传学方面的因素，所以还应该寻找发病原因，针对具体原因进行治疗。

(一六六)引起顽固性高血压的原因有哪些？

引起顽固性高血压的原因较复杂，临床也只有搞清楚原因才能有效治疗高血压。临床常见的原因：①医源性因素，包括血压测量错误、治疗方案不合理、容量管理不足。②个人生活方式未获有效改善。③治疗依从性差。另外，一定要思考继发性高血压的可能，以便及时修正诊疗思路。

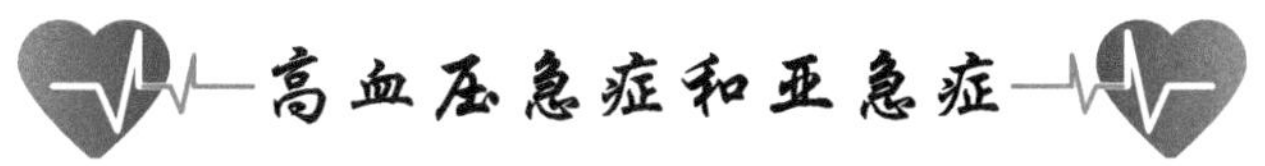

高血压急症和亚急症

(一六七)什么是高血压急症和亚急症？

高血压急症是指原发性或继发性高血压患者，在某些诱因的作用下，血压突然和明显升高(一般超过180/120 mmHg)，伴有进行性心、脑、肾等重要靶器官功能不全的表现。

高血压亚急症是指血压明显升高但不伴严重临床症状及进行性靶器官损害。患者可有血压明显升高造成的症状，如头痛、胸闷、鼻出血和烦躁不安等。

判断高血压急症和亚急症的标准是有无急性进行性靶器官损害。

【知识拓展】

高血压急症包括高血压脑病、颅内出血(脑出血和蛛网膜下腔出血)、脑梗死、急性心衰、急性冠脉综合征(不稳定型心绞痛、急性非 ST 段抬高型及 ST 段抬高型心肌梗死)、主动脉夹层、子痫、急性肾小球肾炎、胶原血管病所致肾危象、嗜铬细胞瘤危象及围手术期严重高血压等。少数患者病情急骤发展,舒张压持续≥130 mmHg,并有头痛,视力模糊,眼底出血、渗出和视盘水肿,肾功能损害突出,持续蛋白尿、血尿与管型尿,此种情况称为恶性高血压。

(一六八)高血压急症的治疗原则是什么?

高血压急症,临床变化快,病死率、致残率高,早期快速安全控制血压,选择快速可控的静脉降压药可以减少血压过高对靶器官的持续损伤,同时应避免过度降压导致脏器供血不足,并积极寻找病因。

(一六九)什么叫控制性降压?

高血压急症和亚急症时为避免在短时间内血压急剧下降,使重要器官的血流灌注明显减少,采取逐步控制的降压方式,叫控制性降压。高血压急症和亚急症降压治疗需要迅速而谨慎地降低血压,可采用静脉给药;可在 24~48 h 内降低血压。早期降压初始阶段(1 h 内)血压控制目标为平均动脉压(mean arterial pressure,MAP)的降低幅度不超过治疗前水平的 25%,随后 2~6 h 将血压降至 160/100 mmHg 左右。

(一七〇)高血压急症降压药的选择标准是什么?

高血压急症降压药的选择标准:要求起效迅速,短时间内达到最大作用;作用持续时间短,停药后作用消失较快;以避免血压过度下降导致靶器官灌注不足。

(一七一)高血压急症应避免使用的药物有哪些?

应注意有些降压药不适宜用于高血压急症,甚至有害。如肌内注射的利血平降压作用起效较慢,反复注射可导致难以预测的严重低血压,还可通过血脑屏障引起明显嗜睡。舌下含服硝苯地平缓释片可能导致严重而持久的低血压,应慎重。

【知识拓展】

高血压急症降压药的选择与应用:

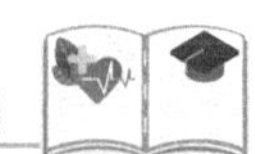

(1)硝普钠:同时直接扩张静脉和动脉,降低前、后负荷。开始以 10 μg/min 速率静脉滴注,密切监测血压,逐渐调定剂量以达到降压作用,一般临床常用最大剂量为 200 μg/min。药物作用仅维持 3~5 min。硝普钠可用于各种高血压急症。该药不良反应轻微,主要有恶心、呕吐、肌肉颤动。硝普钠在体内红细胞中代谢产生氰化物,长期或大剂量使用应注意可能发生硫氰酸中毒,尤其肾功能损害者更容易发生。硝普钠见光分解过程会加快,静脉滴注时应注意避光。

(2)硝酸甘油:扩张静脉和选择性扩张冠状动脉与大动脉。起始以 5~10 μg/min 速率静脉滴注,可用至 100~200 μg/min。硝酸甘油降压起效迅速,停药数分钟作用消失,降低动脉压作用不及硝普钠。硝酸甘油主要用于高血压急症伴急性心衰或急性冠脉综合征。不良反应有心动过速、面部潮红、头痛和呕吐等。

(3)尼卡地平:为钙通道阻滞剂,降压作用迅速,持续时间较短。起始以 0.5 μg/(kg·min)速率静脉滴注,可逐步增加剂量到 10 μg/(kg·min)。其在降压的同时还可改善脑血流量,用于高血压急症合并急性脑血管病或其他高血压急症。不良反应有心动过速、面部潮红等。

(4)拉贝洛尔:是兼有 β 受体拮抗作用的 α 受体拮抗剂,起效较迅速(5~10 min),持续时间较长(3~6 h)。起始以 0.5~2 mg/min 速率静脉滴注,总剂量不超过 300 mg。拉贝洛尔主要用于高血压急症合并妊娠或肾功能不全患者。不良反应有头晕、直立性低血压、心脏传导阻滞等。

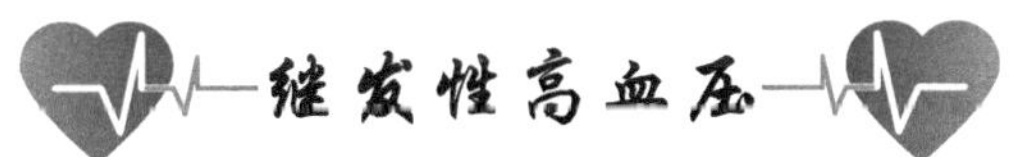

继发性高血压

(一七二)继发性高血压如何定义?

继发性高血压是指可以明确病因的血压升高,约占所有高血压的 5%~10%,在顽固性高血压中继发性高血压占 50%左右。继发性高血压,如原发性醛固酮增多症、嗜铬细胞瘤、肾血管性高血压、肾素分泌瘤等导致的高血压,可手术根治或改善。因此,及早明确诊断能明显提高继发性高血压的治愈率,对阻止病情进展尤为重要。

(一七三)继发性高血压的临床诊断有哪些线索?

临床上凡遇到以下情况,应考虑继发性高血压可能:

(1)中、重度血压升高的年轻患者,尤其是年龄小于 30 岁。

(2)体征:肢体脉搏搏动不对称性减弱或缺失,腹部听到粗糙的血管杂音等。

(3)药物联合治疗效果差,或者治疗过程中血压曾经控制良好但近期又明显升高。

(4)恶性或急进性高血压患者。

(5)检查指标异常,如 RAAS 指标异常。

(6)ARB 或 ACEI 使用 1 周后,血肌酐清除率水平升高 50%以上。

(一七四)继发性高血压常见于哪些疾病或病因?

继发性高血压常见于:①肾脏疾病,如肾实质性高血压、肾血管性高血压。②内分泌性高血压,如嗜铬细胞瘤、库欣综合征、甲减等导致的高血压。③血管性疾病,如主动脉缩窄。④阻塞性睡眠呼吸暂停。⑤药物性原因,如服用避孕药、应用免疫抑制剂及非甾体抗炎药。

【知识拓展】

继发性高血压临床常见疾病有肾实质性高血压、肾血管性高血压、原发性醛固酮增多症、嗜铬细胞瘤、皮质醇增多症、主动脉缩窄等。

1. 肾实质性高血压

肾实质性高血压包括急性及慢性肾小球肾炎、糖尿病肾病、慢性肾盂肾炎、多囊肾及肾移植后等多种肾脏病变引起的高血压,是最常见的继发性高血压。肾实质性高血压的发生主要是由于肾单位损坏,导致水、钠潴留,RAAS 激活与排钠减少。肾实质性高血压治疗上应严格限盐,降压目标为 130/80 mmHg 以下,药物优选 ACEI/ARB 以减少尿蛋白、延缓肾衰竭。

2. 肾血管性高血压

肾血管性高血压是单侧或双侧肾动脉主干或分支狭窄引起的高血压。常见病因有多发性大动脉炎和动脉粥样硬化。肾血管性高血压的发生是由于肾血管狭窄,导致肾脏缺血,激活 RAAS,早期可解除狭窄,使血压恢复正常;持久严重的肾血管狭窄会导致患侧甚至整体肾功能的损害。

体检时在上腹部或背部肋脊角处可闻及血管杂音。可做肾动脉造影以明确诊断和狭窄部位。

治疗方法可根据病情和条件选择经皮腔内肾动脉成形术(percutaneous transluminal renal angioplasty,PTRA)等手术治疗和药物治疗。

3. 原发性醛固酮增多症

原发性醛固酮增多症是因原发肾上腺疾病引起醛固酮分泌过多的一组病症。长期高血

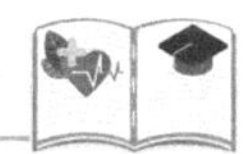

压伴低血钾为本病的特征。由于低钾,本病可有肌无力、周期性瘫痪等症状。血浆醛固酮/血浆肾素活性比值增大有较高诊断敏感性和特异性。CT可明确病变性质和部位。手术切除是本病最好的治疗方法。药物可选择醛固酮拮抗剂(螺内酯)和长效钙通道阻滞剂。

4. 嗜铬细胞瘤

嗜铬细胞瘤起源于肾上腺髓质、交感神经节和体内其他部位的嗜铬组织,可间歇或持续释放过多肾上腺素、去甲肾上腺素与多巴胺。临床典型发作表现为阵发性血压升高伴心动过速、头痛、出汗、面色苍白。在发作期间可测定血或尿儿茶酚胺或其代谢产物3-甲氧基-4-羟基苦杏仁酸,如有显著升高,提示嗜铬细胞瘤。超声、放射性核素、CT或MRI可做定位诊断。

嗜铬细胞瘤大多为良性,约10%为恶性。本病手术切除效果好,药物治疗可选择α和β受体拮抗剂联合降压治疗。

5. 皮质醇增多症

皮质醇增多症主要是由于促肾上腺皮质激素(adrenocorticotropic hormone,ACTH)分泌过多导致肾上腺皮质增生或肾上腺皮质腺瘤,引起糖皮质激素过多所致。本病主要表现为高血压,伴有向心性肥胖、满月脸、水牛背、皮肤紫纹、毛发增多。24 h尿中17-羟及17-酮类固醇增多、地塞米松抑制试验及肾上腺皮质激素兴奋试验有助于诊断。颅内蝶鞍X线检查、肾上腺CT和放射性核素肾上腺扫描可确定病变部位。治疗主要采用手术治疗、放射治疗(简称放疗)和药物治疗,而降压治疗可采用利尿剂或与其他降压药联合应用。

6. 主动脉缩窄

主动脉缩窄原因多为先天性,少数为多发性大动脉炎所致。症状为上臂血压升高,而下肢血压不高或降低。腹部听诊有血管杂音。主动脉造影可明确诊断。治疗主要采用介入扩张支架植入或血管手术方法。

(封廷约)

第三节　动脉粥样硬化及冠心病

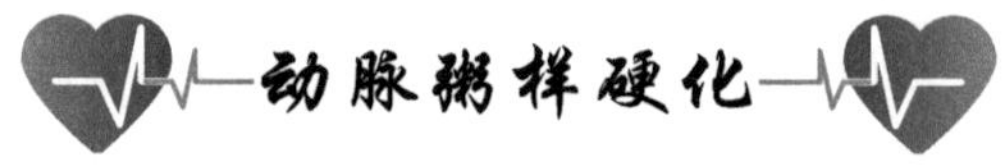

(一七五)何谓动脉粥样硬化?

脂质在动脉内膜积聚,称为动脉粥样硬化。临床可继发斑块破裂、出血并血栓形成。

(一七六)导致动脉粥样硬化的原因有哪些?

动脉粥样硬化的发生多见于中老年人,并有一定的家族易感史;高血压、血脂异常、糖尿病是动脉粥样硬化常见的基础疾病;吸烟可以促进动脉粥样硬化的发展。

【知识拓展】

导致动脉粥样硬化的原因分析如下:

(1)血脂异常:脂质代谢异常是动脉粥样硬化最重要的危险因素。总胆固醇(TC)、甘油三酯(TG)、低密度脂蛋白胆固醇(LDL-C)或极低密度脂蛋白胆固醇(VLDL-C)升高,以及高密度脂蛋白胆固醇(HDL-C)降低、载脂蛋白A(apoA)降低是危险因素,而LDL-C是致动脉粥样硬化的基本因素。脂蛋白(a)[Lp(a)]升高也可能是独立的危险因素。

(2)高血压:高血压时,动脉壁承受较高的压力,致血管内皮细胞损伤,使LDL-C易于进入动脉壁,并刺激平滑肌细胞增生,引起动脉粥样硬化。

(3)吸烟:吸烟者前列环素释放减少、HDL-C降低、TC升高,而这些均可致动脉粥样硬化发生。烟草所含的尼古丁可引起动脉痉挛和心肌受损。

(4)糖尿病和糖耐量异常:糖尿病者多伴有高甘油三酯血症或高胆固醇血症,如伴有高血压,则动脉粥样硬化的发病率明显升高。胰岛素抵抗与动脉粥样硬化的发生有密切关系,而2型糖尿病患者常有胰岛素抵抗,这加速了动脉粥样硬化血栓形成。

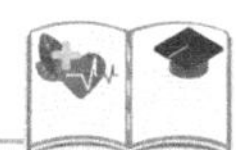

(一七七)动脉粥样硬化的发病机制有哪些?

动脉粥样硬化发病机制主要包括脂质浸润学说、内皮损伤-反应学说、血小板聚集和血栓形成假说、平滑肌细胞克隆学说等。

(一七八)动脉粥样硬化的病理及病理生理过程是什么?

动脉粥样硬化病理上主要累及体循环系统的大型、中型肌弹力型动脉,而肺循环动脉极少受累。病变可导致多个组织器官的动脉同时受累。

动脉粥样硬化的斑块基本上可分为稳定型(纤维帽较厚而脂质池较小的斑块)和不稳定型(又称为易损型,纤维帽较薄,脂质池较大、易破裂)。不稳定型斑块的破裂可导致急性心血管事件的发生。

(一七九)动脉粥样硬化的症状和体征有哪些?

动脉粥样硬化症状与动脉粥样硬化病变脏器相关。

(1)主动脉粥样硬化:主动脉广泛粥样硬化病变可导致主动脉弹性降低,收缩期血压升高、脉压增大。X线检查可见主动脉结向左上方迂曲,严重者可发生主动脉夹层。

(2)颅内动脉粥样硬化:颈内动脉、基底动脉和椎动脉常出现动脉粥样硬化。粥样斑块造成血管狭窄、脑供血不足、局部血栓形成或斑块破裂,而碎片脱落易导致脑栓塞等脑血管意外;长期慢性脑缺血可发展为血管性痴呆。

(3)肾动脉粥样硬化:年龄在55岁以上而突然发生高血压者,应考虑肾动脉粥样硬化的可能。长期肾缺血可致肾萎缩并导致肾衰竭。

(4)肠系膜动脉粥样硬化:血栓形成时有剧烈腹痛、腹胀和发热,可伴有消化不良、便秘,严重者甚至出现肠壁坏死。

(5)四肢动脉粥样硬化:常发生于下肢动脉。症状为典型间歇性跛行,行走时发生腓肠肌疼痛,休息后消失,再走时又出现;严重者可持续性疼痛,下肢动脉尤其是足背动脉搏动减弱或消失。血运完全阻塞时,可发生缺血性坏疽。

(一八〇)动脉粥样硬化的血脂代谢特点是什么?

动脉粥样硬化主要表现为血脂代谢异常,如TC升高、LDL-C升高、HDL-C降低、apoA和Lp(a)升高。

（一八一）如何防治动脉粥样硬化？

（1）合理的膳食。控制膳食总热量，维持正常体重。减少进食总热量，减少胆固醇摄入，戒烟、限酒、限盐、限制含糖食物摄入。

（2）适当的体力劳动和体育活动。体育活动要循序渐进，以不过多增加心脏负担和不引起不适感觉为原则。

（3）积极控制与本病有关的一些危险因素。动脉粥样硬化的危险因素包括高血压、糖尿病、血脂异常、肥胖等。

（一八二）动脉粥样硬化的药物治疗有哪些？

（1）调整血脂药物：血脂异常的患者，如合并动脉粥样硬化应首选以降低 TC 和 LDL-C 为主的他汀类药物。

（2）抗血小板聚集药：预防动脉血栓形成和栓塞。最常用的口服抗血小板聚集药有阿司匹林、氯吡格雷、替格瑞洛、吲哚布芬。

（3）溶栓药和抗凝药：溶栓药包括链激酶、阿替普酶等。抗凝药包括低分子量肝素（low molecular weight heparin，LMWH）、华法林，以及新型口服抗凝药替罗非班、达比加群酯等。

（4）改善心脏重构和预后的药物：如 ACEI 或 ARB 等。

（5）针对缺血症状的相应药物：如心绞痛时应用血管扩张药（硝酸酯制剂等）及 β 受体拮抗剂等。

另外，对于冠状动脉狭窄或闭塞的血管，可考虑介入手术以改善动脉的供血。

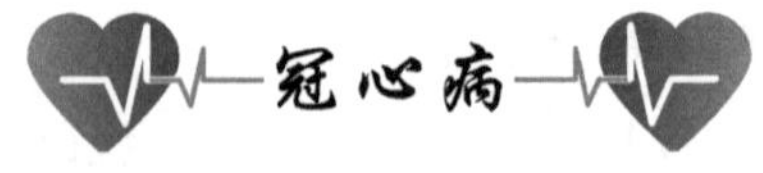

（一八三）冠心病的定义及分类是什么？

冠状动脉粥样硬化使管腔狭窄或闭塞，导致心肌缺血、缺氧或坏死而引起的心脏病，称为冠状动脉粥样硬化性心脏病，简称冠心病，也称缺血性心脏病。既往冠心病分为 5 型，目前为突出对急诊的规范化处理和强化对慢性病的管理，将冠心病分为 2 型。

（1）慢性心肌缺血综合征：包括稳定型心绞痛、缺血性心肌病、隐匿性冠心病。

（2）急性冠脉综合征：包括不稳定型心绞痛、非 ST 段抬高型心肌梗死、ST 段抬高型心肌

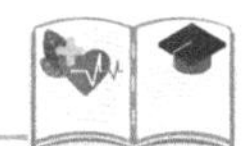

梗死。从临床发病及机制而言,冠心病猝死也包括在内。

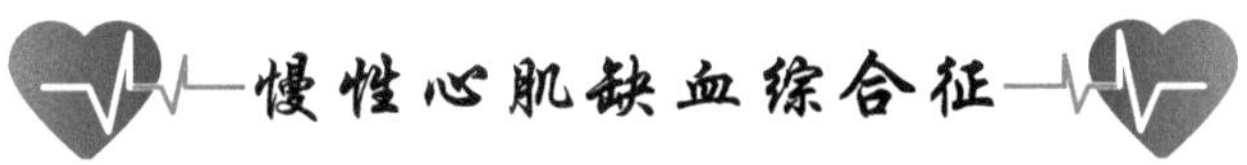

慢性心肌缺血综合征

(一八四)如何定义稳定型心绞痛?

稳定型心绞痛也称劳力性心绞痛,其特点为阵发性的前胸压榨性疼痛或胸闷感觉,主要位于胸骨后部,可放射至心前区和左上肢尺侧,常发生于劳力负荷增加时,持续数分钟,休息或服用硝酸酯制剂后疼痛消失。疼痛发作的程度、频率、持续时间、性质及诱发因素等在数个月内无明显变化。

(一八五)心绞痛的发病机制是什么?

正常冠状动脉循环中75%的氧供应心肌代谢,当冠状动脉狭窄或部分闭塞时,血流不能满足心肌耗氧量的增加,尤其在活动负荷增加的情况下,狭窄的冠状动脉的供血不能相应地增加以满足心肌对血液的需求,机体启动无氧代谢,产生酸性物质,刺激相应神经节段,即产生心绞痛。

(一八六)心绞痛的病理生理机制有什么特点?

冠状动脉粥样硬化病变广泛,冠状动脉CT及造影可以明确5%的大血管病变。临床分析,85%的患者存在冠状动脉大血管病变,15%的患者冠状动脉无显著狭窄,可能与微循环病变有关,亦可能与心肌代谢、贫血、交感神经激活有关。

患者在心绞痛发作之前,常有血压升高、心率增快、肺动脉压和肺毛细血管压升高的变化,反映心和肺的顺应性降低。发作时可有左心室收缩力及收缩速度降低、射血速度减慢、左心室收缩压下降、搏出量及心排血量降低、左心室舒张末期压及血容量增加等左心室收缩与舒张功能障碍的病理生理变化。左心室壁可呈收缩不协调或部分心室壁有收缩减弱的现象。

(一八七)心绞痛的典型症状如何描述?

心绞痛以发作性胸痛为主要症状。其胸痛的特点为:

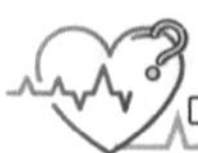

(1)诱因:心绞痛发作常由劳力或情绪激动诱发,饱食、寒冷、吸烟、心动过速、休克等亦可诱发。典型的稳定型心绞痛常在相同劳力条件下重复发生。

(2)部位:胸痛主要在胸骨体之后,可波及心前区,范围手掌大小,也可横贯前胸,界限不清。常放射至左肩、左臂内侧达无名指和小指,或至颈、咽、下颌部。

(3)性质:胸痛常为压迫、发闷或紧缩性,也可有烧灼感,偶伴濒死感,有些患者仅觉胸闷不适。

(4)持续时间:胸痛一般持续几分钟至十几分钟,多为3~5 min,一般不超过半小时。

(5)缓解方式:一般在停止原来诱发症状的活动后胸痛即可缓解;舌下含服硝酸甘油等硝酸酯制剂也能在几分钟内使胸痛缓解。

(一八八)心绞痛有无异常体征?

平时一般无异常体征,心绞痛发作时常见心率增快、血压升高、表情焦虑、皮肤冷或出汗,有时出现第四或第三心音奔马律,可有暂时性心尖区收缩期杂音(是乳头肌缺血致功能失调,继而引起二尖瓣关闭不全导致的)、主动脉辨听诊区吹风样杂音,应警惕主动脉狭窄。

(一八九)心绞痛应查哪些生化项目?

检查方面需完善血糖、血脂检查,以了解冠心病危险因素。查血常规注意有无贫血,常规查cTnT或cTnI以除外心肌梗死。

(一九〇)心绞痛心电图有什么表现?

(1)安静状态下心电图:约半数患者心电图无异常,也可能有非特异性ST段和T波异常或陈旧性心肌梗死的改变,可出现房室或束支传导阻滞、室性或房性期前收缩等心律失常。

(2)发作时心电图:绝大多数患者可出现暂时性心肌缺血引起的ST段移位,心内膜下心肌缺血,可见ST段压低(≥0.1 mV),发作缓解后恢复;也可出现T波倒置。

(3)心电图运动试验:临床上可进一步做心电图运动试验,ST段水平型或下斜型压低≥0.1 mV持续2 min为阳性。心电图运动试验若诱发心绞痛、室性心律失常、血压下降,应立即中止试验。心电图运动试验阳性并不能确诊心绞痛,阴性也不能排除心绞痛,需进一步做冠状动脉造影或CT以协助诊断。

(一九一)冠状动脉CT可以明确心绞痛吗?

冠状动脉CT可判断冠状动脉管腔狭窄程度和管壁钙化情况,有助于对冠心病冠状动脉

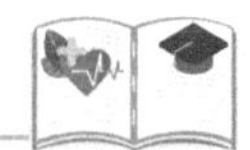

狭窄情况的判断。但当钙化存在时会显著影响判断。

图 37 为冠状动脉 CT 影像：前降支中段狭窄 90%，第一对角支狭窄 90%，回旋支狭窄 30%；于前降支病变处植入支架 1 枚。

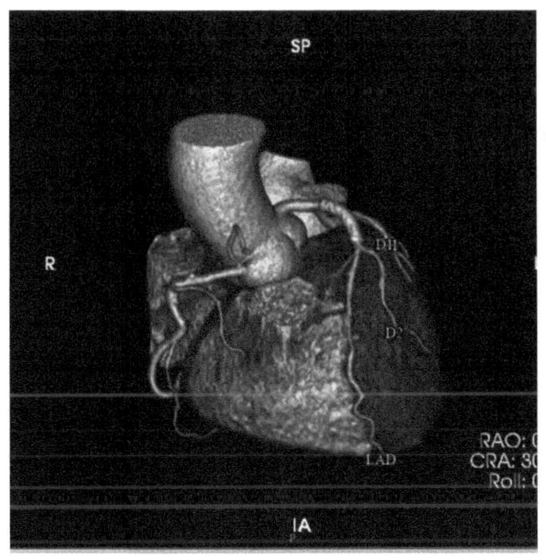

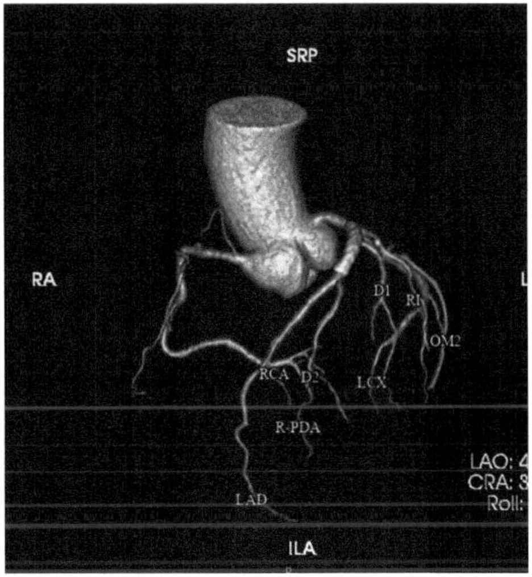

图 37　冠状动脉 CT 可判断冠状动脉狭窄程度

(一九二)心绞痛超声心动图有什么发现?

多数稳定型心绞痛患者静息时做超声心动图检查无异常。严重心肌缺血者，可探测到坏死区或缺血区心室壁的运动减弱。

(一九三)冠心病诊断的"金标准"是什么?

冠状动脉造影为有创性检查手段，是诊断冠心病的"金标准"。一般认为，管腔直径减少 50%可以诊断为冠心病，而减少 70%～75%或以上会严重影响血供。临床上可以行冠状动脉造影以明确血管病变程度，并据此拟定治疗方案，在此基础上可以完善冠状动脉内超声显影、冠状动脉血流储备分数测定，为介入治疗提供准确分析。

图参见附录：冠状动脉造影和介入治疗图示，其中附图 2 为正常的冠状动脉造影，附图 3 为冠状动脉硬化的冠状动脉造影，附图 4 为冠心病的冠状动脉造影。

(一九四)心绞痛的诊断标准是什么?

根据典型心绞痛的发作特点，结合冠心病危险因素，除外其他原因导致的心绞痛，一般即可建立诊断。冠状动脉 CTA 有助于无创性评价冠状动脉管腔狭窄程度、管壁病变性质及分布。冠状动脉造影可以明确冠状动脉病变血管及严重程度,可确立诊断。

【知识拓展】

加拿大心血管病学会(CCS)把心绞痛严重度分为4级。

Ⅰ级:一般体力活动(如步行和登楼)不受限,仅在强、快或持续用力时发生心绞痛。

Ⅱ级:一般体力活动轻度受限。快走、饭后、寒冷或刮风中、精神应激或醒后数小时内发作心绞痛。一般情况下平地步行200 m以上或登楼一层以上受限。

Ⅲ级:一般体力活动明显受限,一般情况下平地步行200 m内或登楼一层引起心绞痛。

Ⅳ级:轻微活动或休息时即可发生心绞痛。

(一九五)心绞痛临床上如何鉴别?

心绞痛以发作性胸痛为主要症状,而胸痛可发生于急性冠脉综合征,也可发生于非冠状动脉病变心血管疾病,还可见于心血管以外疾病。临床上需要加以鉴别。

【知识拓展】

心绞痛与急性冠脉综合征、非冠状动脉病变心血管疾病和心血管以外疾病的鉴别:

1. 急性冠脉综合征

不稳定型心绞痛的疼痛部位、性质、发作时心电图改变等与稳定型心绞痛相似,但发作的劳力性诱因不同,常在休息或较轻微活动下即可诱发;心肌梗死的疼痛程度更剧烈,持续时间多超过30 min,可长达数小时,可伴有心律失常、心衰或(和)休克,含服硝酸甘油多不能缓解,心电图常有典型的动态演变过程。实验室检查显示心肌损伤标志物(cTnI或cTnT)升高。

2. 非冠状动脉病变心血管疾病

(1)其他疾病引起的心绞痛:主动脉瓣狭窄或关闭不全、风湿性动脉炎、梅毒性主动脉炎引起冠状动脉口狭窄或闭塞、肥厚型心肌病等,均可导致冠状动脉绝对或相对供血不足,而发生心绞痛。

(2)心脏神经症:患者常诉胸痛,但为短暂(几秒钟)的刺痛或持久(几小时)的隐痛,时作叹息样呼吸。胸痛部位多在左胸乳房下心尖区附近或表现为游走。有时可耐受较重的体力活动而不发生胸痛或胸闷。含服硝酸甘油无效或见效慢。常伴有头晕、失眠、精神状况差及其他神经症的症状。

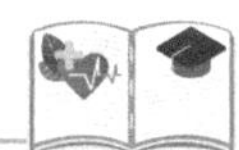

3. 心血管以外疾病

(1)肋间神经痛和肋软骨炎:前者疼痛常累及1~2个肋间,可沿神经分布,为刺痛或灼痛,多为持续性而非发作性,咳嗽、用力呼吸和身体转动可使疼痛加剧,可以有局部明显压痛;后者则在肋软骨处有压痛。

(2)冠心病心绞痛还要与反流性食管炎等食管疾病、膈疝、消化性溃疡、肠道疾病、颈椎病等相鉴别。

(一九六)心绞痛的预后如何?

冠心病心绞痛大多预后良好,且决定预后的因素与病变血管程度及心肌缺血直接相关。大血管(左冠状动脉主干)病变最重。心绞痛合并心律失常、束支传导阻滞、心肌病者预后较差,严重者亦可恶化为心肌梗死,甚至猝死。

(一九七)心绞痛如何治疗?

稳定型心绞痛的治疗原则是改善冠状动脉循环,提高生活质量,治疗冠状动脉粥样硬化,预防心肌梗死和死亡,改善预后。

【知识拓展】

心绞痛的治疗措施如下。

1. 发作时的治疗

1)休息

发作时应立刻休息,但患者往往被迫休息以缓解症状。

2)药物治疗

应用硝酸酯制剂扩张冠状动脉。硝酸酯制剂舌下含服起效最快,反复发作时也可以静脉使用。

(1)硝酸甘油:可用0.5 mg,置于舌下含化,1~2 min即开始起作用,作用时间较短。不良反应有头痛、面色潮红、心率反射性加快和低血压等。

(2)硝酸异山梨酯:可用5~10 mg,置于舌下含化,2~5 min见效,作用维持时间较硝酸甘油长。硝酸异山梨酯还有供喷雾吸入用的制剂。

2. 缓解期的治疗

1)调整生活方式

调整生活方式以避免诱发。饮食宜清淡,进食宜七八分饱;戒烟限酒;减轻精神负担;保持适当的有氧活动。

2)药物治疗

(1)改善缺血及症状的药物:包括β受体拮抗剂、硝酸酯制剂、钙通道阻滞剂等。

β受体拮抗剂:能抑制心脏β受体,减慢心率、改善舒张期灌注,从而降低心肌耗氧量以减少心绞痛发作和增加运动耐量。用药后静息心率降至55~60次/min。β受体拮抗剂的使用剂量应从较小剂量开始,逐渐增加剂量,以心率保持在50~60次/min为宜。临床常用的β受体拮抗剂为美托洛尔缓释片(每次47.5~190 mg,每日1次,口服)和比索洛尔(每次5~10 mg,每日1次,口服)等。β受体拮抗剂的禁忌证:严重心动过缓、高度房室传导阻滞、有明显的支气管痉挛或支气管哮喘的患者。

硝酸酯制剂:扩张冠状动脉,减少心肌需氧量和改善心肌灌注。缓解期主要为口服,常用的硝酸酯制剂为单硝酸异山梨酯(普通片每次20 mg,每日2次,口服;缓释片每次40~60 mg,每日1次,口服)等。硝酸酯制剂的不良反应包括头痛、面色潮红、心率反射性加快和低血压等。

钙通道阻滞剂:抑制心肌收缩,减少心肌耗氧量;扩张冠状动脉,解除冠状动脉痉挛,改善心内膜下心肌的供血;扩张周围血管,降低动脉压,减轻心脏负荷;改善心肌的微循环。适合心绞痛同时伴高血压的患者使用。外周水肿、便秘、心悸、面部潮红是所有钙通道阻滞剂常见的不良反应。

其他药物:①曲美他嗪(每次20~60 mg,每日3次),通过提高氧利用率而治疗心肌缺血。②尼可地尔(每次2 mg,每日3次)是一种钾通道开放剂,可扩张冠状动脉,可用于治疗稳定型心绞痛。

(2)预防心肌梗死,改善预后的药物:包括抗血小板聚集药、调整血脂药物、ACEI或ARB、β受体拮抗剂等。

抗血小板聚集药:常用的有环氧化酶(COX)抑制剂、P_2Y_{12}受体拮抗剂。

COX抑制剂:通过抑制COX活性而阻断血栓素A_2(TXA_2)的合成,达到抗血小板聚集的作用,包括不可逆COX抑制剂(阿司匹林)和可逆COX抑制剂(吲哚布芬)。阿司匹林最佳剂量范围为每日75~150 mg,其主要不良反应为胃肠道出血。吲哚布芬能可逆性抑制COX-1,同时减少血小板第3因子和第4因子,从而减少血小板聚集;其胃肠反应小,出血风险少,可考虑用于有阿司匹林禁忌证患者的替代治疗,维持剂量为每次100 mg,每日2次。

P_2Y_{12}受体拮抗剂:能阻断血小板的P_2Y_{12}受体,从而抑制ADP诱导的血小板活化。常用的P_2Y_{12}受体拮抗剂有氯吡格雷和替格瑞洛。稳定型心绞痛患者主要应用氯吡格雷。氯吡格雷主要用于支架植入后及有阿司匹林禁忌证的患者,常用维持剂量为每日75 mg。

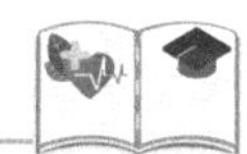

调整血脂药物：首选以降低 LDL-C 为主的他汀类药物，以稳定动脉粥样硬化斑块。他汀类药物能有效降低 TC 和 LDL-C，延缓斑块进展和稳定斑块。所有明确诊断为冠心病的患者，无论其血脂水平如何，均应给予他汀类药物，并将 LDL-C 降至 1.8 mmol/L（70 mg/dL）以下。临床常用的他汀类药物包括阿托伐他汀（每次 10~80mg，每日 1 次）、瑞舒伐他汀（每次 5~20 mg，每晚 1 次）等。使用中应注意监测转氨酶及肌酸激酶等生化指标，及时发现可能因药物引起的肝损害和肌病。

ACEI 或 ARB：拮抗 RAAS 可以显著降低冠心病患者的心血管死亡、主要终点事件的相对危险性。稳定型心绞痛合并高血压、糖尿病及有心衰高危因素的患者建议使用 ACEI。临床常用的 ACEI 类药物包括卡托普利（每次 12.5~50 mg，每日 3 次）、依那普利（每次 5~10 mg，每日 2 次）、培哚普利（每次 4~8 mg，每日 1 次）、贝那普利（每次 10~20 mg，每日 1 次）等。不能耐受 ACEI 类药物者可使用 ARB。

β 受体拮抗剂：对于心肌梗死后的稳定型心绞痛患者，β 受体拮抗剂可减少心血管事件的发生（详见第 156 页“改善缺血及症状的药物”）。

3. 血运重建治疗

应根据冠状动脉的病变解剖特征、患者临床特征以及医疗机构能力等进行综合判断来决定是采用药物保守治疗还是采用血运重建治疗。

血运重建治疗：

（1）经皮冠状动脉介入治疗（percutaneous coronary intervention，PCI）：PCI 是指一组经皮介入技术，包括经皮冠状动脉腔内成形术（PTCA）、冠状动脉支架植入术和冠状动脉斑块旋磨术等。

（2）冠状动脉旁路移植术（coronary artery bypass graft，CABG）：CABG 通过取患者自身的大隐静脉作为旁路血管，一端吻合在主动脉，另一端吻合在病变冠状动脉段的远端；或游离胸廓内动脉与病变冠状动脉远端吻合，以改善病变冠状动脉分布心肌的血流供应。

PCI 和 CABG 的选择需要根据冠状动脉病变的情况和患者对开胸手术的耐受程度以及患者的意愿等进行综合考虑。对全身情况能耐受开胸手术者，左主干合并 2 支以上冠状动脉病变（尤其是病变复杂程度评分，如 SYNTAX 评分较高者），或多支血管病变合并糖尿病者，CABG 应为首选。

对稳定型心绞痛除用药物防止心绞痛再次发作外，应从阻止或逆转粥样硬化病情进展，预防心肌梗死等方面综合考虑，以改善预后。

（一九八）隐匿型冠心病的临床特点是什么？

有心肌缺血的客观证据（心电活动、心肌血流灌注及心肌代谢等异常），但无心绞痛的临床症状的冠心病，称为隐匿型冠心病或无症状性冠心病。

(一九九)隐匿型冠心病需要与哪些疾病相鉴别?

各种器质性心脏病都可引起缺血性ST-T改变,如心肌炎、心肌病、心包疾病、电解质失调、内分泌系统疾病等,所以都应注意与隐匿型冠心病进行鉴别。

(二〇〇)什么是缺血性心肌病?

缺血性心肌病是指由冠状动脉粥样硬化引起长期心肌缺血,导致心肌弥漫性纤维化,产生与原发性扩张型心肌病类似的症状,是冠心病的一种特殊类型或晚期阶段,临床以心衰、心脏扩大、心律失常、血栓等为特征。

(二〇一)缺血性心肌病的症状有哪些?

缺血性心肌病的症状可表现为充血型和限制型,而以充血型为常见。症状为充血型心衰者,往往合并左心衰竭,以呼吸困难为主要表现。晚期可以合并右心衰竭,而出现体循环淤血的症状。缺血性心肌病可以出现各种心律失常,常见室性期前收缩、心房颤动、束支传导阻滞,而心房颤动未积极抗凝者可以出现血栓。

(二〇二)临床如何诊断缺血性心肌病?

(1)有明确的心肌坏死或心肌缺血证据,包括:①既往曾发生心肌梗死或急性冠脉综合征。②既往行PCI或CABG。③存在心肌缺血的客观证据,如心电图显示存在心肌坏死(如Q波形成)或心脏超声显示存在室壁运动减弱或消失征象,冠状动脉CTA或冠状动脉造影证实存在冠状动脉显著狭窄。

(2)心脏明显扩大,突出表现为左心室增大。

(3)心功能不全症状和(或)实验室依据。

(4)可排除冠心病的某些并发症,如室间隔穿孔、室壁瘤和乳头肌功能不全导致的二尖瓣关闭不全等,其他心脏病或其他原因引起的心脏扩大和心衰。

(二〇三)缺血性心肌病临床上需要与哪些疾病相鉴别?

缺血性心肌病需要与其他引起心脏扩大和心衰的疾病相鉴别,如特发性扩张型心肌病、心肌炎、高血压性心脏病、内分泌病性心脏病等。

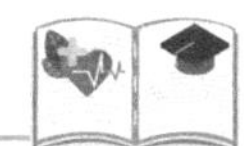

(二〇四)缺血性心肌病可以预防吗?

缺血性心肌病可以预防。预防措施:控制冠心病危险因素,控制血压、血糖、血脂,改善心肌缺血;纠正心律失常,积极治疗心功能不全;血运重建(PCI 或 CABG)可改善缺血区域存活的心肌功能。

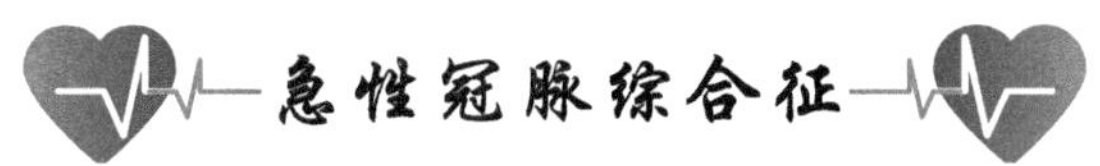

急性冠脉综合征

【基本知识】

急性冠脉综合征(acute coronary syndrome,ACS)是一组由急性心肌缺血引起的临床综合征,主要包括不稳定型心绞痛(unstable angina,UA)、非 ST 段抬高型心肌梗死(non-ST segment elevation myocardial infarction,NSTEMI)、ST 段抬高型心肌梗死(ST segment elevation myocardial infarction,STEMI)。

(二〇五)急性冠脉综合征核心病理机制是什么?

动脉粥样硬化不稳定斑块破裂或糜烂导致冠状动脉内急性血栓形成,被认为是大多数急性冠脉综合征发病的主要病理基础。血小板激活形成血栓是急性冠脉综合征的重要机制,在 UA、STEMI 中主要导致血管栓塞、心肌损伤,而 STEMI 程度更重。急性冠脉综合征心肌梗死在 STEMI 中主要表现为血管闭塞、大量心肌坏死。

(二〇六)UA 和 NSTEMI 的区别是什么?

UA 和 NSTEMI 有共同的发病机制,是由于动脉粥样斑块破裂或糜烂,伴有不同程度的表面血栓形成、血管痉挛及远端血管栓塞导致的一组临床症状,合称为非 ST 段抬高型急性冠脉综合征(non-ST segment elevation-ACS,NSTE-ACS)。UA/NSTEMI 的病因和症状相似但程度不同,临床上 NSTEMI 缺血程度更重,并会出现心肌坏死,而两者主要依靠肌钙蛋白水平加以分别。

（二〇七）UA 临床如何分型？

（1）静息型心绞痛（rest angina pectoris）：休息时发作，持续时间通常>20 min。变异型心绞痛（variant angina pectoris）表现为一过性 ST 段动态改变，是 UA 的一种特殊类型，其发病机制为冠状动脉痉挛。

（2）初发型心绞痛（new-onset angina pectoris）：通常在首发症状 1～2 个月内发生，轻体力活动即可诱发较重程度的心绞痛。

（3）恶化型心绞痛（accelerated angina pectoris）：以稳定型心绞痛为基础，心绞痛逐渐增强（症状更重、持续时间更长、发作更频繁、分级变高）。

部分 UA 患者发作有诱发因素：①心肌耗氧量增加，如感染、甲亢或心律失常。②低血压。③合并贫血和低氧血症。

（二〇八）UA/NSTEMI 的发病原因和病理机制是什么？

UA/NSTEMI 病理机制为在不稳定粥样硬化斑块（易损斑块）破裂或糜烂的基础上，血小板聚集，并发血栓形成，微血管栓塞，最终导致急性或亚急性心肌供氧的减少和缺血加重。NSTEMI 常因心肌严重的持续性缺血而致心肌坏死，病理上出现心内膜下心肌坏死。易损斑块的主要病理特点包括活动性炎症、薄的纤维帽、较大的脂质核心、内皮剥脱伴表面血小板聚集、斑块有裂隙或损伤以及严重的血管狭窄。

（二〇九）UA 有什么临床症状？

UA 临床症状有胸部不适，其程度更重，持续时间更长，可达数十分钟，诱发因素较轻，轻度体力活动即可引起。心绞痛发生次数、严重程度和持续时间增加；可出现静息或夜间心绞痛；发作时伴有相关症状，如出汗、心悸或呼吸困难；常规休息或舌下含服硝酸甘油不能完全缓解症状。

（二一〇）UA 有什么体征？

UA 的体征无特异性。体格检查可发现一过性第三心音或第四心音，二尖瓣反流可闻及收缩期杂音，还可发现潜在的加重心肌缺血的因素，并成为判断预后非常重要的依据。

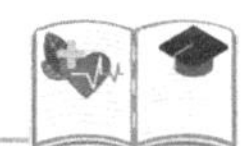

(二一一)UA最重要的辅助检查是什么?

UA最重要的辅助检查项目是心电图和冠状动脉造影。

(1)心电图:大多数患者胸痛发作时有ST段(抬高或压低)和T波(低平或倒置)改变,而ST段的动态改变(≥0.1 mV的抬高或压低)是严重冠状动脉疾病的表现,预示会发生急性心肌梗死或猝死,对诊断和预后均有价值。通常上述心电图动态改变可随着心绞痛的缓解而完全或部分消失。若心电图改变持续12 h以上,则提示NSTEMI可能。若患者具有稳定型心绞痛的典型病史或冠心病诊断明确(既往有心肌梗死,冠状动脉造影提示狭窄或非侵入性试验阳性),即使没有心电图改变,也可以根据症状做出UA的诊断。

(2)冠状动脉造影:能提供详细的血管相关信息,可明确诊断、指导治疗并评价预后。但在冠状动脉造影正常或无阻塞性的UA患者中,胸痛可能是冠状动脉痉挛、微循环灌注障碍导致的。

(二一二)UA最主要的生化检查是什么?

UA必查心肌损伤标志物,尤其是心肌肌钙蛋白。心肌肌钙蛋白有较高的敏感性和特异性,而心肌肌钙蛋白水平升高即提示有心肌损伤。UA的诊断依靠症状、发作时心电图ST-T的改变和心肌肌钙蛋白。如心肌肌钙蛋白阳性则意味着该患者已发生少量心肌损伤,其是预后不佳的因子。

(二一三)如何诊断UA?

诊断UA:①典型的心绞痛症状。②典型的缺血性心电图改变(新发或一过性ST段压低≥0.1 mV,或T波倒置≥0.2 mV)。③心肌损伤标志物(cTnT、cTnI或CK-MB)测定,可以做出UA/NSTEMI诊断。临床需要与STEMI鉴别(详见后文STEMI的相关内容)。

(二一四)UA/NSTEMI的治疗原则和治疗方法是什么?

UA/NSTEMI治疗原则包括立即改善冠状动脉缺血状态,预防发生心肌梗死等致死性不良后果。UA/NSTEMI具体的治疗方法包括抗缺血、抗血栓、对冠状动脉的评估和治疗。

(二一五)UA/NSTEMI的临床评估有哪些内容?

对UA/NSTEMI的临床评估是治疗它们的关键。①对胸痛症状的关注:如持续不解或出现压榨性等进展性的疼痛应高度重视。②对心电图 ST-T 动态变化的关注：ST-T 存在动态变化的病例反映心肌损伤和缺血加重。③对心肌损伤标志物的关注：如心肌肌钙蛋白持续升高，应警惕心肌坏死可能。④临床药物反应差或血流动力学不稳定者，应收入 CCU 监护治疗。

（二一六）UA/NSTEMI 的治疗有哪些内容？

UA/NSTEMI 的治疗包括改善心肌缺血缺氧、扩张冠状动脉、减少心肌耗氧量、抗血小板聚集联合抗凝治疗以改善预后。

【知识拓展】

UA/NSTEMI 的治疗措施如下：

1. 一般治疗

卧床休息，消除紧张情绪和顾虑，保持环境安静，可酌情用小剂量的镇静剂和抗焦虑药，给予吸氧，监测血氧饱和度（SaO_2），维持 SaO_2>90%；积极处理引起心肌耗氧量增加的疾病，如感染、发热、甲亢、贫血、低血压、心衰、低氧血症、肺部感染、快速性心律失常（增加心肌耗氧量）和严重的缓慢性心律失常（减少心肌灌注）。

2. 药物治疗

1）抗心肌缺血药物

减少心肌耗氧量（减慢心率或减弱左心室收缩力）或扩张冠状动脉，以缓解心绞痛。

（1）硝酸酯制剂：可扩张静脉，降低心脏前负荷，并降低左心室舒张末期压、降低心肌耗氧量。此外，硝酸酯制剂还可扩张冠状动脉，缓解心肌缺血。心绞痛发作时，可舌下含服硝酸甘油，每次 0.5 mg；可静脉应用硝酸甘油或硝酸异山梨酯。建议先予硝酸甘油静脉滴注，在症状消失 12~24 h 后改用口服制剂。

（2）β 受体拮抗剂：作用于心肌的 β_1 受体而减慢心率、降低心肌耗氧量，减少心肌缺血反复发作，减少心肌梗死的发生。建议使用具有心脏 β_1 受体选择性的药物如美托洛尔和比索洛尔。药物目标剂量为在安静时心率维持在 50~60 次/min。

（3）钙通道阻滞剂：可有效减轻心绞痛症状，尤其适合血管痉挛性心绞痛的患者。

2）抗血小板治疗

（1）COX 抑制剂：代表药物阿司匹林是抗血小板治疗的基石，如无禁忌证，应口服阿司匹林，负荷量为每日 150~300 mg（未服用过阿司匹林的患者），维持剂量为每日 75~100 mg。

（2）P_2Y_{12} 受体拮抗剂：UA/NSTEMI 患者均建议在服用阿司匹林的基础上，联合应用一

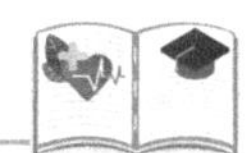

种 P_2Y_{12} 受体拮抗剂，并维持至少 12 个月。氯吡格雷负荷量为每日 300～600 mg，维持剂量为每日 75 mg。氯吡格雷不良反应小，作用快，已代替噻氯吡啶，或用于不能耐受阿司匹林的患者，以及植入支架后与阿司匹林联合应用。替格瑞洛可逆性抑制 P_2Y_{12} 受体，较阿司匹林起效快，作用强，可用于所有 UA/NSTEMI 患者的治疗，首次负荷量为 180 mg(90 mg×2 片)，维持剂量为每次 90 mg，每日 2 次。

(3) 血小板糖蛋白Ⅱb/Ⅲa(GPⅡb/Ⅲa)受体拮抗剂(GPI)：激活的血小板通过 GPⅡb/Ⅲa 受体与纤维蛋白原结合，导致血小板血栓形成，这是血小板聚集的最后的、唯一的途径。阿昔单抗为直接抑制 GPⅡb/Ⅲa 受体的单克隆抗体，能有效地与血小板表面的 GPⅡb/Ⅲa 受体结合，从而抑制血小板聚集。其他药物还有替罗非班，其是目前国内唯一的 GPⅡb/Ⅲa 受体拮抗剂。GPⅡb/Ⅲa 受体拮抗剂可应用于接受 PCI 治疗后的 UA/NSTEMI 患者和选用保守治疗策略的中高危 UA/NSTEMI 患者。

3) 抗凝治疗

若无禁忌证，所有 UA/NSTEMI 患者均应在抗血小板治疗的基础上常规接受抗凝治疗。常用的抗凝药包括普通肝素、低分子量肝素、磺达肝癸钠和比伐卢定。

(1) 普通肝素：推荐用量是静脉注射 80～85 U/kg 后，以 15～18 U/(kg·h)的速度静脉滴注维持，治疗过程中在开始用药或调整剂量后 6 h 需监测活化部分凝血活酶时间(activated partial thromboplastin time，APTT)来调整肝素用量，一般 APTT 控制在 50～70 s。以静脉应用普通肝素 2～5 天为宜，后可改为每次皮下注射 5000～7500 U，每日 2 次，再治疗 1～2 天。

(2) 低分子量肝素：具有强烈的抗Ⅹa 因子及Ⅱa 因子活性的作用，皮下应用不需要实验室监测。

(3) 磺达肝癸钠：是选择性Ⅹa 因子间接抑制剂。其用于 UA/NSTEMI 患者的抗凝治疗，不仅能有效减少心血管事件，还能降低出血风险。

(4) 比伐卢定：是直接抗凝血酶制剂，有效成分为水蛭素衍生物片段。其通过直接并特异性抑制Ⅱa 因子活性，使 APTT 明显延长而发挥抗凝作用，可预防接触性血栓形成，作用可逆而短暂，可降低出血事件的发生率。主要用于 UA/NSTEMI 患者 PCI 中的抗凝。

4) 他汀类药物

急性期应用他汀类药物可促使血管内皮细胞释放一氧化氮，长期应用有抗炎症和稳定斑块的作用，能降低冠状动脉疾病的死亡和心肌梗死发生率。无论血脂水平如何，UA/NSTEMI 患者均应尽早(24 h 内)使用他汀类药物。

5) ACEI 或 ARB

长期应用 ACEI 能降低 UA/NSTEMI 患者的心血管事件发生率。如果无临床禁忌，应该在 24 h 内给予 ACEI 口服，不能耐受 ACEI 者可用 ARB 替代。

4. 冠状动脉血运重建

冠状动脉血运重建包括 PCI 和 CABG。

随着 PCI 技术的迅速发展,PCI 成为 UA/NSTEMI 患者血运重建的主要方式。药物洗脱支架(drug eluting stent,DES)的应用进一步改善了 PCI 的远期疗效,拓宽了 PCI 的应用范围。

(二一七)NSTE-ACS 的侵入治疗策略是什么?

根据 NSTE-ACS 心血管事件危险的紧迫程度以及相关并发症的严重程度,应选择不同的侵入治疗策略。

对极高危人群紧急侵入治疗策略(<2 h),包括血流动力学不稳定或心源性休克、药物治疗无效的反复发作或持续性胸痛、致命性心律失常或心脏骤停、心肌梗死合并机械并发症、急性心衰以及反复的 ST-T 动态改变尤其是伴随间歇性 ST 段抬高等。

对高危人群早期侵入治疗策略(<24 h),包括心肌梗死相关的心肌肌钙蛋白上升或下降、ST 段或 T 波的动态改变(有或无症状)以及 GRACE 评分>140 分。

对中危人群侵入治疗策略(<72 h),包括糖尿病、肾功能不全[eGFR<60 mL/(min·1.73 m^2)]、LVEF<40%或充血性心衰、早期心肌梗死后心绞痛、PCI 史、CABG 史、GRACE 评分 109~140 分。

若无以上危险因素,先行冠状动脉 CT 证实心肌缺血后再考虑有创检查。

(二一八)什么情况用 GRACE 评分?

对 NSTE-ACS 患者的危险程度进行评估,并关联介入治疗时机的选择,常用的评估方法有 GRACE 评分和 TIMI 评分。TIMI 评分易操作,但对远期预测价值很有限;GRACE 评分可以有效地评价预后和临床结局,预测急性冠脉综合征患者的远期死亡风险。TIMI 评分,即心肌梗死溶栓治疗临床试验危险积分。

(二一九)哪种患者行 CABG 受益最大?

CABG 最大的受益者是病变严重、有多支血管病变的症状严重和左心室功能不全的患者。

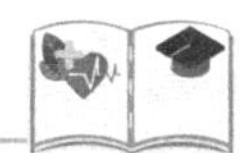

（二二〇）UA/NESTEMI 预后如何，如何预防？

UA/NESTEMI 患者住院期间的死亡率低于 STEMI，长期的心血管事件发生率与 STEMI 接近。

以下措施有利于改善 UA/NESTEMI 患者的预后：①抗血小板、抗心绞痛治疗和应用 ACEI。②应用 β 受体拮抗剂预防心律失常、减轻心脏负荷等，控制血压。③控制血脂和戒烟。④控制饮食和进行糖尿病治疗。⑤健康教育和运动。

（二二一）STEMI 的病因是什么？

在冠状动脉不稳定斑块的基础上，在诱因作用下，不稳定的粥样硬化斑块破裂、出血、管腔内血栓形成，造成一支或多支血管闭塞，相应心肌无血流供应 30 min 以上，即可发生心肌坏死，表现为 STEMI。

（二二二）促使斑块破裂出血及血栓形成的诱因有哪些？

（1）交感神经活动增加，心肌收缩力、心率、血压升高，冠状动脉张力升高，常见于情绪激动、精神紧张、上午 6~12 时。

（2）饱餐后，血脂升高，血黏度升高。

（3）重体力活动、用力排便使血压突然剧烈升高时，致左心室负荷明显加重。

（4）心排血量骤降，冠状动脉灌注锐减，常见于休克、脱水、出血、外科手术或严重心律失常。

（二二三）冠状动脉病变血管和梗死心肌的关系是什么？

闭塞的血管与心肌梗死部位关系密切，最常见的是左前降支、右冠状动脉。

（1）左前降支闭塞，可见于左心室前壁、心尖区、下侧壁、前间隔和二尖瓣前乳头肌梗死。

（2）右冠状动脉闭塞，可见于左心室膈面（右冠状动脉占优势时）、后间隔和右心室梗死，并可累及窦房结和房室结。

（3）左回旋支闭塞，可见左心室高侧壁、膈面（左冠状动脉占优势时）和左心房梗死，可能累及房室结。

（4）左主干闭塞，可引起左心室广泛梗死。

右心室和左心房、右心房梗死较少见。

(二二四)心肌梗死心肌病变的病理过程是什么?

冠状动脉闭塞后20~30 min,其供血的心肌开始坏死;1~2 h之间绝大部分心肌呈凝固性坏死,心肌间质充血、水肿,伴炎症细胞浸润。此后,坏死的心肌纤维逐渐溶解,形成肌溶灶,逐步形成肉芽组织。坏死组织1~2周后开始吸收,并逐渐纤维化,在6~8周形成瘢痕愈合,称为陈旧性心肌梗死。

继发性病理变化:坏死心壁在心腔内压力的作用下向外膨出,逐渐形成室壁瘤,甚至导致心脏破裂。

(二二五)STEMI 的病理生理过程如何?

坏死心肌导致左心室舒张和收缩功能障碍,并产生一些血流动力学变化,其严重程度和持续时间取决于梗死的部位、程度和范围。STEMI 病理生理过程包括心肌收缩力减弱、顺应性降低,心肌收缩不协调,射血分数降低,心搏量和心排血量下降,心率增快或有心律失常。急性大面积心肌梗死者,可发生泵衰竭——心源性休克或急性肺水肿。右心室梗死主要病理生理改变是急性右心衰竭的血流动力学变化。左心室体积增大、形状改变及梗死节段心肌变薄和非梗死节段心肌增厚,导致心室重塑。

(二二六)急性心肌梗死有先兆表现吗?

50%~81.2%的急性心肌梗死患者在发病前数日有乏力、胸部不适,活动时心悸、气急、烦躁、心绞痛等先兆症状,其中以新发心绞痛(初发型心绞痛)或原有心绞痛加重(恶化型心绞痛)最为突出。心绞痛发作较以往频繁、程度较剧、持续时间较长、硝酸甘油疗效差、诱发因素不明显。

(二二七)STEMI 有什么症状?

(1)疼痛:胸痛部位和性质与心绞痛相同,但诱因多不明显,胸痛有压榨感,持续时间较长,可达数小时或更长,休息和含服硝酸甘油多不能缓解。患者常烦躁不安、出汗、恐惧、胸闷或有濒死感。少数患者无疼痛,一开始即表现为休克或急性心衰。部分患者疼痛位于上腹部,部分患者疼痛放射至下颌,被误认为牙痛,容易引起误诊。

(2)全身症状:由坏死物质吸收引起,可出现发热、心动过速、白细胞计数升高和红细胞沉降率增快等。

(3)胃肠道症状:常伴有频繁的恶心、呕吐、上腹胀痛、肠胀气,甚则呃逆。与迷走神经受

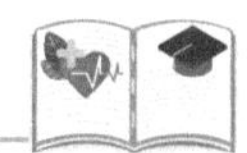

坏死心肌刺激和心排血量降低、组织灌注不足等有关。

(4)心律失常:以室性心律失常最多见,尤其是室性期前收缩,可频发、成对出现或呈短阵室性心动过速,可发生心室颤动。心室颤动是STEMI早期,特别是入院前主要的死因。也可见房室传导阻滞和束支传导阻滞。

(5)低血压和休克:烦躁不安、面色苍白、皮肤湿冷、脉细而快、大汗淋漓、尿量减少(<20 mL/h)、神志迟钝甚至晕厥者,收缩压<80 mmHg为休克表现。休克为心肌广泛(40%以上)坏死,心排血量急剧下降所致。右心衰竭尚有血容量不足的因素参与。

(6)心衰:主要是急性左心衰竭,为心肌梗死后心脏收缩和舒张力显著减弱或不协调所致。可出现呼吸困难、咳嗽、发绀、烦躁等症状,严重者可发生肺水肿,有颈静脉怒张、肝大、水肿等右心衰竭表现。右心室心肌梗死者以右心衰竭为先发症状,伴血压下降。

(二二八)心肌梗死所致心衰的心功能如何评价?

急性心肌梗死所致心衰临床需参照Killip分级进行心功能评价,结合心脏血流动力学可进行Forrester分类。

【知识拓展】

根据有无心衰表现及其相应的血流动力学改变严重程度,急性心肌梗死所致心衰按Killip分级法可分为:

Ⅰ级:尚无明显心衰。

Ⅱ级:有左心衰竭,肺部啰音<50%肺野。

Ⅲ级:有急性肺水肿,全肺大、小干啰音、湿啰音。

Ⅳ级:有心源性休克等不同程度或阶段的血流动力学变化。

STEMI时,重度左心室衰竭或肺水肿与心源性休克同样是由左心室排血功能障碍引起的,两者可以不同程度合并存在,常统称为心脏泵功能衰竭或泵衰竭。在血流动力学上,肺水肿是以左心室舒张末期压及左心房与肺毛细血管压的升高为主,而休克则以心排血量和动脉压的降低更为突出。心源性休克是较左心室衰竭程度更重的泵衰竭,一定水平的左心室充盈后,心排血指数(cardiac index,CI)比左心室衰竭时更低,亦即CI与充盈压之间关系的曲线更为平坦而下移。

Forrester等对上述血流动力学分级做了调整,并与临床进行对照,分为如下4类:

Ⅰ类:无肺淤血和周围灌注不足;肺毛细血管楔压(PCWP)和CI正常。

Ⅱ类:有肺淤血;PCWP升高(>18 mmHg),CI正常[>2.2 L/(min·m)]。

Ⅲ类:有周围灌注不足;PCWP正常(<18 mmHg),CI降低[<2.2 L/(min·m)],主要与血容量不足或心动过缓有关。

Ⅳ类:合并有肺淤血和周围灌注不足;PCWP升高(>18 mmHg),CI降低[<2.2 L(min·m)]。

在上述 Killip 分级与 Forrester 分类中,第Ⅳ级或类最为严重。

(二二九)心肌梗死有哪些体征?

(1)心脏体征:心浊音界可正常也可轻度至中度增大。心率多增快,少数也可减慢。可闻及期前收缩。心尖区第一心音减弱,可闻及第四心音(心房性)奔马律,反应性纤维性心包炎可闻及心包摩擦音。二尖瓣乳头肌功能失调或断裂时,心尖区可出现粗糙的收缩期杂音或伴收缩中晚期喀喇音。室间隔穿孔时可在胸骨左缘第 3~4 肋间新出现粗糙的收缩期杂音,并伴有震颤。

(2)血压:血压大都降低。

(3)其他:可有与心律失常、休克或心衰相关的其他体征。

(二三〇)心电图在心肌梗死中价值如何?有何表现?

心电图可以快速准确地协助诊断 STEMI,并可做出定位、定量的诊断,为心肌梗死的早诊断、早治疗提供证据。心肌梗死时,心电图常有进行性的改变。STEMI 心电图表现特点如下。

1. 特征性改变

(1)在面向坏死区周围心肌损伤区的导联上出现 ST 段抬高呈弓背向上型。

(2)宽而深的 Q 波(病理性 Q 波)。

(3)T 波倒置。

(4)在背向心肌坏死区域的导联则出现相反的改变,即 R 波升高、ST 段压低和 T 波直立并升高。

2. ST 段动态改变

(1)超急性期:起病数小时内,T 波高耸。

(2)急性期:数小时后,ST 段明显抬高,弓背向上,与直立的 T 波连接,形成单相曲线。数小时至 2 天内出现病理性 Q 波,同时 R 波降低。Q 波在 3~4 天内稳定不变,多数患者长期存在。

(3)亚急性期:ST 段抬高持续数日至 2 周左右,逐渐回到基线水平,T 波则变为平坦或倒置。

(4)慢性期:数周至数个月后,T 波呈“V”形倒置,两肢对称,波谷尖锐。T 波倒置可永久存在。

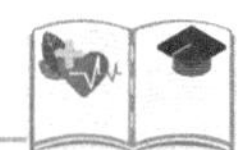

3. 定位和定量

根据出现特征性改变的导联数来判断梗死部位和大致梗死的血管。

(二三一)心电图如何对心肌梗死进行定位和定量？

前间壁心肌梗死：$V_1 \sim V_3$ 导联。

前壁心肌梗死：$V_3 \sim V_5$ 导联。

广泛前壁心肌梗死：$V_1 \sim V_5$ 或 V_6 导联。

侧壁心肌梗死：Ⅰ、aVL、V_5、V_6 导联。

下壁心肌梗死：Ⅱ、Ⅲ、aVF 导联。

后壁心肌梗死：$V_7 \sim V_9$ 导联。

右心室心肌梗死：$V_{3R} \sim V_{6R}$ 导联。

对于急性心肌梗死的病例，应常规做 18 导联心电图，即加测右心室导联 V_{3R}、V_{4R}、V_{5R} 及左心室后壁导联 V_7、V_8、V_9。

【知识拓展】

1. 放射性核素检查

正电子发射计算机断层扫描(positron emission tomography，PET)是放射性核素检查的一种，可观察心肌的代谢变化，是目前唯一能直接评价心肌存活性的影像技术。

2. 超声心动图

B 型和 M 型超声心动图也有助于了解心室壁的运动和左心室功能，可用于诊断室壁瘤和乳头肌功能失调，还可检测心包积液及室间隔穿孔等并发症。

(二三二)STEMI 最重要的生化指标是什么？

STEMI 最重要的生化必查项目是心肌损伤标志物。心肌损伤标志物尤其是肌钙蛋白可以判断有无心肌坏死，可为心肌梗死定性诊断、判断预后及危险度评价提供临床依据。

【知识拓展】

血清心肌损伤标志物：

(1)cTn 是心肌细胞结构蛋白，而心肌坏死后 cTn 会被释放入血而被监测。心肌肌钙蛋白 I(cTnI)或 T(cTnT)在起病 3~4 h 后升高,cTnI 于 11~24 h 达高峰,7~10 天降至正常;cTnT 于 24~48 h 达高峰,10~14 天降至正常。这些心肌细胞结构蛋白含量的升高是诊断心肌梗死的敏感指标。

(2)肌红蛋白在起病后 2 h 内升高,12 h 内达高峰,24~48 h 内恢复正常。

(3)CK-MB 在起病后 4 h 内升高,16~24 h 达高峰,3~4 天恢复正常,其升高的程度能较准确地反映心肌梗死的范围,其高峰出现时间是否提前有助于判断溶栓治疗是否成功。

(二三三)如何诊断 STEMI?

①典型的症状;②特征性的心电图改变和实验室检查;③cTn 水平明显升高。以上 3 条中满足 2 条即可诊断 STEMI。

【知识拓展】

老年人,突然发生严重心律失常、休克、心衰而原因未明,或突然发生较重而持久的胸闷或胸痛,都应考虑本病的可能。宜先按急性心肌梗死来处理,短期内进行心电图、血清心肌损伤标志物测定等的动态观察以明确诊断。目前诊断模式为“1+1”模式,尤其重视 cTn 水平升高超过参考上限值。同时具备至少下列 1 条心肌缺血证据:①心肌缺血症状;②心电图上有坏死性 Q 波;③心电图显示 ST 段新发缺血改变或新发左束支传导阻滞;④影像学证据提示新发局部室壁运动异常或存活心肌丢失;⑤与 PCI 相关的心肌梗死;⑥与 CAGB 相关的心肌梗死。

(二三四)急性心肌梗死需要与哪些疾病相鉴别?

急性心肌梗死需要与心绞痛、主动脉夹层、急性肺动脉栓塞、急性心包炎、急腹症相鉴别。

【知识拓展】

急性心肌梗死的鉴别诊断:

1. 心绞痛

急性心肌梗死与心绞痛如何鉴别见表 11,注意从胸痛部位、胸痛性质、诱因、持续时间、缓解方式、是否发生心衰、心肌损伤标志物、心电图等方面加以鉴别。

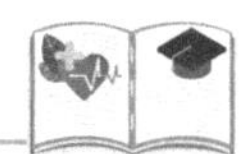

表 11 急性心肌梗死与心绞痛的鉴别

鉴别项	心绞痛	急性心肌梗死
胸痛部位	中下段胸骨后	相同,但可在较低位置或上腹部
胸痛性质	压榨样或窒息性	相似,但程度更剧烈
诱因	劳力、情绪激动、受寒、饱食等	不常有
持续时间	短,1~5 min 或 15min 以内	长,数小时或 1~2 天
缓解方式	硝酸甘油有效	硝酸甘油无效
是否发生心衰	极少	多见
心肌损伤标志物	无	有
心电图	无变化或暂时性 ST-T 改变	有特征性和动态性变化

2. 主动脉夹层

胸痛,发则剧烈,常放射到背、肋、腹、腰和下肢,两上肢的血压和脉搏可有明显差别,但无血清心肌损伤标志物升高。胸主动脉 CTA 或 MRA 可确诊。

3. 急性肺动脉栓塞

可发生胸痛、咯血、呼吸困难和休克,并有右心负荷急剧增加的表现,如发绀、颈静脉充盈、肝大、下肢水肿等。心电图示 $S_{I}Q_{III}T_{III}$。有低氧血症。肺动脉 CTA 可检出肺动脉大分支血管的栓塞。

4. 急性心包炎

急性非特异性心包炎可有较剧烈而持久的心前区疼痛。心包炎的疼痛与发热同时出现,呼吸和咳嗽时加重,早期即有心包摩擦音,心包腔渗液时疼痛消失;心电图除 aVR 导联外,其余导联均有 ST 段弓背向下的抬高,T 波倒置,但无异常 Q 波出现,并且无 ST-T 动态演变。

5. 急腹症

急性胰腺炎、消化性溃疡穿孔、急性胆囊炎、胆石症等均有上腹部疼痛,可能伴休克。体征、心电图检查、血清心肌酶和心肌肌钙蛋白测定可协助鉴别。

(二三五)心肌梗死有哪些并发症?

心肌梗死并发症有乳头肌功能失调或断裂、心脏破裂、栓塞、心室壁瘤、心肌梗死后综合征。

【知识拓展】

心肌梗死并发症：

(1)乳头肌功能失调或断裂：总发生率可高达50%。二尖瓣乳头肌因缺血、坏死等使收缩功能发生障碍，造成不同程度的二尖瓣脱垂并关闭不全，心尖区出现收缩中晚期喀喇音和吹风样收缩期杂音，第一心音可不减弱，可引起心衰。乳头肌整体断裂极少见，多发生在二尖瓣后乳头肌，见于下壁心肌梗死，可发生心衰，迅速发生肺水肿而死亡。

(2)心脏破裂：多为心室游离壁破裂，造成心包积血，引起急性心脏压塞而猝死。

(3)栓塞：发生率1%~6%，见于起病后1~2周，可为左心室附壁血栓脱落所致，引起脑、肾、脾或四肢等动脉栓塞。

(4)心室壁瘤：主要见于左心室，发生率5%~20%。体格检查可见左侧心界扩大，心脏搏动范围较广，可有收缩期杂音。心电图显示ST段持续抬高。超声心动图可见局部心缘突出，搏动减弱或有反常搏动。室壁瘤可导致心功能不全、栓塞和室性心律失常。

(5)心肌梗死后综合征：发生率1%~5%，于心肌梗死后数周至数个月内出现，可反复发生。心肌梗死后综合征表现为心包炎、胸膜炎或肺炎，有发热、胸痛等症状，发病机制可能为自身免疫反应所致。

(二三六)STEMI的治疗原则是什么？

STEMI早期治疗原则：积极尽早开通闭塞的血管(溶栓/介入)，以挽救濒死的心肌，防止心肌梗死，缩小心肌缺血范围，保护心功能，及时处理心律失常、心源性休克等并发症。STEMI的治疗是复杂的临床综合治疗，涉及对患者的监护和一般治疗、解除疼痛、抗血小板治疗、抗凝治疗、心肌再灌注治疗(包括溶栓、PCI、CABG)、并发症的处理等。

【知识拓展】

STEMI的治疗：

1. 监护和一般治疗

(1)休息：急性期卧床休息，保持环境安静，避免刺激。

(2)监测：在CCU进行心电图、血压、呼吸、血氧饱和度的监测，除颤仪备用。严重泵衰竭者还需行有创监护。

(3)吸氧：对有呼吸困难和血氧饱和度降低者，可予间断或持续通过鼻管、面罩吸氧。

(4)护理：急性期12 h卧床休息，心肌梗死后第4~5天，逐步床旁活动。

(5)建立静脉通道：保持给药途径畅通。

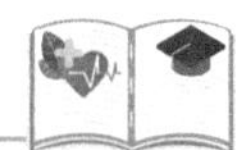

2. 解除疼痛

可选用下列药物尽快解除疼痛：

(1)吗啡或哌替啶：吗啡 2~4 mg 静脉注射或哌替啶 50~100 mg 肌内注射，必要时 5~10 min 后重复，可减轻患者濒死感。注意其不良反应为低血压和呼吸功能抑制。

(2)硝酸酯制剂：通过扩张冠状动脉，增加冠状动脉血流量、静脉容量而降低心室前负荷。明显低血压的患者(收缩压<90 mmHg)禁用。

(3)β 受体拮抗剂：能减少心肌耗氧量和改善缺血区的氧供需失衡，缩小梗死面积，减少复发性心肌缺血、再梗死、心室颤动及其他恶性心律失常，对降低急性期病死率有肯定的疗效。一般首选心脏选择性的药物，如阿替洛尔、美托洛尔和比索洛尔。口服从小剂量开始(相当于目标剂量的 1/4)，逐渐递增，使静息心率降至 55~60 次/min。禁忌证：①未控制的心衰。②低心排血量状态。③其他使用 β 受体拮抗剂的禁忌证，如 PR 间期>0.24 s、二度或三度房室传导阻滞、哮喘发作期或气道高反应性疾病。

3. 抗血小板治疗

急性冠脉综合征均需要双抗治疗，包括阿司匹林和 P_2Y_{12} 受体拮抗剂在内的口服抗血小板聚集药，负荷剂量后给予维持剂量。静脉应用 GP Ⅱb/Ⅲa 受体拮抗剂主要用于接受直接 PCI 的患者术中使用。

4. 抗凝治疗

所有 STEMI 患者无论是否采用溶栓治疗，均应在抗血小板治疗的基础上常规联合抗凝治疗。接受溶栓治疗的患者，应用磺达肝癸钠有利于降低死亡率和再梗死率，而不增加出血并发症。STEMI 直接 PCI 时，需联合普通肝素治疗，以减少导管内血栓形成。直接 PCI 尤其出血风险高时推荐应用比伐卢定。对于 STEMI 合并心室内血栓或合并心房颤动时，需在抗血小板治疗的基础上联合华法林治疗，并监测国际标准化比值(international normalized ratio, INR)。

5. 心肌再灌注治疗

在起病 3~6 h 内，积极开通闭塞的冠状动脉，挽救濒临坏死的心肌，缩小梗死的范围，减轻梗死后心肌重塑，是 STEMI 最重要的治疗措施之一。再灌注治疗方法包括静脉溶栓、PCI、CABG。

1)PCI

对于预计 120 min 内可转运至有 PCI 条件的医院并能完成 PCI 的，则首选直接 PCI 策略，力争在 90 min 内完成再灌注；或患者在可行 PCI 的医院，则应力争在 60 min 内完成再灌注。

(1)直接 PCI:①症状发作 12 h 以内并且有持续新发的 ST 段抬高或新发左束支传导阻滞的患者。②12~48 h 内若患者仍有心肌缺血证据(仍然有胸痛和心电图变化),亦可尽早接受介入治疗。

(2)补救性 PCI:静脉溶栓治疗后仍有明显胸痛,抬高的 ST 段无明显降低者,应尽快进行冠状动脉造影,如 TIMI 0~2 级血流,说明相关动脉未再通,宜立即施行补救性 PCI。

(3)静脉溶栓再通者的 PCI:静脉溶栓成功后有指征实施急诊血管造影,必要时进行梗死相关动脉血运重建治疗,可缓解重度残余狭窄导致的心肌缺血,降低再梗死的发生率;静脉溶栓成功后稳定的患者,实施血管造影的最佳时机是 2~24 h。

冠状动脉介入治疗见附录冠状动脉造影和介入治疗,附图 5 为急性心肌梗死的冠状动脉介入治疗。

2)静脉溶栓

预计直接 PCI 时间大于 120 min,则首选溶栓策略。

(1)适应证:2 个或 2 个以上相邻导联 ST 段抬高(胸导联≥0.2 mV,肢体导联≥0.1 mV),或病史提示急性心肌梗死伴左束支传导阻滞,起病时间<12 h,患者年龄<75 岁。相对适应证:年龄>75 岁,发病时间 12~24 h,仍有胸痛,临床估计静脉溶栓仍可获益。

(2)禁忌证:①既往发生过出血性脑卒中,6 个月内发生过缺血性脑卒中或脑血管事件。②中枢神经系统受损、颅内肿瘤或畸形。③近期(2~4 周)有活动性内脏出血。④未排除主动脉夹层。⑤入院时严重且未控制的高血压(>180/110 mmHg)或慢性严重高血压史。⑥目前正在使用治疗剂量的抗凝药或已知有出血倾向。⑦近期(2~4 周)创伤史,包括头部外伤、创伤性心肺复苏或较长时间(>10 min)的心肺复苏。⑧近期(<3 周)外科大手术。⑨近期(<2 周)曾在不能压迫部位的大血管行穿刺术。

(3)溶栓药的应用:以纤溶酶原激活剂激活血栓中纤溶酶原,促进其转变为纤溶酶而溶解冠状动脉内的血栓。国内常用的溶栓药有尿激酶、链激酶、重组组织型纤溶酶原激活剂、新型的选择性纤溶酶原激活剂(阿替普酶、替奈普酶)。溶栓指南指出:重组人尿激酶原(pro-UK)、阿替普酶有较高的开通率和较小的出血事件,可以推荐。

重组人尿激酶原、阿替普酶用法详见表 12。

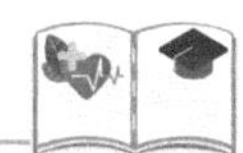

表 12 重组人尿激酶原、阿替普酶的用法

药物名称	用法及用量	特点
重组人尿激酶原	5 mg/支，一次用 50 mg，先将 20 mg(4 支)用 10 mL 生理盐水溶解后于 3 min 内静脉注射完毕，其余 30 mg(6 支)溶于 90 mL 生理盐水，于 30 min 内静脉滴注完毕	再通率高，脑出血发生率低
阿替普酶	50 mg/支，用生理盐水稀释后静脉注射 15 mg(负荷剂量)，后续 30 min 内以 0.75 mg/kg 静脉滴注(最多 50 mg)，随后 60 min 内以 0.5 mg/kg 静脉滴注(最多 35 mg)	再通率高，脑出血发生率低

(4)溶栓再通的判断标准：根据冠状动脉造影观察血管再通情况直接判断(TIMI 分级达到 2、3 级者表明血管再通)。或根据：①心电图抬高的 ST 段于 2 h 内回降>50%；②胸痛 2 h 内基本消失；③2 h 内出现再灌注性心律失常(短暂的加速性室性自主节律，房室或束支传导阻滞突然消失，或下后壁心肌梗死的患者出现一过性窦性心动过缓、窦房传导阻滞或低血压状态)；④血清 CK-MB 峰值提前出现(14 h 内)等可间接判断血栓是否溶解。

3)紧急 CABG

介入治疗失败或静脉溶栓治疗无效而有手术指征者，宜争取在 6~8 h 内施行紧急 CABG。

4)再灌注损伤

急性缺血心肌再灌注时，可出现再灌注损伤，常表现为再灌注性心律失常。

6. 并发症的处理

1)抗心律失常和传导障碍治疗

(1)发生心室颤动或持续多形性室性心动过速时，尽快采用非同步直流电除颤或同步直流电复律。

(2)室性期前收缩或室性心动过速，优选利多卡因。如室性心律失常反复可用胺碘酮治疗。

(3)缓慢性心律失常者，可用阿托品 0.5~1 mg 肌内注射或静脉注射。

(4)房室传导阻滞发展到二度或三度，伴有血流动力学障碍者，可用人工心脏起搏器作临时起搏。

(5)室上性快速心律失常，如 STEMI 室上性心动过速多为心房颤动，急性期主要控制心室率。

2)抗休克治疗

心肌梗死发生休克，可能因素为心源性、血容量不足或周围血管舒缩障碍。

(1)补充血容量。首先补充血容量，或中心静脉压(central venous pressure，CVP)和 PCWP 低者，用右旋糖酐 40 或 5%~10%葡萄糖液静脉滴注，输液后如 CVP 上升>18 cmH_2O ($1\ cmH_2O=0.098\ kPa$)，PCWP>15~18 mmHg，则应停止。右心室梗死时，亦可酌情扩容。

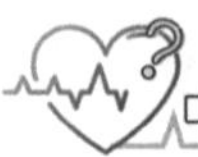

(2)应用升压药。补充血容量后血压仍不升,而PCWP和CI正常时,提示周围血管张力不足,可用多巴胺、去甲肾上腺素,亦可选用多巴酚丁胺静脉滴注。

(3)应用血管扩张药。经上述处理血压仍不升,而PCWP升高,CI低或周围血管显著收缩以致四肢厥冷并有发绀时,可予血管扩张药硝普钠或硝酸甘油。硝普钠15 μg/min开始静脉滴注,每5 min逐渐增量至PCWP降至15~18 mmHg;硝酸甘油10~20 μg/min开始静脉滴注,每5~10 min增加5~10 μg/min直至左心室充盈压下降。

(4)纠正酸中毒,避免脑缺血,保护肾功能。

3)抗心衰治疗

可参考心衰相关章节,应用吗啡可缓解呼吸困难和焦虑状态;严重心衰伴低血压可予正性肌力药物,可予多巴胺(中、大剂量)或多巴酚丁胺;收缩压>90 mmHg,可予硝酸甘油以缓解症状及减轻肺淤血;血流动力学稳定的患者,应尽早使用ACEI、ARB、血管紧张素受体脑啡肽酶抑制剂(angiotensin receptor-neprilysin inhibitor,ARNI),继而予β受体拮抗剂、醛固酮拮抗剂(肾衰竭高钾患者应属禁忌)。

4)右心室心肌梗死的处理

治疗措施与左心室心肌梗死略有不同。右心室心肌梗死引起右心衰竭伴低血压,而无左心衰竭的表现时,宜扩张血容量。

5)其他治疗

下列疗法可能有助于挽救濒死心肌,有防止梗死扩大、缩小缺血范围、加快愈合的作用。

极化液疗法:极化液可促进心肌摄取和代谢葡萄糖,使钾内流,恢复细胞膜的极化状态,有利心脏的正常收缩、减少心律失常。

7. 有利于改善预后的药物

(1)ACEI或ARB:ACEI有助于改善恢复期心肌的重构,减少急性心肌梗死的病死率和充血性心衰的发生。如患者不能耐受ACEI,可考虑给予ARB。

(2)调脂治疗:他汀类调脂药物的使用同UA/NSTEMI患者,见本节UA/NSTEMI部分。

8. 康复和出院后治疗

提倡急性心肌梗死恢复后进行康复治疗,逐步做适当的体育锻炼,有利于体力和工作能力的增进。经2~4个月的体力活动锻炼后,酌情恢复部分或轻工作,以后部分患者可恢复全天工作,但应避免过重体力劳动或精神过度紧张。

(二三七)心肌梗死预后如何,如何预防?

心肌梗死预后与梗死范围的大小、侧支循环产生的情况以及治疗是否及时有关。现在因监护治疗,积极再灌注治疗,其死亡率已降至4%。其引起的死亡与严重心律失常、休克或

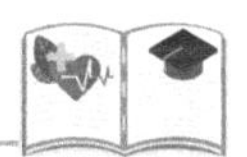

心衰有关。有冠心病和心肌梗死史者还应预防再次梗死和其他心血管事件,称为二级预防。二级预防可参考上节 UA/NSTEMI 的方案。

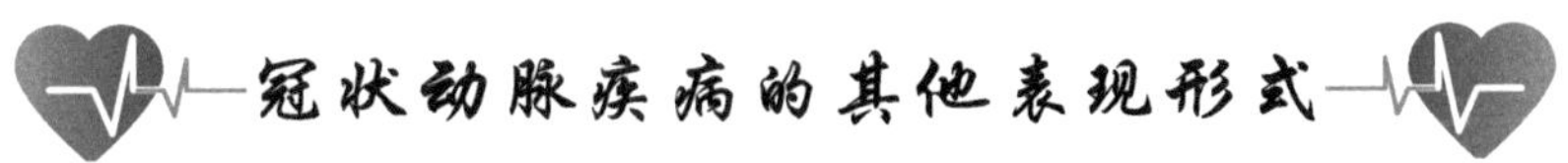

冠状动脉疾病的其他表现形式

【基本知识】

冠状动脉的主要功能是心肌供血,而除动脉粥样硬化外,还有多种原因可以导致心肌缺血。

1. 冠状动脉痉挛

冠状动脉痉挛是一种特殊类型的冠状动脉疾病。造影正常的血管或有粥样硬化病变的血管均可发生痉挛。其症状和治疗方案与冠心病有明显的差别。

患者常较年轻,除吸烟外,大多数患者缺乏动脉粥样硬化的经典危险因素。吸烟、喝酒和吸毒是冠状动脉痉挛的重要诱发因素。

本病表现为静息型心绞痛,无体力劳动或情绪激动等诱因。发病时间集中在午夜至上午 8 时之间。患者常因恶性心律失常伴发晕厥。少数患者冠状动脉持续严重痉挛,可导致急性心肌梗死甚至猝死。

若冠状动脉痉挛导致血管闭塞,则症状为静息型心绞痛伴心电图一过性 ST 段抬高。该类患者临床特点鲜明,静息型心绞痛发作与稳定型心绞痛不同,ST 段抬高与稳定型心绞痛、UA 和 NSTEMI 不同,ST 段抬高呈一过性与 STEMI 不同,因此可直接确立诊断。但非闭塞性痉挛表现为 ST 段压低或 T 波改变,此时难以和一般的心绞痛相鉴别。另外,冠状动脉痉挛一般具有自行缓解的特性,心电图和常规冠状动脉造影难以捕捉,因此确诊常需行乙酰胆碱或麦角新碱激发试验。

在戒烟、戒酒基础上,钙通道阻滞剂和硝酸酯制剂是治疗冠状动脉痉挛的主要手段。β 受体拮抗剂可能会加重或诱发痉挛,但伴有固定性狭窄的患者并非禁忌。冠状动脉痉挛一般预后良好,5 年生存率可高达 89%~97%。多支血管或左主干痉挛患者预后不良。

2. 心肌桥

冠状动脉通常走行于心外膜下的结缔组织中,如果一段冠状动脉走行于心肌内,这束心肌纤维被称为心肌桥,走行于心肌桥下的冠状动脉被称为冠脉心肌桥血管。冠状动脉造影显示该节段血管管腔收缩期受挤压,舒张期恢复正常,被称为“挤奶现象”。冠状动脉造影时心肌桥检出率为 0.51%~16%,尸体解剖时检出率达 15%~85%,说明大部分心肌桥并没有临床意义。

由于心肌桥血管在每一个心动周期的收缩期被挤压，如挤压严重可产生远端心肌缺血，临床上可表现为类似心绞痛的症状、心律失常甚至心肌梗死或猝死。另外，由于心肌桥的存在，导致其近端的收缩期前向血流逆转而损伤该处的血管内膜，所以该处容易形成动脉粥样硬化斑块。

β受体拮抗剂及钙通道阻滞剂等降低心肌收缩力的药物可有效缓解症状。曾有人尝试植入支架治疗壁冠状动脉受压，但大多数支架会发生内膜增生和再狭窄，因此并不提倡。手术分离心肌桥血管曾被认为是根治此病的方法，但也有再复发的病例。一旦诊断此病，除非绝对需要，应避免使用硝酸酯制剂及多巴胺等正性肌力药物。

3. X 综合征

X 综合征通常指患者具有心绞痛或类似于心绞痛的症状，心电图运动试验出现 ST 段下移而冠状动脉造影无异常表现。此类患者占因胸痛而行冠状动脉造影检查患者总数的 10%~30%。本病病因尚不清楚，可能与血管内皮功能异常和微血管功能障碍有关。

本病以绝经期前女性多见。心电图可正常，也可有非特异性 ST-T 改变，近 20%的患者可有心电图运动试验阳性。心电图运动试验或心房调搏术时可检测到冠状静脉窦乳酸含量增加。血管内超声及多普勒血流测定显示可有冠状动脉内膜增厚、早期动脉粥样硬化斑块形成及冠状动脉血流储备降低。

本病的预后通常良好，但由于临床症状的存在，常使得患者反复就医，导致各种检查措施的过度应用、药品的消耗，以及生活质量的下降，日常工作深受影响。

本病尚无有效治疗手段，常规抗心肌缺血药物（β受体拮抗剂、硝酸酯制剂、钙通道阻滞剂）和曲美他嗪尽管可以改善少部分患者症状，但总体效果不佳。ACEI 和他汀类药具有改善血管内皮功能的作用，但疗效尚不肯定。

（郝轩轩）

第三节　心脏瓣膜病

【基本知识】

心脏瓣膜病（valvular heart disease）是由多种原因引起的心脏瓣膜狭窄或（和）关闭不全导致的心脏疾病。心脏瓣膜病常见的原因包括风湿热、退行性病变以及结缔组织病、感染性心内膜炎、先天性畸形。当心脏瓣膜狭窄时，心脏压力负荷增加；当心脏瓣膜关闭不全时，心脏容量负荷增加，这些均可导致心房或心室结构改变及功能失常，最终出现心衰、心律失常等。

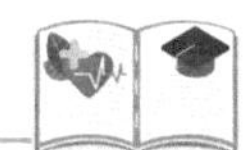

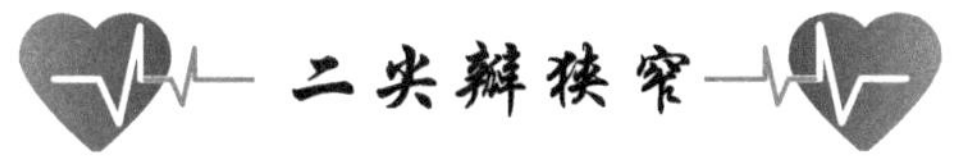

【基本知识】

二尖瓣狭窄是因瓣叶及其结构病变导致的,可使二尖瓣开放幅度变小,引起左心房至左心室血流受阻。

(二三八)哪些原因可以导致二尖瓣狭窄?

二尖瓣狭窄的主要病因是风湿热,多见于急性风湿热后,部分患者无急性风湿热病史,但多有反复链球菌感染所致的上呼吸道感染史。二尖瓣狭窄的少见病因包括先天性发育异常、瓣环钙化,而导致瓣环钙化的原因包括老年性退行性改变和结缔组织病(如类风湿关节炎、系统性红斑狼疮、硬皮病等)。

(二三九)如何认识二尖瓣狭窄的病理和病理生理?

风湿性二尖瓣狭窄的基本病理变化为瓣叶和腱索的纤维化和挛缩,瓣叶交界面相互粘连,二尖瓣开放受限,瓣口面积缩小,血流受阻。风湿性心脏病患者中约25%为单纯二尖瓣狭窄,40%为二尖瓣狭窄伴二尖瓣关闭不全,主动脉瓣常同时受累。

正常二尖瓣口面积为4~6 cm^2,瓣口面积减小至1.5~2.0 cm^2属轻度狭窄,1.0~1.5 cm^2属中度狭窄,<1.0 cm^2属重度狭窄。正常在心室舒张期,左心房、左心室之间出现压力阶差,即跨瓣压差,早期充盈后,左心房、左心室内压力趋于相等。二尖瓣狭窄时,左心室充盈受阻,跨瓣压差持续整个心室舒张期,因而通过测量跨瓣压差可判断二尖瓣狭窄程度。详见表13。

表13 二尖瓣狭窄对左心房、左心室跨瓣压差和左心房压的影响

二尖瓣狭窄情况	瓣口面积/cm^2	跨瓣压差/mmHg	左心房压/mmHg
正常	4~6	无	正常
轻度二尖瓣狭窄	>1.5	有	正常
中度二尖瓣狭窄	1.0~1.5	有	升高
重度二尖瓣狭窄	<1.0	20	升高

二尖瓣狭窄使左心房压升高,严重狭窄时左心房压高达20~25 mmHg,才能使血流通过

狭窄的瓣口，使左心室充盈并维持正常的心排血量。

一般二尖瓣中度狭窄(瓣口面积 1.0~1.5 cm^2)始有临床症状。左心房压升高导致肺静脉和肺毛细血管的压力升高，继而导致肺毛细血管扩张和淤血，产生肺间质水肿。当左心房压超过 4.0 kPa(30 mmHg)时致肺泡水肿，出现呼吸困难、咳嗽、发绀等症状。肺静脉的压力升高导致肺动脉的压力被动升高，而长期肺动脉高压引起肺小动脉痉挛，最终导致肺小动脉硬化，加重肺动脉高压。肺动脉高压增加右心室后负荷，引起右心室肥厚扩张，终致右心衰竭。

(二四〇)二尖瓣狭窄有哪些症状？

(1)呼吸困难：为最早期的症状，在运动、情绪激动、妊娠、感染或快速性心房颤动时最易被诱发。随着病程进展，呼吸困难程度加重，可出现静息时呼吸困难、夜间阵发性呼吸困难甚至端坐呼吸。

(2)咳嗽：支气管黏膜淤血水肿易患支气管炎或扩大的左心房压迫左主支气管出现咳嗽。

(3)咯血：可表现为大咯血、痰中带血或血痰、咳粉红色泡沫痰。粉红色泡沫痰为急性肺水肿的特征，为毛细血管破裂所致。

(4)血栓栓塞：为二尖瓣狭窄的严重并发症，发生栓塞者多有心房颤动。

(5)其他症状：左心房显著扩大、左肺动脉扩张压迫左喉返神经引起声音嘶哑，压迫食管可引起吞咽困难。右心衰竭时可能出现消化道淤血的症状，如食欲减退、腹胀、恶心等。

(二四一)二尖瓣狭窄有哪些体征？

1. 视诊

重度二尖瓣狭窄可见“二尖瓣面容”，表现为唇甲发绀、双颧绀红；可见心前区隆起，右心室扩大；可见心前区心尖搏动弥散。

2. 触诊

心尖区可触及舒张期震颤。

3. 叩诊

心相对浊音界向左扩大，呈梨形心。

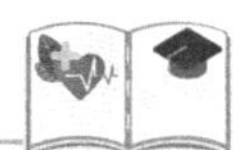

4. 听诊

1)心音

(1)二尖瓣狭窄时,在心尖区多可闻及亢进的第一心音,呈拍击样,并可闻及开瓣音。

(2)肺动脉区第二心音亢进和分裂,提示肺动脉高压。

2)心脏杂音

(1)二尖瓣狭窄特征性的杂音为心尖区舒张中晚期低调的隆隆样杂音,呈递增型,局限,左侧卧位明显,运动或用力呼气可使其增强,常伴舒张期震颤。

(2)严重肺动脉高压时,导致相对性肺动脉瓣关闭不全,在胸骨左缘第 2 肋间可闻及递减型高调叹气样舒张早期杂音(即 Graham-Steel 杂音)。

(3)右心室扩大时,因相对性三尖瓣关闭不全,可于胸骨左缘第 4、5 肋间闻及全收缩期吹风样杂音。

(二四二)二尖瓣狭窄应做哪些辅助检查?

二尖瓣狭窄应完善 X 线成像、心电图、超声心动图的检查,其中超声心动图的价值最大。

(1)X 线检查:肺淤血时,肺门增大,边缘模糊,主动脉弓缩小,肺动脉主干突出,右心室增大,心脏呈梨形。

(2)心电图:窦性心律者可见“二尖瓣型 P 波”(P 波宽度>0.12 s,伴切迹),提示左心房扩大,QRS 波群示电轴右偏和右心室肥厚表现。

(3)超声心动图:是确诊二尖瓣狭窄最敏感、可靠的方法。M 型超声心动图示二尖瓣前叶呈“城墙样”改变,后叶与前叶同向运动,瓣叶回声增强。超声心动图还可为房室大小、室壁厚度及运动、肺动脉压、其他瓣膜异常及先天性畸形等方面提供信息。经食管超声心动图有利于左心耳及左心房附壁血栓的检出。连续波或脉冲波多普勒超声心动图能较准确地测定舒张期跨二尖瓣的压差和二尖瓣口面积。

(二四三)如何诊断二尖瓣狭窄?

心尖区隆隆样舒张期杂音伴 X 线或心电图示左心房增大,提示二尖瓣狭窄,超声心动图检查可明确诊断。

(二四四)二尖瓣狭窄应与哪些疾病相鉴别?

心尖区舒张期隆隆样杂音尚见于如下情况,应注意鉴别。

(1)相对性二尖瓣狭窄:严重的主动脉瓣关闭不全常于心尖区闻及舒张中晚期柔和低调

隆隆样杂音(即 Austin-Flint 杂音)。

(2)左心房黏液瘤:瘤体阻塞二尖瓣口,产生随体位改变的舒张期杂音,超声心动图下可见左心房团块状回声反射。

(3)经二尖瓣口血流增加:严重二尖瓣反流、先心病(如室间隔缺损、动脉导管未闭)大量左向右分流和高动力循环(如甲亢、贫血)时,心尖区可闻及舒张中期短促的隆隆样杂音。

(二四五)二尖瓣狭窄的并发症有哪些?

二尖瓣狭窄的并发症有心房颤动、急性肺水肿、血栓栓塞、右心衰竭、感染性心内膜炎、肺部感染。

【知识拓展】

二尖瓣狭窄的并发症:

1. 心房颤动

心房颤动为二尖瓣狭窄最常见的心律失常,也是相对早期的常见并发症,可能为患者就诊的首发症状。左心房压升高致左心房扩大及房壁纤维化是心房颤动持续存在的病理基础。心房颤动时心排血量减少20%~25%,常致心衰加重。

2. 急性肺水肿

急性肺水肿为重度二尖瓣狭窄的严重并发症,表现为突然出现的重度呼吸困难和发绀,不能平卧,咳粉红色泡沫痰,双肺布满干、湿啰音,常由剧烈体力活动或情绪激动、感染、心律失常等诱发。急性肺水肿是二尖瓣狭窄死亡的主要原因。

3. 血栓栓塞

二尖瓣狭窄合并心房颤动常发生血栓栓塞。血栓栓塞以脑栓塞最常见,是致死、致残的主要原因。血栓栓塞亦可发生于四肢、脾、肾和肠系膜等。

4. 右心衰竭

右心衰竭为二尖瓣狭窄晚期的常见并发症。

5. 感染性心内膜炎

感染性心内膜炎较少见。

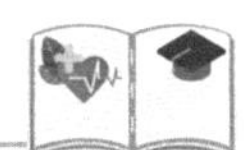

6. 肺部感染

本病常伴肺淤血,易合并肺部感染,常诱发或加重心衰。

(二四六)二尖瓣狭窄如何治疗?

二尖瓣狭窄如满足手术条件,应予手术治疗,而内科治疗主要是一般治疗和并发症的处理(包括处理大量咯血、急性肺水肿、心房颤动及预防血栓栓塞)。

【知识拓展】

二尖瓣狭窄的治疗:

1. 一般治疗

如患者存在肺淤血导致的呼吸困难,应减少体力活动,限制钠盐摄入,间断使用利尿剂。风湿热是二尖瓣狭窄的主要病因,因而推荐预防性抗风湿热治疗。

2. 并发症的处理

(1)大量咯血:应取坐位,同时使用镇静剂及静脉使用利尿剂,以降低肺动脉压。

(2)急性肺水肿:处理原则与急性左心衰竭所致的肺水肿相似。需注意以下2点:①应选用以扩张静脉系统减轻心脏前负荷为主的硝酸酯制剂,避免使用以扩张小动脉为主减轻心脏后负荷的血管扩张药。②正性肌力药对二尖瓣狭窄所致的肺水肿无益。

(3)心房颤动:急性快速性心房颤动因心室率快,使舒张期充盈时间缩短,导致左心房压急剧增加,同时心排血量降低,故应立即控制心室率。

(4)预防血栓栓塞:二尖瓣狭窄合并心房颤动时,极易发生血栓栓塞。若无禁忌,无论是阵发性还是持续性心房颤动,均应长期口服华法林抗凝,使INR达到2.5~3.0,以预防血栓形成及栓塞事件发生。

3. 手术治疗

对于中重度二尖瓣狭窄、呼吸困难进行性加重或有肺动脉高压发生者,需通过机械性干预解除二尖瓣狭窄,降低跨瓣压差,以缓解症状。常用的介入及手术方法有:

(1)经皮球囊二尖瓣成形术:仅适于单纯的二尖瓣狭窄患者。有症状或有肺动脉高压(静息时>50 mmHg,运动时>60 mmHg)的中重度二尖瓣狭窄患者,如其二尖瓣无钙化、活动度较好,且无左心房内血栓形成,则可用该法进行干预。

(2)二尖瓣分离术:有闭式和直视式2种。直视式适用于瓣叶严重钙化,病变累及腱索和乳头肌,左心房内有血栓者。

(3)人工瓣膜置换术:①适用于严重瓣叶和瓣下结构钙化、畸形,不宜做经皮球囊二尖瓣成形术或二尖瓣分离术者。②适用于二尖瓣狭窄合并明显二尖瓣关闭不全者。

(二四七)二尖瓣狭窄预后如何?

未行手术治疗,被确诊而无症状的患者10年存活率为84%,症状轻者10年存活率为42%,重者10年存活率为15%。当严重肺动脉高压发生后,本病的平均生存时间为3年。抗凝治疗后,血栓栓塞发生减少,手术治疗也可以提高患者的生活质量。

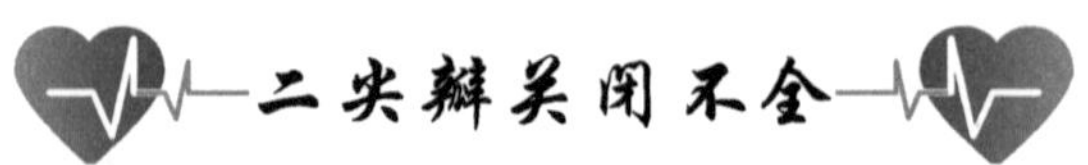

二尖瓣关闭不全

【基本知识】

二尖瓣关闭不全:二尖瓣关闭时瓣膜口不能完全闭合,致一部分血液反流。

(二四八)二尖瓣关闭不全的病因有哪些?

二尖瓣瓣叶、瓣环、腱索、乳头肌等任何一个或多个部分发生结构异常或功能失调均可导致二尖瓣关闭不全。当左心室收缩时,若二尖瓣关闭不全,则血液反向流入左心房。

风湿性单纯性二尖瓣关闭不全占全部关闭不全的比例数在逐渐减少。非风湿性单纯性二尖瓣关闭不全的病因以腱索断裂最常见,其次是感染性心内膜炎、二尖瓣黏液样变、缺血性心脏病等。

(二四九)二尖瓣关闭不全的病理表现如何?

不同原因导致的二尖瓣关闭不全,其病理过程不同。如风湿热因导致瓣膜纤维化、腱索粘连而引发;冠心病因导致乳头肌功能不全而引起;瓣膜脱垂表现为二尖瓣原发性黏液性瘤,心脏收缩时瓣叶突入左心房而影响二尖瓣关闭等。

(二五〇)二尖瓣关闭不全的病理生理是什么?

二尖瓣关闭不全的主要病理生理变化是左心室血流一部分反流入左心房,前向血流减少,增加了左心房负荷和左心室舒张期负荷,从而引起一系列血流动力学变化。

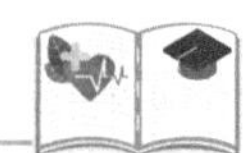

慢性二尖瓣关闭不全时左心室舒张期容量负荷增加,但通过 Frank-Staring 机制可使左心室每搏量增加,心排血量明显增加,射血分数维持在正常范围。因此,代偿早期左心室舒张末期容量和压力可不增加,此时可无临床症状(即无症状期)。随着病程的延长,左心房接受左心室反流血液,持续严重的过度容量负荷终致左心房压和左心室舒张末期压明显上升,心肌代偿性肥厚。当失代偿时,每搏量和射血分数下降,肺静脉和 PCWP 升高,继而发生肺淤血、左心衰竭。晚期出现肺动脉高压,导致右心室肥厚、右心衰竭,终致全心衰竭。

(二五一)二尖瓣关闭不全有哪些症状?

慢性二尖瓣关闭不全患者临床症状的轻重取决于二尖瓣反流的严重程度及关闭不全的进展速度、代偿进程,以及是否合并其他瓣膜损害和冠状动脉疾病。轻度二尖瓣关闭不全患者可以终身没有症状。程度较重的二尖瓣关闭不全患者,由于心排血量减少,可表现为疲乏无力,活动耐力下降;同时,肺静脉淤血导致程度不等的呼吸困难,包括劳力性呼吸困难、静息性呼吸困难、夜间阵发性呼吸困难及端坐呼吸等。二尖瓣关闭不全发展至晚期则出现右心衰竭的表现,包括腹胀、食欲缺乏、肝脏淤血肿大、水肿、胸水及腹水等。在右心衰竭出现后,左心衰竭的症状有所减轻。

(二五二)二尖瓣关闭不全有哪些体征?

(1)望诊:发生右心衰竭可见颈静脉怒张、肝颈静脉回流征阳性、下肢水肿、心尖搏动向左下移位。

(2)触诊:可触及抬举样搏动。

(3)叩诊:心界向左下扩大。

(4)听诊:二尖瓣关闭不全时,心室舒张期过度充盈,使二尖瓣漂浮,第一心音减弱。二尖瓣关闭不全典型杂音为心尖区全收缩期吹风样杂音,杂音强度≥3/6 级,可伴有收缩期震颤。二尖瓣脱垂时收缩期杂音出现在喀喇音之后,腱索断裂时杂音可似海鸥鸣或呈乐音性。

(二五三)二尖瓣关闭不全应完善哪些检查?

(1)X 线检查:严重者可见左心房、左心室明显增大,明显增大的左心房可推移和压迫食管,左心衰竭者可见肺淤血及肺间质水肿。晚期可见右心室增大,二尖瓣环钙化者可见钙化阴影。

(2)心电图:慢性二尖瓣关闭不全伴左心房增大者多伴心房颤动,如为窦性心律则可见 P 波增宽且呈双峰状(二尖瓣 P 波),提示左心房增大。

(3)超声心动图:M 型超声心动图主要用于测量左心室超容量负荷改变,如左心房、左心室增大。B 型超声心动图可显示二尖瓣的形态特征。彩色多普勒血流显像诊断二尖瓣关闭不全的敏感性可达 100%,并可对二尖瓣反流进行半定量及定量诊断。

(二五四)二尖瓣关闭不全如何诊断?

慢性二尖瓣关闭不全者,心尖区典型的收缩期吹风样杂音伴左心房和左心室扩大。彩色多普勒血流显像可明确诊断急性及慢性二尖瓣关闭不全。

(二五五)二尖瓣关闭不全应与哪些疾病相鉴别?

二尖瓣关闭不全的心尖区收缩期杂音应与下列情况的收缩期杂音相鉴别,超声心动图可资鉴别。

(1)三尖瓣关闭不全:为胸骨左缘第 4、5 肋间全收缩期杂音,几乎不传导,少有震颤,杂音在吸气时增强,伴颈静脉收缩期搏动和肝脏收缩期搏动。

(2)室间隔缺损:为胸骨左缘第 3、4 肋间全收缩期杂音,粗糙而响亮,不向腋下传导,可伴胸骨旁收缩期震颤。

(3)主动脉瓣狭窄:杂音位于胸骨右缘第 2 肋间,偶伴收缩期震颤,呈递增-递减型,杂音向颈部传导。

(4)其他:梗阻性肥厚型心肌病的杂音位于胸骨右缘第 3、4 肋间;肺动脉瓣狭窄的杂音位于胸骨左缘第 2 肋间。

(二五六)二尖瓣关闭不全有哪些并发症?

心衰,慢性二尖瓣半闭不全者出现较晚;心房颤动见于 3/4 的慢性重度二尖瓣关闭不全患者;感染性心内膜炎较二尖瓣狭窄患者多见;血栓栓塞较二尖瓣狭窄少见。

(二五七)二尖瓣关闭不全如何治疗?

治疗二尖瓣关闭不全的根本方法是手术治疗,内科治疗主要是缓解症状、预防血栓栓塞和感染性心内膜炎。

【知识拓展】

二尖瓣关闭不全的治疗:

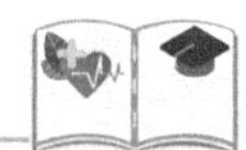

1. 内科治疗

二尖瓣关闭不全在相当时期内可无症状,此时无须治疗,但应定期随访,重点是预防风湿热及感染性心内膜炎的发生。有症状的二尖瓣反流,应用 ACEI 能降低左心室容积,缓解症状。如合并心房颤动,亦应长期抗凝治疗,INR 的目标同二尖瓣狭窄。

2. 手术治疗

手术治疗是治疗二尖瓣关闭不全的根本方法,应在左心室功能发生不可逆损害之前进行。

慢性二尖瓣关闭不全的手术适应证:①重度二尖瓣关闭不全伴 NYHA 心功能分级Ⅲ或Ⅳ级。②NYHA 心功能分级Ⅱ级伴心脏大,左心室收缩期末容积指数(left ventricle end-systolic volume index,LVESVI)>30 mL/m^2。③重度二尖瓣关闭不全,LVEF 降低,左心室收缩及舒张末期内径增大,LVESVI 高达 60 mL/m^2,虽无症状也应考虑手术治疗。

常用的手术方法有二尖瓣修补术和二尖瓣置换术,前者适用于瓣膜损坏较轻,瓣叶无钙化,瓣环有扩大,但瓣下腱索无严重增厚者;后者适用于瓣膜损坏严重者。

(二五八)二尖瓣关闭不全预后如何?

急性严重反流伴血流动力学不稳定者,如不及时进行手术干预,死亡率极高。对于慢性二尖瓣关闭不全患者,可在相当长一段时间内无症状,然而一旦出现症状则预后差。单纯二尖瓣脱垂无明显反流及无收缩期杂音者大多预后良好;年龄>50 岁、有明显收缩期杂音及二尖瓣反流、瓣叶冗长增厚、左心房及左心室增大者预后较差。多数患者术后症状和生活质量得到改善,较内科治疗存活率明显提高。

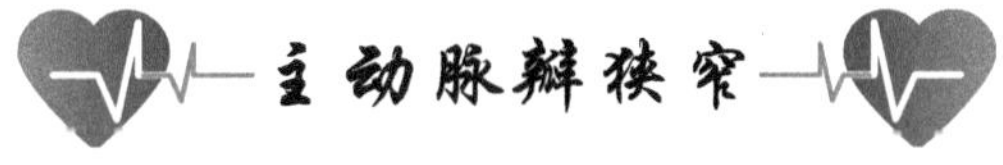

主动脉瓣狭窄

【基本知识】

主动脉瓣狭窄是指各种原因导致主动脉瓣狭窄,左心室血液排出受阻,心排血量下降,左心室代偿性肥大并最终导致左心衰竭的心脏瓣膜病。

（二五九）主动脉瓣狭窄的病因和病理是什么？

主动脉瓣狭窄的病因有先天原因、退行性改变和炎症病变。先天原因主要有单叶瓣畸形；退行性改变缘于各种原因导致钙质沉积于瓣膜基底而使瓣尖活动受限、瓣叶活动受限，引起主动脉瓣狭窄；炎症病变主要为风湿热，其使瓣叶交界处融合，瓣叶纤维化、钙化、僵硬畸形，导致主动脉瓣狭窄。

（二六〇）主动脉瓣狭窄的病理生理是什么？

正常成人主动脉瓣口面积为3~4 cm^2。当主动脉瓣口面积≤1.0 cm^2 时，左心室和主动脉之间收缩期的压力阶差明显，致使左心室壁向心性肥厚，左心室游离壁和室间隔厚度增加，使左心室舒张末期压进行性升高；该压力传导至左心房，使左心房后负荷增加；长期左心房负荷增加，导致肺静脉压、PCWP和肺动脉压等相继增加，临床上便出现左心衰竭的症状。

主动脉瓣口狭窄导致的左心室收缩压升高，引起左心室肥厚、左心室射血时间延长，使心肌耗氧量增加；主动脉瓣狭窄时常因主动脉根部舒张压降低，使冠状动脉灌注减少及脑供血不足，导致心肌缺血、缺氧和心绞痛发作，进一步损害左心功能，并可引起头晕、黑矇及晕厥等脑缺血症状。

（二六一）主动脉瓣狭窄临床上有何表现？

主动脉瓣狭窄代偿期长，直至瓣口面积≤1.0 cm^2 才出现临床症状，而呼吸困难、心绞痛和晕厥是典型主动脉瓣狭窄常见的三联征。

（1）呼吸困难：劳力性呼吸困难为晚期主动脉瓣狭窄患者常见的首发症状。随着病情发展，可出现阵发性夜间呼吸困难、端坐呼吸，甚至急性肺水肿。

（2）心绞痛：对重度主动脉瓣狭窄患者来说，心绞痛是最早出现也是最常见的症状。常由运动诱发，休息及含服硝酸甘油可缓解。

（3）晕厥：见于15%~30%有症状的主动脉瓣狭窄患者，部分仅表现为黑矇，可为首发症状。晕厥多与劳累有关，发生于劳力时，少数在休息时发生。

（二六二）主动脉瓣狭窄有哪些体征？

（1）视诊：心尖搏动有力、弥散。

（2）触诊：心尖向左下移位，可触及抬举样搏动。

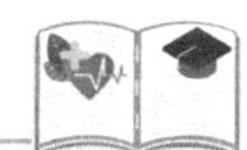

(3)叩诊:心浊音界向左下扩大。

(4)听诊:第一心音正常。主动脉瓣区第二心音成分减弱或消失。严重狭窄者可呈逆分裂。主动脉瓣听诊区可闻及粗糙而响亮的射流性杂音,3/6级以上,呈递增-递减型,向颈部传导或胸骨左下缘传导,在胸骨右缘第1、2肋间听诊最清楚。

(二六三)主动脉瓣狭窄必须完成的辅助检查有哪些?

(1)X线检查:心影一般不大,或左心室轻度增大。侧位透视下有时可见主动脉瓣膜钙化。

(2)心电图:轻度狭窄者心电图正常,中度狭窄者可出现QRS波群电压升高伴轻度ST-T改变,严重者可出现左心室肥厚伴劳损和左心房增大的表现,可见心房颤动、室性期前收缩及传导阻滞。

(3)超声心动图:B型超声可见主动脉瓣瓣叶增厚、回声增强,提示瓣膜钙化,瓣叶收缩期开放幅度减小,开放速度减慢。左心室后壁及室间隔对称性肥厚,左心房可增大,主动脉根部狭窄后扩张等,可发现二叶、三叶主动脉瓣畸形。彩色多普勒超声心动图上可见血流于瓣口下方加速形成五彩镶嵌的射流。

(二六四)主动脉瓣狭窄如何诊断,需要与哪些疾病相鉴别?

主动脉瓣狭窄的诊断主要依据典型的主动脉瓣区射流样收缩期杂音,结合超声心动图可明确诊断,并需要和以下疾病相鉴别。

(1)梗阻性肥厚型心肌病:收缩期二尖瓣前叶前移,致左心室流出道梗阻。超声心动图显示左心室壁不对称性肥厚,室间隔明显增厚,室间隔与左心室后壁厚度之比≥1.3。

(2)其他:先天性主动脉瓣上狭窄、先天性主动脉瓣下狭窄等均可闻及收缩期杂音,如杂音传导至胸骨左下缘或心尖区时,应与二尖瓣关闭不全、三尖瓣关闭不全或室间隔缺损的全收缩期杂音相区别。

(二六五)主动脉瓣狭窄有哪些并发症?

(1)心律失常:可发生心房颤动,导致严重低血压、晕厥或肺水肿。主动脉瓣钙化累及传导系统可致房室传导阻滞,左心室肥厚、心内膜下心肌缺血可致室性心律失常。

(2)心脏性猝死:有症状者有发生猝死可能。

(3)充血性心衰:发生左心衰竭后自然病程缩短,若不行手术治疗,50%的患者于2年内死亡。

(4)感染性心内膜炎:不常见。

(5)体循环栓塞:少见。

(6)胃肠道出血:部分患者有胃肠道血管发育不良,可合并胃肠道出血。

(二六六)主动脉瓣狭窄如何治疗?

主动脉瓣狭窄时内科主要的治疗是预防感染性心内膜炎。有临床症状者应考虑手术治疗。

【知识拓展】

主动脉瓣狭窄的治疗:

1. 内科治疗

主动脉瓣狭窄时内科主要的治疗是预防感染性心内膜炎。无症状者无须治疗,应定期随访。轻度主动脉瓣狭窄者每2年复查1次,体力活动不受限制;中度及重度主动脉瓣狭窄者应避免剧烈体力活动,每6~12个月复查1次。主动脉狭窄并发心衰患者应限盐,可慎用利尿剂以缓解肺充血。出现心房颤动时,应尽早电转复,否则可能导致急性左心衰竭。ACEI及β受体拮抗剂不适用于主动脉瓣狭窄患者。

2. 手术治疗

凡出现临床症状者均应考虑手术治疗。手术后,主动脉瓣狭窄患者存活率接近正常人。

(1)人工瓣膜置换术:为治疗成人主动脉瓣狭窄的主要方法。手术主要指征为重度狭窄伴心绞痛、晕厥或心衰。

(2)直视下主动脉瓣分离术:适用于儿童和青少年的非钙化性先天性主动脉瓣严重狭窄,甚至无症状者也可施行。

(3)经皮主动脉瓣球囊成形术:临床应用范围局限,主要的治疗对象为高龄、有心衰等手术高危患者,用于改善左心室功能和症状。其适应证包括:①重度主动脉瓣狭窄引起的心源性休克者。②重度主动脉瓣狭窄需急诊非心脏手术治疗,或因有心衰而具极高手术危险者,或作为以后人工瓣膜置换术的过渡。③重度主动脉瓣狭窄的妊娠妇女。④重度主动脉瓣狭窄,拒绝手术治疗的患者。

(4)经皮主动脉瓣置换术:手术风险高、成功率低,尚不成熟。

(二六七)主动脉瓣狭窄预后如何?

无症状者的存活率与正常群体相似,3%~5%的患者可发生猝死。三联征出现,常提示预后不良,若不进行手术治疗,有心绞痛者约50%在5年内死亡。

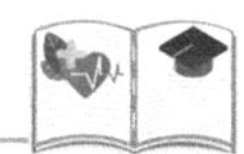

主动脉瓣关闭不全

主动脉瓣关闭不全是指由各种原因导致主动脉根部血管壁病变，出现关闭不全的心脏瓣膜病。

（二六八）主动脉瓣关闭不全的病因有哪些？

1. 急性主动脉瓣关闭不全的病因

①感染性心内膜炎。②胸部创伤。③主动脉夹层。④人工瓣膜撕裂等。

2. 慢性主动脉瓣关闭不全的病因

（1）主动脉瓣本身的病变：①风湿性心脏病。②先天性畸形。③退行性主动脉瓣病变。④主动脉瓣黏液样变性。

（2）主动脉根部扩张：引起瓣环扩大，瓣叶舒张期不能对合，为相对关闭不全。包括：①马方综合征。②梅毒性主动脉炎。③其他病因：高血压性主动脉环扩张、特发性升主动脉扩张、主动脉夹层形成、强直性脊柱炎、银屑病性关节炎等。

（二六九）主动脉瓣关闭不全的病理生理过程是什么？

舒张期主动脉内血流大量反流入左心室，使左心室舒张末期容量增加，左心室对慢性容量负荷增加，代偿反应为左心室扩张，故左心室舒张末期压力可维持正常。随着病情进展，反流量增多，左心室进一步扩张，左心室舒张末期容积和压力都显著增加，最终导致心肌收缩力减弱，心搏量减少，左心室功能降低，最后可发展为左心功能不全。左心室心肌肥厚使心肌耗氧量增加，同时主动脉反流致舒张压降低而使冠状动脉灌流量减少，引起心肌缺血。

（二七〇）主动脉瓣关闭不全有哪些症状？

主动脉瓣关闭不全可在较长时间无症状，但随反流量增大，会出现与心搏量增大有关的症状，如心悸、心前区不适、头颈部强烈动脉搏动感、胸痛等。

（二十一）主动脉瓣关闭不全有哪些体征？

（1）视诊：心尖搏动呈抬举样，搏动弥散并向左下移位。

（2）触诊：心尖搏动呈抬举样冲击。

（3）叩诊：心界向左下扩大，呈靴形心。

（4）听诊：①心音。第一心音减弱，主动脉瓣区第二心音减弱或消失。②心脏杂音。主动脉瓣区舒张期杂音，为一高调递减型叹气样杂音，舒张早期出现，坐位前倾位呼气末明显，向心尖区传导。中重度反流者，杂音为全舒张期，性质较粗糙。当出现乐音性杂音时，常提示瓣叶脱垂、撕裂或穿孔。重度主动脉瓣关闭不全，在主动脉瓣区常有收缩中期杂音，向颈部及胸骨上窝传导。反流明显者，常在心尖区闻及柔和低调的隆隆样舒张期杂音（Austin－Flint 杂音）。③周围血管征。动脉收缩压升高，舒张压降低，脉压增大，可出现周围血管征，如点头征、水冲脉、枪击音和毛细血管搏动征。

（二十二）主动脉瓣关闭不全需要完善哪些辅助检查？

（1）X 线检查：慢性主动脉瓣关闭不全者左心室明显增大，向左下增大，心腰加深，升主动脉结扩张，即靴形心。

（2）心电图：慢性主动脉瓣关闭不全者常见左心室肥厚、劳损伴电轴左偏。如有心肌损害，可出现心室内传导阻滞、房性及室性心律失常。

（3）超声心动图：M 型超声显示舒张期二尖瓣前叶纤细振动，B 型超声可显示主动脉瓣关闭时不能合拢。多普勒超声显示主动脉瓣下方（左心室流出道）探及全舒张期反流，为诊断主动脉瓣反流高度敏感及准确的方法。

（二十三）主动脉瓣关闭不全如何诊断？

有典型主动脉瓣关闭不全的舒张期杂音伴周围血管征，结合超声心动图可明确诊断。

（二十四）主动脉瓣关闭不全如何鉴别？

主动脉瓣关闭不全杂音于胸骨左缘明显时，应与 Graham－steel 杂音相鉴别。Austin－Flint 杂音应与二尖瓣狭窄的心尖区舒张中晚期杂音相鉴别。前者常紧随第三心音后，第一心音减弱；后者紧随开瓣音后，第一心音常亢进。

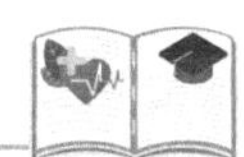

(二七五)主动脉瓣关闭不全的并发症有哪些?

感染性心内膜炎较常见,常诱发心衰。慢性主动脉瓣关闭不全患者晚期出现充血性心衰;室性心律失常常见,但心脏性猝死少见。

(二七六)主动脉瓣关闭不全如何治疗?

1. 内科治疗

无症状且左心室功能正常者不需要内科治疗,需随访。随访内容包括临床症状,超声检查左心室大小和左心室射血分数。应预防感染性心内膜炎,预防风湿活动。左心室功能有降低的患者应限制重体力活动;左心室扩大但收缩功能正常者,可应用血管扩张药(如肼屈嗪、尼群地平、ACEI 等),此可延迟或减少主动脉瓣手术的需要。

2. 手术治疗

手术应在不可逆的左心室功能不全发生之前进行,若出现下列情况的重度主动脉瓣关闭不全应手术治疗:①有症状和左心室功能不全者。②无症状伴左心室功能不全者,经一系列无创检查显示持续或进行性左心室收缩末期容量增加或静息射血分数降低者。③若症状明显,即使左心室功能正常者。手术的禁忌证为 LVEF≤15%~20%,左心室舒张末期内径(left ventricle end-diastolic diameter,LVEDD)≥80 mm 或左心室舒张期末容积指数(left ventricle end-diastolic volume index,LVEDVI)≥300 mL/m^2。

(二七七)主动脉瓣关闭不全预后如何?

慢性者无症状期长,一旦症状出现,病情便迅速恶化。术后存活者大部分有明显临床改善。

(郭英普)

第四节　心肌病

(二七八)什么是心肌病?

心肌病是指由不同病因(遗传性病因较多见)引起的心肌病变导致心肌机械和(或)心电功能障碍,常表现为心室肥厚或扩张的疾病。

(二七九)原发性心肌病临床如何分类?

(1)遗传性心肌病:肥厚型心肌病、右心室发育不良心肌病、左心室致密化不全、糖原贮积症、先天性传导阻滞、线粒体肌病、离子通道病(包括长 QT 间期综合征、Brugada 综合征、短 QT 间期综合征、儿茶酚胺敏感性室性心动过速等)。

(2)混合性心肌病:扩张型心肌病、限制型心肌病。

(3)获得性心肌病:感染性心肌病、心动过速性心肌病、心脏气球样变、围生期心肌病。

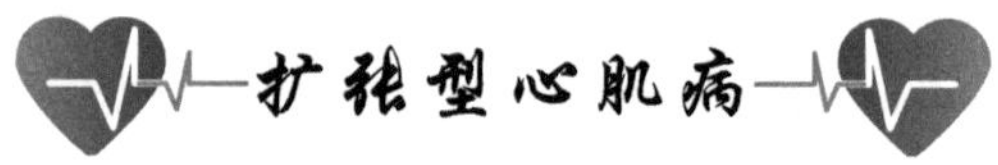

扩张型心肌病

【基本知识】

扩张型心肌病(dilated cardiomyopathy,DCM)是一类以左心室或双心室扩大伴收缩功能障碍为特征的心肌病。该病较为常见,症状为心脏扩大、心衰、心律失常、血栓栓塞及猝死。本病预后差,确诊后 5 年生存率约 50%,10 年生存率约 25%。

(二八〇)如何认识扩张型心肌病的病因?

扩张型心肌病可能的病因包括感染、非感染的炎症、中毒(包括酒精中毒等)、内分泌及代谢异常、遗传等。

(1)感染:心肌损害的机制是病原体直接侵袭,以及由此引发的慢性炎症和免疫反应。以病毒感染最常见,包括柯萨奇病毒 B、ECHO 病毒、细小病毒 B-19、人类疱疹病毒 6 型、脊

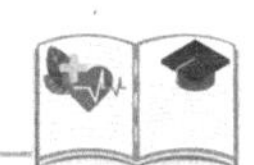

髓灰质炎病毒、流感病毒、腺病毒、单纯疱疹病毒、EB病毒、人类免疫缺陷病毒等。

（2）非感染的炎症：肉芽肿性心肌炎见于结节病和巨细胞性心肌炎，也可见于过敏性心肌炎。

（3）中毒、内分泌及代谢异常：嗜酒是我国扩张型心肌病的常见病因。化疗药物、某些心肌毒性药物和化学品（如多柔比星等蒽环类抗癌药物、锂制剂、依米丁），某些维生素、微量元素缺乏（如硒的缺乏）也能导致扩张型心肌病。

（4）遗传：25%~50%的扩张型心肌病病例有基因突变或家族遗传背景。遗传方式主要为常染色体显性遗传，X染色体连锁隐性遗传及线粒体遗传较为少见。

（5）其他：围生期心肌病是较常见的临床心肌病。

（二八一）扩张型心肌病的病理和病理生理是什么？

以心腔扩大为主，肉眼可见心室扩张，室壁多变薄，纤维瘢痕形成，且常伴有附壁血栓，心肌收缩力减弱。病变的心肌收缩力减弱将触发神经-体液机制，产生水钠潴留、加快心率、收缩血管以维持有效循环。但这一代偿机制将导致心室重塑，最终进入失代偿阶段。

（二八二）扩张型心肌病临床有哪些表现？

扩张型心肌病以心衰起病，早期可无症状。临床主要表现为活动时呼吸困难和活动耐量下降，可出现夜间阵发性呼吸困难和端坐呼吸等左心功能不全症状，并逐渐出现右心功能不全症状，如食欲下降、腹胀及下肢水肿等。合并心律失常时，可出现心悸、头晕、黑朦甚至猝死。扩张型心肌病终末期会出现严重而顽固的低血压，病中可出现血栓事件。

（二八三）扩张型心肌病有何体征？

扩张型心肌病无特异性体征，主要表现为心脏扩大和心衰的相关体征。听诊心音减弱，常可闻及第三或第四心音，心率快时呈奔马律，有时可于心尖区闻及收缩期杂音。肺部听诊可闻及湿啰音，心衰加重和出现急性左心衰竭时湿啰音可以遍布双肺或伴哮鸣音。右心衰竭导致的颈静脉怒张、肝大及外周水肿等液体潴留体征也较为常见。长期肝淤血可导致肝硬化、胆汁淤积和黄疸。

（二八四）扩张型心肌病必做的辅助检查是什么？

扩张型心肌病必做超声心动图和BNP（NT-proBNP）检查。

（1）超声心动图：是诊断及评估扩张型心肌病最常用的重要检查手段。可见左心室轻度扩大,后期各心腔均扩大,以左心室扩大为著;室壁运动普遍减弱,心肌收缩功能下降,左心室射血分数显著降低。

(2)血液和血清学检查:扩张型心肌病可出现 BNP 或 NT-proBNP 水平升高,此有助于鉴别呼吸困难的原因。部分患者也可出现 cTnI 水平轻度升高。

【知识拓展】

扩张型心肌病的辅助检查:

(1)胸部 X 线检查:心影通常增大,心胸比>50%;可出现肺淤血、肺水肿及肺动脉压力升高的 X 线表现;有时可见胸腔积液。

(2)心电图:缺乏诊断特异性。可见 R 波递增不良、室内传导阻滞及左束支传导阻滞;QRS 波群增宽常提示预后不良。严重的左心室纤维化还可出现病理性 Q 波,需除外心肌梗死。常见 ST 段压低和 T 波倒置。各类期前收缩、非持续性室性心动过速、心房颤动、传导阻滞等多种心律失常同时存在。

(3)CTA:可以发现明显的冠状动脉狭窄等病变,有助于除外因冠状动脉狭窄造成的心肌缺血、坏死的缺血性心肌病。

(4)心脏 CT:如图 38 显示,双侧胸廓对称,双肺纹理增多,右肺中叶及下叶见少许小片絮状模糊密度增高影;右侧胸腔见新月状水样密度影,最深处约 35 mm,右斜裂起始部见少许水样密度突入。气管及其分支走行通畅,未见阻塞征象;心影稍增大,心包内未见异常密度影;纵隔及肺门区未见肿大淋巴结。所见各肋骨骨质结构完整。

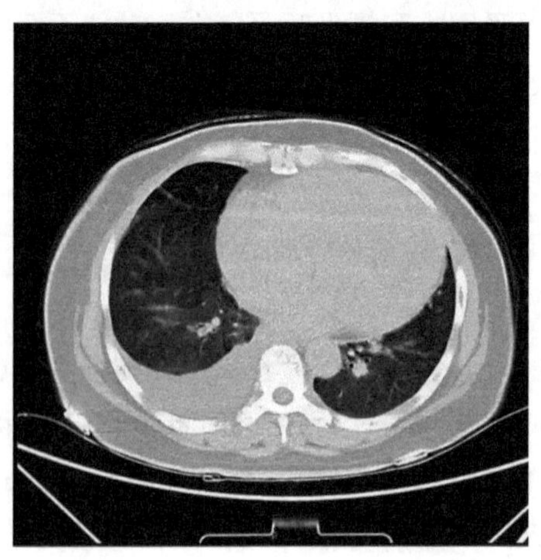

图 38　扩张型心肌病 CT 表现

(5)冠状动脉造影和心导管检查:冠状动脉造影有助于除外冠状动脉性心脏病。心导管检查不是扩张型心肌病诊断常用的和关键的检查。在疾病早期心导管检查显示大致正常,在出现心衰时可见左、右心室舒张末期压,左心房压,PCWP 升高,心搏量及 CI 降低。

(6)血常规、电解质、肝功能、肾功能等常规检查:有助于明确有无贫血、电解质失衡、肝硬化及肾功能不全等疾病。这些检查虽然对扩张型心肌病的诊断无特异性,但有助于对患

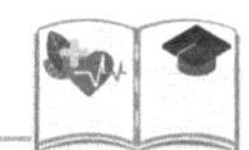

者总体情况的评价和判断预后。临床尚需要根据患者的合并症情况,选择性进行如内分泌功能、炎症及免疫指标、病原学等相关检查。

(二八五)扩张型心肌病的诊断与鉴别诊断是什么?

有慢性心衰症状,超声心动图检查有心腔扩大与心脏收缩功能降低,可考虑扩张型心肌病。

鉴别诊断主要除外引起心脏扩大、收缩功能降低的其他继发原因,尤其是缺血性心肌病。可通过病史、体格检查,以及超声心动图、CTA、冠状动脉造影等检查进行鉴别。

(二八六)扩张型心肌病的治疗原则是什么?

扩张型心肌病的治疗包括病因治疗,针对心衰拮抗神经体液机制,去除心衰的诱因,控制心律失常和预防猝死,预防各种并发症(如血栓栓塞的发生),改善心功能和患者生活质量,延长患者生存期。

【知识拓展】

扩张型心肌病的治疗:

1. 针对病因及诱因的治疗

寻找病因,给予相应的治疗,如控制感染、严格限酒或戒酒、治疗相应的内分泌系统疾病或自身免疫病、纠正液体负荷过重及电解质紊乱、改善营养失衡等。

2. 针对心衰的药物治疗

在疾病早期,虽然已出现心脏扩大、收缩功能损害,但无心衰症状。此阶段应积极应用β受体拮抗剂、ACEI或ARB,以减缓心室重构及心肌损伤。若已出现心衰症状,则治疗如下:

(1)ACEI或ARB的应用:所有LVEF<40%的心衰患者,若无禁忌证均应使用ACEI,且从小剂量开始,逐渐递增,直至达到目标剂量。ACEI不能耐受(如咳嗽)的患者可以考虑使用ARB。

(2)β受体拮抗剂的应用:所有LVEF<40%的患者,若无禁忌证均应使用β受体拮抗剂,包括卡维地洛、琥珀酸美托洛尔和比索洛尔。应在ACEI和利尿剂的基础上加用β受体拮抗剂,需从小剂量开始,逐步加量,以达目标剂量或最大耐受剂量。

(3)盐皮质激素受体拮抗剂(mineralocorticoid receptor antagonists,MRA):为保钾利尿剂。低剂量(每日20 mg)的螺内酯主要拮抗醛固酮。对于在应用ACEI和β受体拮抗剂的基础上仍有症状且无肾功能严重受损的患者应该使用 MRA,但应密切监测电解质水平。

(4)ARNI:是脑啡肽酶抑制剂 sacubitril 和血管紧张素Ⅱ受体拮抗剂缬沙坦的共晶体。若射血分数降低的心衰患者经过 ACEI、β 受体拮抗剂和 MRA 充分治疗后仍有症状,应使用 ARNI 替代 ACEI,以进一步降低心衰住院与死亡风险。

(5)利尿剂的应用:能有效改善胸闷、气短和水肿等症状。通常从小剂量开始,如呋塞米每日 20 mg 或氢氯噻嗪每日 25 mg,根据尿量及体重变化调整剂量。

(6)洋地黄的应用:主要用于 ACEI(ARB)、β 受体拮抗剂、MRA 治疗后仍有症状,或者不能耐受 β 受体拮抗剂的患者。洋地黄能有效改善患者的症状,尤其适用于减慢心衰伴心房颤动患者的心室率。

上述药物中,ACEI、β 受体拮抗剂和 MRA 对改善预后有明确的疗效,ARNI 改善收缩性心衰的预后作用也逐渐被临床试验所证实。而其他药物对远期生存的影响尚缺乏充分证据,但能有效改善症状。

3. CRT

CRT 是通过同步起搏左、右心室而使心室的收缩同步化。这一治疗对部分心衰患者有显著疗效。患者需要在药物治疗的基础上选用。

4. 心衰的其他治疗

近年来,心脏射血辅助装置进入临床观察。严重心衰内科治疗无效的病例可考虑心脏移植。

5. 抗凝治疗

血栓栓塞是扩张型心肌病常见的并发症,对于有心房颤动或已经有附壁血栓形成或有血栓栓塞病史的患者,须长期服用华法林或新型口服抗凝药等进行抗凝治疗。

6. 心脏性猝死的防治

植入型心律转复除颤器(implantable cardioverter defibrillator,ICD)可预防心脏性猝死。

(二八七)特殊类型心肌病有哪些?

特殊类型心肌病有酒精性心肌病、围生期心肌病、心动过速性心肌病、致心律失常性右心室心肌病、心肌致密化不全、应激性心肌病、药物性心肌病等。

【知识拓展】

特殊类型心肌病:心肌病病因明确者,具有很独特的临床特点。

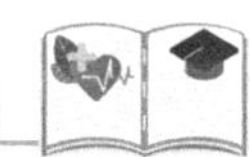

(1)酒精性心肌病:长期大量饮酒可能导致本病。其诊断依据包括:有符合扩张型心肌病的症状;有长期过量饮酒史[世界卫生组织(WHO)的标准:女性>40 g/d,男性>80 g/d,饮酒5年以上];排除其他引起扩张型心肌病的病因,如结缔组织病、内分泌性疾病等。戒酒后,多数患者心脏情况能逐渐改善或恢复。

(2)围生期心肌病:既往无心脏病的女性于妊娠最后1个月至产后5个月内发生心衰,症状符合扩张型心肌病特点,可以诊断为本病。

(3)心动过速性心肌病:多见于心房颤动或室上性心动过速,且症状符合扩张型心肌病特点。

(4)致心律失常性右心室心肌病:是一种遗传性心肌病,以右心室心肌逐渐被脂肪及纤维组织替代为特征,左心室亦可受累。

(5)心肌致密化不全:属于遗传性心肌病。患者在胚胎发育过程中,心外膜到心内膜致密化过程提前终止。症状为左心衰竭和心脏扩大。

(6)应激性心肌病:本病少见。其发生与情绪急剧激动或精神刺激等因素有关,症状为突发胸骨后疼痛伴心电图ST段抬高或压低,伴或不伴T波倒置。冠状动脉造影除外狭窄。左心室功能受损,超声心动图显示一过性心室中部和心尖区膨出,呈气球样变。

(7)药物性心肌病:接受的药物存在对心肌的毒性作用,使LVEF下降>10%,且低于50%,并在能排除其他因素的条件下,引起的急性/慢性心肌功能不全和心衰。

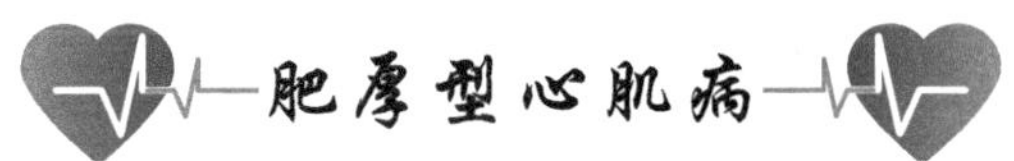

肥厚型心肌病

【基本知识】

肥厚型心肌病(hypertrophic cardiomyopathy,HCM)是一种遗传性心肌病,以心室非对称性肥厚为解剖特点。本病预后差异很大,是青少年和运动猝死的一个最主要原因,少数进展为终末期心衰,另有少部分出现心衰、心房颤动和血栓栓塞。

(二八八)肥厚型心肌病的病因是什么?

肥厚型心肌病为常染色体显性遗传,具有遗传异质性。肥厚型心肌病最常见的基因突变为β-肌球蛋白重链及肌球蛋白结合蛋白C的编码基因。

(二八九)肥厚型心肌病的病理生理特点是什么?

梗阻性肥厚型心肌病患者,左心室收缩时快速血流通过狭窄的流出道,快速血流牵引二尖瓣前叶前向运动,而加重梗阻。有些患者静息时左心室流出道梗阻不明显,运动后变明显,相应地会导致冠状动脉供血不足,造成胸闷。

(二九〇)肥厚型心肌病的病理特点是什么?

肥厚型心肌病病理特点主要是心室肥厚,尤其是室间隔肥厚,且肥厚可以靠近心尖区。其心肌细胞排列紊乱、小血管病变、瘢痕形成。

(二九一)肥厚型心肌病有哪些临床症状?

肥厚型心肌病最常见的症状是劳力性呼吸困难和乏力,1/3 的患者可有劳力性胸痛。最常见的持续性心律失常是心房颤动。部分患者有晕厥,常于运动时出现。青少年和运动员可因此病猝死。

(二九二)肥厚型心肌病有哪些体征?

肥厚型心肌病体格检查可见心脏轻度增大。流出道梗阻的患者可于胸骨左缘第 3、4 肋间闻及较粗糙的喷射性收缩期杂音,心尖区也常可听到收缩期杂音。做 Valsalva 动作、站立位、含服硝酸甘油等均可使杂音增强。

(二九三)肥厚型心肌病最主要的辅助检查是什么?

超声心动图是肥厚型心肌病最主要的诊断手段,其以心室不对称肥厚而无心室腔增大为特征,舒张期室间隔厚度达 15 mm。伴有流出道梗阻者可见室间隔流出道部分向左心室内突出、二尖瓣前叶在收缩期前移(systolic anterior motion,SAM)、舒张功能障碍等。部分患者心肌肥厚限于心尖区,尤以前侧壁心尖区为明显。

【知识拓展】

肥厚型心肌病的辅助检查:

(1)胸部 X 线检查:心影可以正常或左心室增大。

(2)心电图:主要表现为 QRS 波群左心室高电压、T 波倒置和异常 q 波。患者同时可伴有室内传导阻滞和其他心律失常。

(3)心导管检查:可显示左心室舒张末期压升高。有左心室流出道狭窄者在心室腔与流出道之间存在收缩期压力阶差。

(4)心内膜心肌活检:可见心肌细胞肥大、排列紊乱、局限性或弥散性间质纤维化。

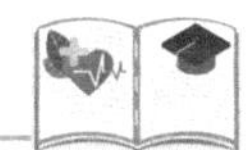

(二九四)肥厚型心肌病的诊断和鉴别诊断是什么?

(1)肥厚型心肌病的诊断标准:根据病史、体格检查及超声心动图检查来判断。超声心动图示舒张期室间隔厚度达 15 mm。基因检查有助于明确遗传学异常。

(2)鉴别诊断:需要除外左心室负荷增加引起的心室肥厚,包括高血压性心脏病、主动脉瓣狭窄、先心病等。

(二九五)肥厚型心肌病的治疗原则是什么?

肥厚型心肌病的治疗原则:改善症状、减少并发症和预防猝死。治疗一般通过药物和手术减轻流出道梗阻、改善心室顺应性、防治血栓栓塞事件、识别高危猝死患者并加以预防。

【知识拓展】

肥厚型心肌病的治疗:

1. 药物治疗

药物治疗是基础。针对流出道梗阻的药物主要有 β 受体拮抗剂和非二氢吡啶类钙通道阻滞剂。

(1)减轻左心室流出道梗阻:β 受体拮抗剂是梗阻性肥厚型心肌病的一线治疗用药,可改善心室松弛,增加心室舒张期充盈时间,减少室性及室上性心动过速。非二氢吡啶类钙通道阻滞剂也具有负性变时和减弱心肌收缩力的作用,可改善心室舒张功能,对减轻左心室流出道梗阻也有一定治疗效果。

(2)治疗心衰:治疗药物选择与其他原因引起的心衰相同,包括 ACEI、ARB、β 受体拮抗剂、利尿剂等。

(3)针对心房颤动:肥厚型心肌病最常见的心律失常是心房颤动,发生率达 20%。胺碘酮能减少阵发性心房颤动发作。对持续性心房颤动,可予 β 受体拮抗剂以控制心室率。除非有禁忌证,一般需考虑口服抗凝药治疗。

2. 非药物治疗

(1)手术治疗:对于药物治疗无效、心功能不全(NYHA 心功能分级Ⅲ～Ⅳ级)患者,若存在严重流出道梗阻(静息或运动时流出道压力阶差大于 50 mmHg),需要考虑行室间隔切除术。

(2)酒精室间隔消融术:经冠状动脉间隔支注入无水酒精造成该供血区域心室间隔坏死。此法可望减轻部分患者左心室流出道梗阻及二尖瓣反流,从而改善心衰症状。其适应证大致同室间隔切除术。

3. 猝死风险评估和ICD预防

高危风险的因素包括曾经发生过心搏骤停、一级亲属中有1个或多个肥厚型心肌病猝死发生、左心室严重肥厚(≥30 mm)、左心室流出道高压力阶差、Holter检查发现反复非持续室性心动过速、运动时出现低血压、不明原因晕厥(尤其是发生在运动时)。ICD能有效预防猝死的发生。

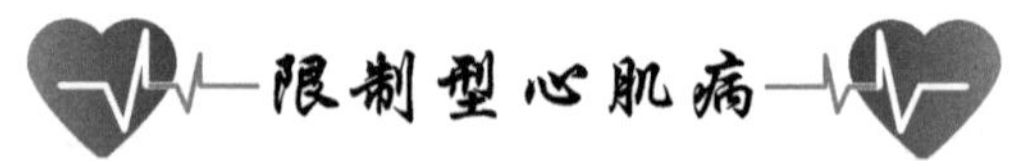

限制型心肌病

【基本知识】

限制型心肌病(restrictive cardiomyopathy,RCM)是以心室壁僵硬度增加、舒张功能降低、充盈受限而产生以右心衰竭症状为特征的一类心肌病。

(二九六)限制型心肌病的病因是什么?

限制型心肌病属于混合性心肌病,约一半为特发性,包括肌节蛋白基因、肌间蛋白基因突变;另一半为病因清楚的特殊类型,多为淀粉样变。

(二九七)限制型心肌病病理及病理生理改变是什么?

限制型心肌病主要的病理改变为心肌纤维化、炎症细胞浸润和心内膜面瘢痕形成。这些病理改变使心室壁僵硬、充盈受限,心室舒张功能降低,心房后负荷增加而导致心房逐渐增大,静脉回流受阻,静脉压升高。

(二九八)限制型心肌病的症状和体征有哪些?

限制型心肌病主要症状为活动耐量下降、乏力、呼吸困难。随着病程进展,逐渐出现右心衰竭的症状和体征,可见肝大、腹水、全身水肿。

体格检查可见颈静脉怒张,心脏听诊常可闻及奔马律,而血压低常提示预后不良。还可有肝大、移动性浊音阳性、下肢凹陷性水肿。

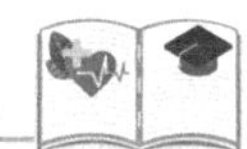

【知识拓展】

限制型心肌病的辅助检查：

(1)实验室检查：继发性患者可能伴随相应原发疾病的实验室检查异常，如淀粉样变患者可能有本周蛋白尿。BNP 水平明显升高。

(2)心电图：心肌淀粉样变患者常常为低电压。QRS 波群异常和 ST-T 改变较缩窄性心包炎明显。

(3)超声心动图：双心房扩大和心室肥厚见于限制型心肌病。心肌呈磨玻璃样改变常常是心肌淀粉样变的特点。

(二九九)限制型心肌病如何诊断?

根据运动耐力下降、水肿病史及右心衰竭等临床症状来判断，如果患者心电图肢体导联低电压，超声心动图见双心房大、室壁不厚或增厚、左心室不扩大而充盈受限，应考虑限制型心肌病。心肌淀粉样变性的心脏超声显示心室壁呈磨玻璃样改变。鉴别诊断应除外缩窄性心包炎。

【知识拓展】

原发性限制型心肌病无特异性治疗手段，主要为避免劳累、呼吸道感染等加重心衰的诱因。

第五节　心肌炎

【基本知识】

心肌炎(myocarditis)是心肌的炎症性疾病。其起病急缓不定，而暴发性发病可导致急性泵衰竭或猝死。病程多有自限性，但也可进展为扩张型心肌病。本节重点叙述病毒性心肌炎。

(三〇〇)心肌炎病因有哪些?

心肌炎的病因有感染性和非感染性。感染性病因常见病原微生物感染，包括病毒、细菌、真菌、立克次体。非感染性病因包括药物、毒物、放射性射线、结缔组织病、结节病等。

(三〇一)病毒性心肌炎的发病机制是什么?

病毒性心肌炎的发病机制包括:①病毒直接作用。②病毒与机体的免疫反应共同作用。

(三〇二)病毒性心肌炎的症状有什么表现?

病毒性心肌炎患者的症状不一,轻者可完全没有症状,重者甚至出现心源性休克及猝死。多数患者发病前1~3周有病毒感染前驱症状,如发热、全身倦怠和肌肉酸痛,或出现恶心、呕吐等消化道症状,随后可以有心悸、胸痛、呼吸困难、水肿,甚至晕厥、猝死。

(三〇三)病毒性心肌炎有什么体征?

病毒性心肌炎常有心律失常,以房性与室性期前收缩及房室传导阻滞最为多见。心率增快;听诊可闻及第三心音或奔马律,部分患者可于心尖区闻及收缩期吹风样杂音。心衰患者可有颈静脉怒张、肺部湿啰音、肝大等体征。重症可出现血压降低、四肢湿冷等心源性休克体征。

(三〇四)病毒性心肌炎辅助检查有哪些表现?

(1)胸部X线检查:可见心影扩大,有心包积液时可呈烧瓶样改变。

(2)心电图:常见ST-T改变,包括ST段轻度移位和T波倒置。合并急性心包炎的患者可有aVR导联以外ST段广泛抬高,少数可出现病理性Q波。还可出现心律失常,特别是室性心律失常和房室传导阻滞等。

(3)超声心动图:可正常,也可显示左心室增大,室壁运动降低,左心室收缩功能降低,附壁血栓等。合并心包炎者可有心包积液。

(4)心肌损伤标志物:可有CK-MB及cTnT或cTnI水平升高,但其特异性不高。

(5)非特异性炎症指标检测:红细胞沉降率加快,C反应蛋白等非特异性炎症指标常升高。

(6)病毒血清学检测:仅对病因有提示作用,不能作为诊断依据。

(7)抗心肌抗体检测:对心肌炎的治疗和评价预后有帮助。

(三〇五)心肌炎如何诊断?

(1)症状:在上呼吸道感染、腹泻等病毒感染后1~3周内出现心脏表现。

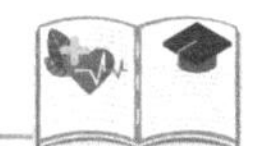

(2)上述感染后3周内出现新的心律失常或心电图表现。

(3)心肌损伤标志物的出现,cTnT/cTnI或CK-MB水平升高。

(4)病原学依据:①心肌活检检出病毒或基因片段或病毒蛋白抗原。②血清病毒抗体阳性。③病毒特异性抗体IgM≥1∶320为阳性。

(三〇六)心肌炎如何治疗?

(1)一般治疗:主要是适当休息,避免重体力劳动。

(2)抗感染治疗:α-干扰素和中药黄芪可抑制病毒复制。

(3)保护心肌:可予维生素C、辅酶Q10、曲美他嗪。

(4)对症治疗:针对心衰,按心衰治疗常规处理;针对室性心律失常,可予β受体拮抗剂、胺碘酮;针对高度房室传导阻滞,可安置临时起搏器。

(郝轩轩)

第六节 心律失常

(三〇七)心律失常的概念是什么?

各种原因导致心脏的冲动起源异常、传导异常,表现为节律和频率的异常,称为心律失常。

(三〇八)心律失常临床如何分类?

心律失常按发生机制,可分为冲动形成异常、冲动传导异常、自律性与传导性并存的心律失常以及起搏器心律失常,详见图39。按心率分,可分为快速性、缓慢性心律失常;按其预后分,可分为良性、潜在恶性和恶性心律失常。

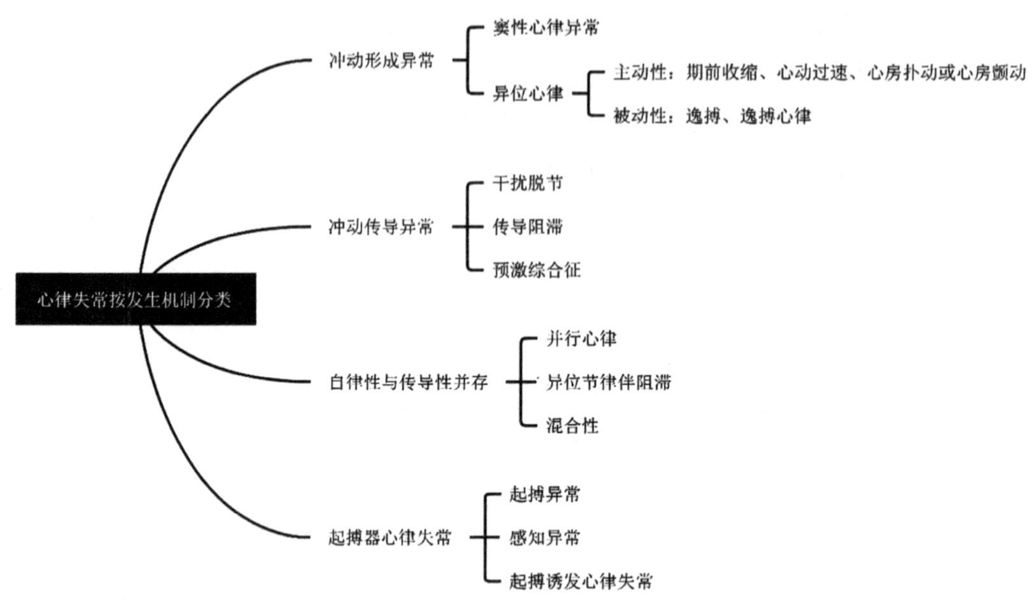

图 39　心律失常按发生机制分类

(三〇九)心律失常的发生机制有哪些?

心律失常的发生机制包括冲动形成的异常和(或)冲动传导的异常。

(三一〇)心律失常如何治疗?

心律失常的治疗包括病因治疗、药物治疗和非药物治疗。病因治疗是心律失常治疗的基础和关键。药物治疗主要是为了终止发作和预防复发。非药物治疗主要是微创电生理治疗,以期根治。

【知识拓展】

常用抗心律失常药物:目前抗心律失常药物分类是 Vaughan Williams 分类法,该法将药物按抗心律失常作用的电生理效应分为 4 类,其中 I 类又分为 3 个亚类。

(1) I 类药阻断快速钠通道:

I A 类药物:减慢动作电位 0 相上升速度(V_{max}),延长动作电位时间。奎尼丁、普鲁卡因胺、丙吡胺等属此类。

I B 类药物:不减慢 V_{max},缩短动作电位时间。美西律、苯妥英钠、利多卡因属此类。

I C 类药物:减慢 V_{max},减慢传导与轻微延长动作电位时间。氟卡尼、恩卡尼、普罗帕酮、莫雷西嗪属此类。

(2) Ⅱ类药物:阻断 β 受体。美托洛尔、阿替洛尔、比索洛尔等属此类。

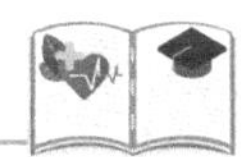

(3)Ⅲ类药物:阻断钾通道与延长复极。胺碘酮、索他洛尔属此类。

(4)Ⅳ类药物:阻断慢钙通道。维拉帕米、地尔硫䓬等属此类。

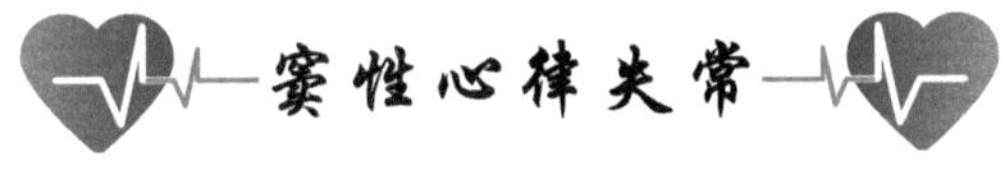

窦性心律失常

【基本知识】

窦性心律失常包括窦性心动过速、窦性心动过缓、窦性停搏、窦房传导阻滞、病态窦房结综合征。

1. 窦性心动过速

成人窦性心律的频率超过100次/min为窦性心动过速(sinus tachycardia)。其频率大多在100~150次/min之间,偶有高达200次/min。窦性心动过速可见于健康人吸烟、饮茶或喝咖啡、饮酒、体力活动及情绪激动时。某些病理状态,如发热、甲亢、贫血、休克、心肌缺血、充血性心衰,以及应用肾上腺素、阿托品等药物亦可引起窦性心动过速。窦性心动过速通常是逐渐开始和终止。窦性心动过速无须治疗,主要应针对病因和去除诱发因素,如治疗心衰、纠正贫血、控制甲亢等,必要时应用β受体拮抗剂控制心率。

图40心电图诊断:①窦性心动过速,129次/min。②电轴无偏移。

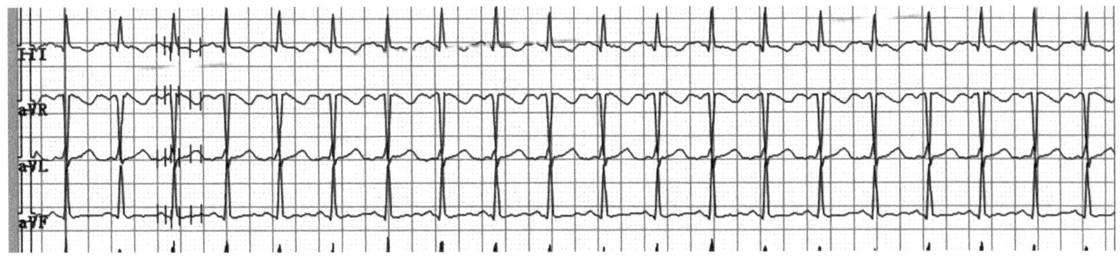

图40　窦性心动过速心电图表现

2. 窦性心动过缓

成人窦性心律的频率低于60次/min称为窦性心动过缓(sinus bradycardia)。窦性心动过缓常见于健康人、运动员和睡眠状态。其他原因包括颅内疾病、严重缺氧、低温、甲减、阻塞性黄疸以及药物影响。窦房结病变和急性下壁心肌梗死亦常发生窦性心动过缓。无症状的窦性心动过缓通常无须治疗。如因心率过慢出现心排血量不足的症状,可应用阿托品或异丙肾上腺素等药物,如合并阿-斯综合征,可考虑心脏起搏治疗。

图41心电图诊断:①窦性心动过缓,59次/min。②电轴无偏移。

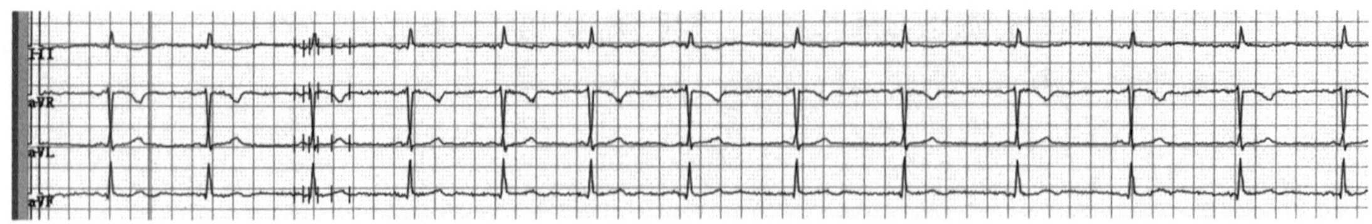

图 41 窦性心动过缓心电图表现

3. 窦性停搏

窦性停搏或窦性静止(sinus pause or sinus arrest)是指窦房结不能产生冲动。心电图表现为在较正常 PP 间期显著长的间期内无 P 波发生,或 P 波与 QRS 波群均不出现,长的 PP 间期与基本的窦性 PP 间期无倍数关系。长时间的窦性停搏后,下位的潜在起搏点可发出单个逸搏或逸搏性心律控制心室。过长时间的窦性停搏(>3 s)且无逸搏发生时,可出现黑矇、短暂意识障碍或晕厥,严重者可发生阿-斯综合征甚至死亡。窦性停搏多见于窦房结病变、急性下壁心肌梗死、脑血管意外等病变以及迷走神经张力升高或颈动脉窦过敏。此外,应用洋地黄类药物、乙酰胆碱类药物等亦可引起窦性停搏。窦性停搏针对原发疾病进行治疗,并予起搏器治疗。

图 42 心电图诊断:①窦性心动过缓伴不齐。②电轴左偏移。③一度房室传导阻滞。④左前分支传导阻滞。⑤房性期前收缩未下传。⑥窦性停搏。最长 RR 间期:2. 3 s。

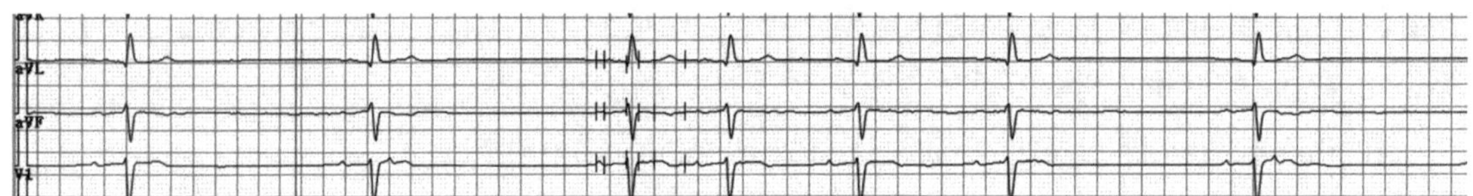

图 42 窦性停搏心电图表现

4. 窦房传导阻滞

窦房传导阻滞(sinoatrial block,SAB)指窦房结冲动传导至心房时发生延缓或阻滞,多见于神经张力升高、颈动脉窦过敏、急性下壁心肌梗死、心肌病、洋地黄中毒和高血钾等。

体表心电图可将二度窦房传导阻滞分为 2 型:①莫氏(Mobitz)Ⅰ型即文氏(Wenckebach)阻滞,表现为 PP 间期进行性缩短,直至出现一次长 PP 间期,该长 PP 间期短于基本 PP 间期的 2 倍,此型窦房传导阻滞应与窦性心律不齐相鉴别。②莫氏Ⅱ型阻滞,长 PP 间期为基本 PP 间期的整倍数。窦房传导阻滞后可出现逸搏心律。治疗上需针对基础病因,必要时予起搏器治疗。

(三一一)病态窦房结综合征的定义是什么?

病态窦房结综合征(sick sinus syndrome,SSS)是指由窦房结及其周围组织病变导致功能

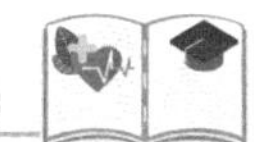

减退,产生多种心律失常的综合表现。

(三一二)病态窦房结综合征有哪些病因?

众多病变过程,如纤维化与脂肪浸润、硬化与退行性改变、淀粉样变、甲减、某些感染(布鲁菌病、伤寒)等,导致窦房结起搏与窦房传导功能障碍。窦房结动脉供血减少、窦房结周围神经和心房肌的病变也是病态窦房结综合征的病因。

(三一三)病态窦房结综合征有哪些症状?

严重心动过缓导致心、脑、肾等脏器供血不足,可出现发作性头晕、黑矇、心悸、乏力等,严重者可出现心绞痛、心衰、短暂意识障碍或晕厥,甚至猝死。

(三一四)病态窦房结综合征有哪些心电图特征?

病态窦房结综合征心电图主要表现:①持续而显著的窦性心动过缓(50 次/min 以下),且排除药物引起。②窦性停搏与窦房传导阻滞。③窦房传导阻滞与房室传导阻滞同时并存。④慢快综合征(bradycardia-tachycardia syndrome,BTS),指心动过缓与房性快速性心律失常(心房扑动、心房颤动或房性心动过速)交替发作。

(三一五)病态窦房结综合征如何治疗?

无心动过缓有关症状的不必治疗,但必须定期随诊观察。对于有症状的病态窦房结综合征患者可予起搏器治疗。

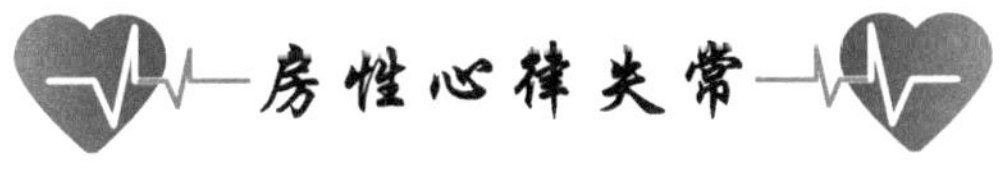

房性心律失常

【基本知识】

房性心律失常包括房性期前收缩、房性心动过速、心房扑动、心房颤动。

（三一六）什么是房性期前收缩？

房性期前收缩（atrial premature beats，PAC）又称房早，是指起源于窦房结以外任何部位的心房激动。

（三一七）房性期前收缩有哪些症状？

房性期前收缩可表现为心悸，一些患者有胸闷、乏力症状，自觉有停跳感，有些患者可能无任何症状。房性期前收缩多为功能性，可见于各种器质性心脏病如冠心病、肺心病、心肌病等患者中，其发生率明显增加，并常可引发其他快速性房性心律失常。

（三一八）房性期前收缩如何治疗？

房性期前收缩通常无须治疗。吸烟、饮酒与喝咖啡均可诱发房性期前收缩，建议调整生活方式。房性期前收缩的治疗药物包括普罗帕酮、β 受体拮抗剂。

（三一九）什么是房性心动过速？

房性心动过速（atrial tachycardia）简称房速，指起源于心房且无须房室结参与维持的心动过速。发生机制包括自律性增加、折返与触发活动。

（三二〇）房性心动过速的病因有哪些？

房性心动过速的病因有心肌梗死、慢性肺部疾病、洋地黄中毒、大量饮酒以及各种代谢障碍。

（三二一）房性心动过速有哪些症状？

房性心动过速发作可呈短暂、间歇或持续发生，可表现为心悸、头晕、胸痛、憋气、乏力等症状，也可能无任何症状。合并器质性心脏病的患者甚至可表现为晕厥、心肌缺血或肺水肿等。

【知识拓展】

房性心动过速的心电图特征：①心房率通常为 150～200 次/min。②P 波形态与窦性者

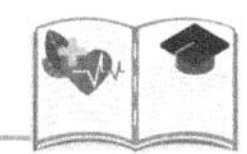

不同。③常出现二度Ⅰ型或Ⅱ型房室传导阻滞,呈现2∶1房室传导者亦属常见,但心动过速不受影响。④P波之间的等电线仍存在(与心房扑动时等电线消失不同)。⑤刺激迷走神经不能终止心动过速,仅加重房室传导阻滞。⑥发作开始时心率逐渐加速。

图43心电图显示异形P波且心动过速,心电图诊断:①房性心动过速。②心电轴不偏。③完全性右束支传导阻滞。

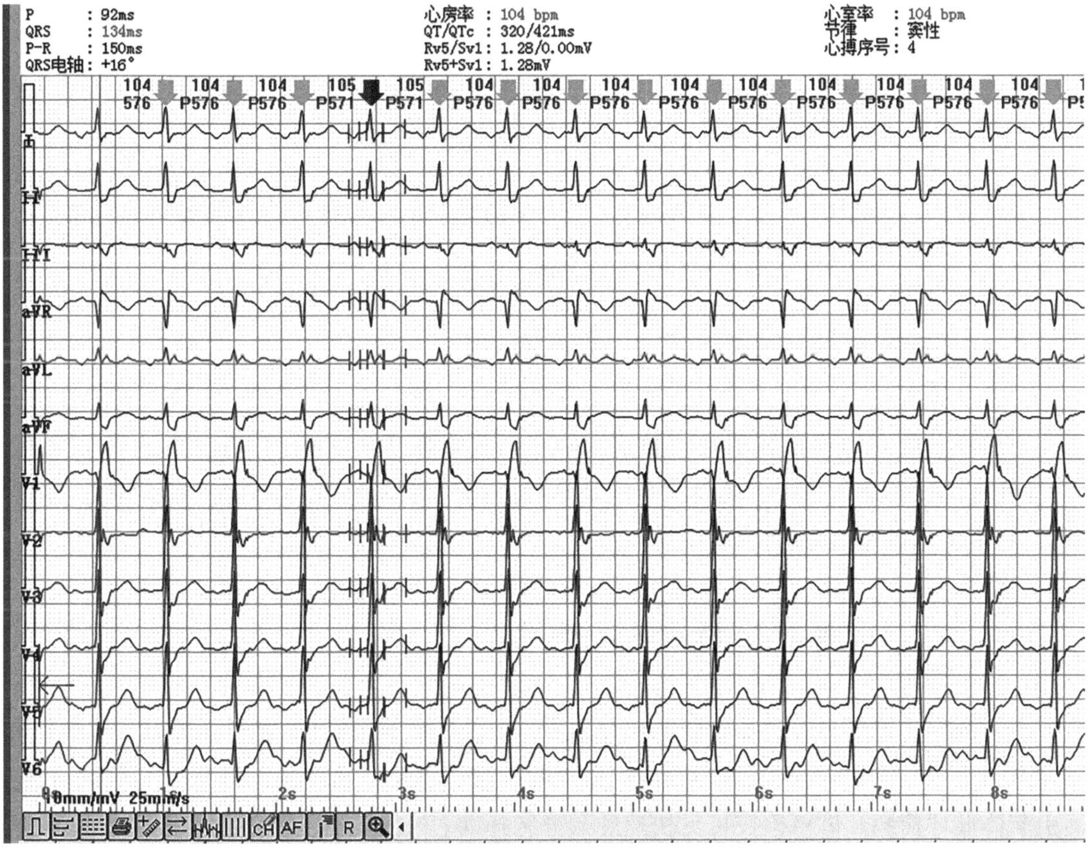

图43 房性心动过速心电图表现

(三二二)房性心动过速如何治疗?

房性心动过速的处理主要取决于心室率的快慢及患者的血流动力学情况。如心室率达140次/min以上,由洋地黄中毒所致或临床上有严重充血性心衰或休克征象的,应进行紧急治疗。其处理方法如下。

1. 积极寻找病因,针对病因治疗

如为洋地黄引起者,需立即停用洋地黄,并纠正可能伴随的电解质紊乱,特别要警惕低钾血症。必要时可选用利多卡因、β受体拮抗剂。

2. 控制心室率

可选用β受体拮抗剂、非二氢吡啶类钙通道阻滞剂和洋地黄以减慢心室率。

3. 转复窦性心律

可加用ⅠA、ⅠC或Ⅲ类抗心律失常药;治疗效果不佳时,亦可考虑射频消融治疗。

(三二三)什么是心房扑动?

心房扑动(atrial flutter,AF)简称房扑,是介于房性心动过速和心房颤动之间的快速性心律失常,多伴有器质性心脏病。

(三二四)心房扑动的病因有哪些?

心房扑动的病因包括风湿性心脏病、冠心病、高血压性心脏病、心肌病等。此外,肺栓塞,慢性充血性心衰,二、三尖瓣狭窄与反流导致心房扩大,亦可出现心房扑动。甲亢、酒精中毒、心包炎也可导致心房扑动。

(三二五)心房扑动的症状有哪些?

患者的症状主要与心房扑动的心室率相关,当心室率不快时,患者可无症状;当心房扑动伴有极快的心室率时,可诱发心绞痛和充血性心衰。心房扑动患者也可产生心房血栓,进而引起体循环栓塞。体格检查可见快速的颈静脉扑动。

【知识拓展】

图44心电图显示:V_1导联呈现锯齿状扑动波(称为F波),频率常为250~300次/min。心电图诊断:①心房扑动,按不等比例下传。②心电轴不偏。③V_1~V_2导联呈QS型。

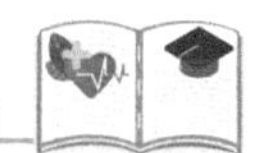

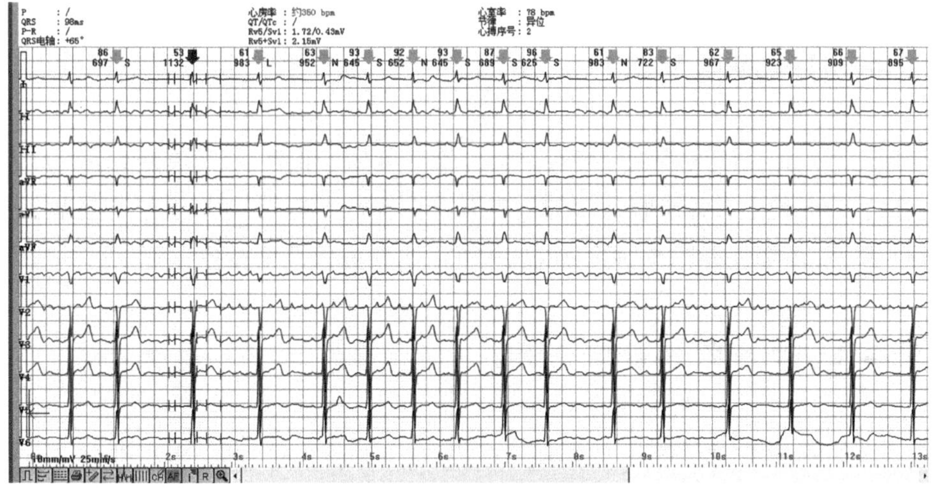

图 44 心房扑动心电图表现

(三二六)心房扑动如何治疗?

1. 药物治疗

治疗心房扑动的药物包括β受体拮抗剂或洋地黄类药物(地高辛、毛花苷C)。转复心房扑动的药物包括ⅠA(如奎尼丁)或ⅠC(如普罗帕酮)类抗心律失常药。如心房扑动患者合并冠心病、充血性心衰等时可选用胺碘酮。

2. 非药物治疗

直流电复律是终止心房扑动最有效的方法。对于症状明显或引起血流动力学不稳定的心房扑动,应选用射频消融治疗。

3. 抗凝治疗

持续性心房扑动的患者发生血栓栓塞的风险明显升高,应给予抗凝治疗。

(三二七)什么是心房颤动?

心房颤动(atrial fibrillation,Af)简称房颤,是指规则有序的心房电活动丧失,代之以快速无序的心房颤动波。心室律(率)紊乱、心功能受损和心房附壁血栓形成是心房颤动患者的主要病理生理特点。

（三二八）心房颤动有哪些病因？

心房颤动的发作呈阵发性或持续性。心房颤动可见于正常人，可在情绪激动、手术后、运动或大量饮酒时发生。心房颤动常发生于原有心血管疾病者，如风湿性心脏病、冠心病、高血压性心脏病、缩窄性心包炎、心肌病、感染性心内膜炎以及慢性肺心病。

（三二九）心房颤动如何分类？

一般将心房颤动分为首诊心房颤动（first diagnosed AF，primary AF）、阵发性心房颤动（paroxysmal AF）、持续性心房颤动（persistent AF）、长期持续性心房颤动（long-standing persistent AF）及永久性心房颤动（permanent AF）。

（三三〇）心房颤动有哪些症状和体征？

心房颤动症状的轻重受心室率快慢影响。心室率不快时，患者可无症状；心室率超过150次/min，患者可发生心绞痛与充血性心衰。

心房颤动并发体循环栓塞的危险性甚大。

心脏听诊第一心音强度变化不定，心律极不规则。当心室率快时可发生脉搏短绌。

（三三一）心房颤动如何治疗？

应积极寻找心房颤动的原发疾病和诱发因素，并针对原发疾病治疗及纠正诱因。

1. 抗凝治疗

心房颤动患者的栓塞发生率较高。对于合并瓣膜病患者，需应用华法林抗凝。对于非瓣膜病患者，需使用CHA_2DS_2-VASc评分法对患者进行危险分层。CHA_2DS_2-VASc评分用于评估非瓣膜性心房颤动患者发生脑卒中的风险，可对患者脑卒中发生风险进行分层，并指导其抗栓治疗。口服华法林，使凝血酶原时间INR维持在2.0~3.0，能安全而有效预防脑卒中的发生。对于接受抗凝治疗患者，可予HAS-BLED评分量表评估出血风险，依据评分有助于及时调整治疗方案。

2. 转复并维持窦性心律

将心房颤动转复为窦性心律的方法包括药物转复、电转复及导管消融治疗。

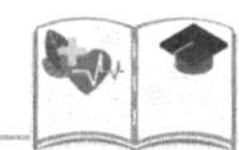

3. 控制心室率

研究表明,持续性心房颤动在减慢心室率的同时还要注意对血栓栓塞的预防,其预后与经复律后维持窦性心律者并无显著差别。

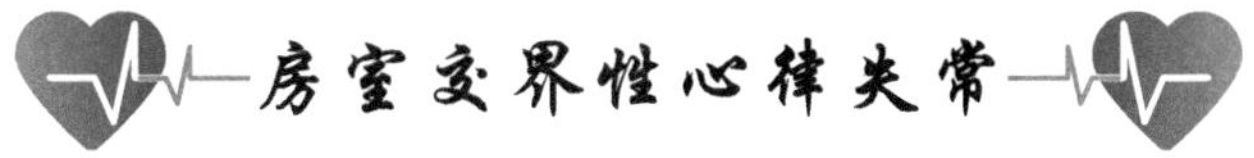

房室交界性心律失常

【基本知识】

房室交界性心律失常包括房室交界性期前收缩、房室交界性逸搏心律、非阵发性房室交界性心动过速、房室结折返性心动过速。

(三三二)什么是房室交界性期前收缩?

房室交界性期前收缩(premature atrioventricular junctional beats)简称交界性期前收缩,冲动起源于房室交界区。

(三三三)什么是房室交界性逸搏心律?

房室交界性心律(AV junctional rhythm)指房室交界性逸搏连续发生形成的节律。房室交界区组织在正常情况下不表现出自律性,但上位起搏点不能下传,潜在起搏点除极产生逸搏。房室交界性逸搏(AV junctional escape beats)的频率通常为40~60次/min。心电图表现为在长于正常PP间期的间歇后出现一个正常的QRS波群,P波缺失,或逆行P波位于QRS波群之前或之后,此外,亦可见到未下传至心室的窦性P波。

(三三四)什么是非阵发性房室交界性心动过速?

非阵发性房室交界性心动过速与房室交界区组织自律性升高或触发活动有关。最常见的病因为洋地黄中毒,其他为下壁心肌梗死、心肌炎、急性风湿热或心瓣膜手术后,亦偶见于正常人。

心动过速发作起始与终止时心率逐渐变化,有别于阵发性心动过速,故称为“非阵发性”。心率70~150次/min或更快,心律通常规则。QRS波群正常。自主神经系统张力变化可影响心率快慢。如心房活动由窦房结或异位心房起搏点控制,可发生房室分离。洋地黄过量引起者，经常合并房室交界区文氏阻滞，使心室律变得不规则。

（三三五）房室交界性心律失常如何治疗？

房室交界性心律失常的治疗主要针对基本病因。本型心律失常通常能自行消失，如患者耐受性良好，仅需密切观察和治疗原发疾病。已用洋地黄者应立即停药，亦不应施行电复律。洋地黄中毒引起者，可给予钾盐、利多卡因或β受体拮抗剂治疗。其他患者可选用ⅠA、ⅠC与Ⅲ类（胺碘酮）抗心律失常药物。

（三三六）什么是房室结折返性心动过速？

阵发性室上性心动过速（paroxysmal supraventricular tachycardia，PSVT）简称室上速，主要包括窦房折返性心动过速、房室结折返性心动过速与心房折返性心动过速。大部分阵发性室上性心动过速由折返机制引起，且折返发生在窦房结、房室结。房室结折返性心动过速（atrioventricular nodal reentrant tachycardia，AVNRT）是最常见的阵发性室上性心动过速类型。

（三三七）房室结折返性心动过速有哪些病因？

患者通常无器质性心脏病表现，不同性别与年龄均可发生。

（三三八）房室结折返性心动过速有哪些症状？

心动过速发作突然起始与终止，持续时间长短不一。症状包括心悸、胸闷、焦虑不安、头晕，晕厥、心绞痛、心衰与休克等少见。

【知识拓展】

房室结折返性心动过速心电图表现：①心率150～250次/min，节律规则。②QRS波群形态与时间均正常，但发生室内差异性传导或原有束支传导阻滞时，QRS波群形态异常。③P波为逆行性（Ⅱ、Ⅲ、aVF导联倒置），常埋藏于QRS波群内或位于其终末部分，P波与QRS波群保持固定关系。④起始突然，通常由一个房性期前收缩触发，其下传的PR间期显著延长，随之引起心动过速发作。

图45（1）心电图表现为：①RR间期整齐。②QRS波群时间正常。③频率183次/min。④ST-T改变。

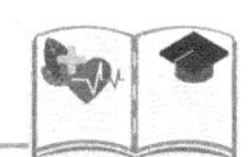

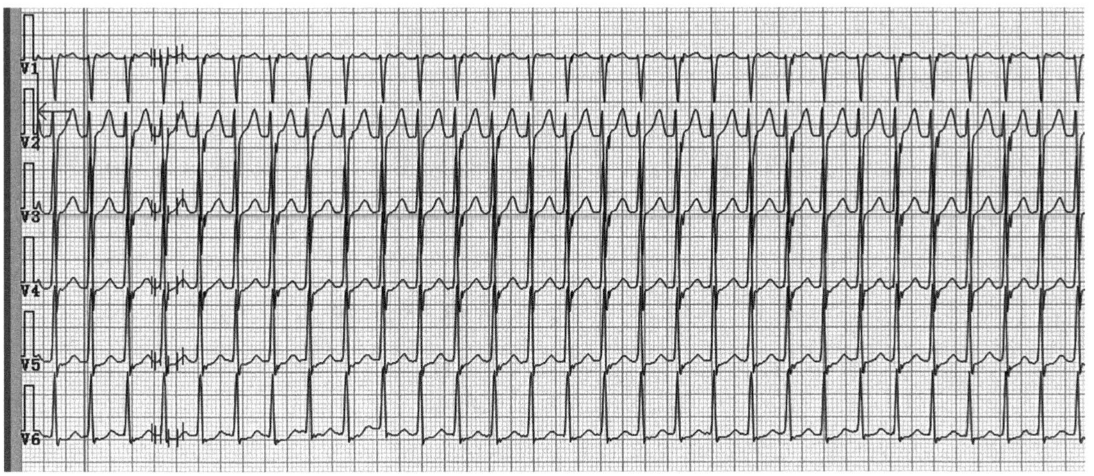

图 45(1) 房室结折返性心动过速心电图表现

图 45(2)心电图表现为:①RR 间期整齐。②QRS 波群时间正常。③频率 203 次/min。

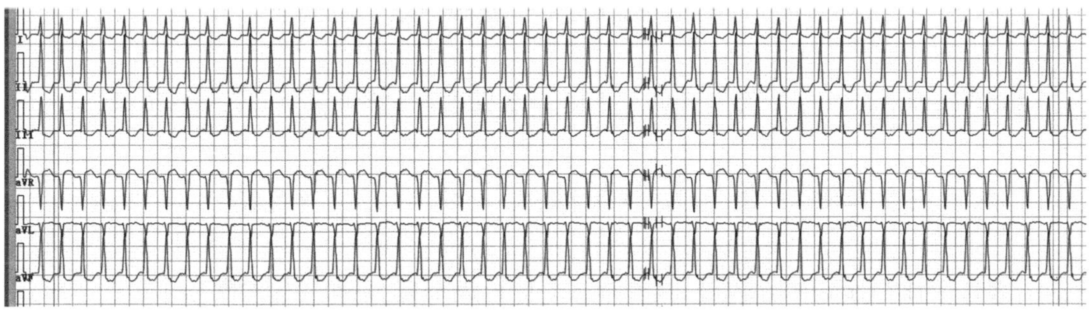

图 45(2) 房室结折返性心动过速心电图表现

(三三九)房室结折返性心动过速如何治疗?

房室结折返性心动过速急性发作期应根据患者基础的心脏状况,既往发作的情况以及对心动过速的耐受程度做出适当处理。

如患者心功能与血压正常,可先尝试刺激迷走神经的方法:颈动脉窦按摩(患者取仰卧位,先行右侧,每次 5~10 s,单侧按摩)、Valsalva 动作(深吸气后屏气,再用力做呼气动作)。

(1)腺苷与钙通道阻滞剂:首选治疗药物为腺苷,其起效迅速,半衰期短于 6 s,不良反应即使发生亦很快消失。如患者合并心衰、低血压或为宽 QRS 波心动过速,尚未明确室上性心动过速的诊断时,不应选用钙通道阻滞剂,宜选用腺苷静脉注射。

(2)洋地黄与 β 受体拮抗剂:静脉注射洋地黄可终止发作,但现已少用。β 受体拮抗剂也能有效终止心动过速,短效 β 受体拮抗剂如艾司洛尔为首选。

(3)普罗帕酮:1~2 mg/kg 静脉注射。

(4)其他药物:合并低血压者可应用升压药(如去氧肾上腺素、甲氧明或间羟胺),其是通过反射性兴奋迷走神经来终止心动过速的。

(5)食管心房调搏术:常能有效中止发作。

(6)直流电复律:当患者出现严重心绞痛、低血压、充血性心衰表现时,应立即直流电复律。急性发作以上治疗无效亦应施行直流电复律。但应注意,已应用洋地黄者不应使用电复律治疗。

(三四〇)房室折返性心动过速与预激综合征有什么关系?

房室折返性心动过速是与旁道相关的最常见的心动过速。最常见的连接心房、心室之间的旁道,称为 Kent 束。心房冲动通过旁道提前激动心室的部分和全体称为预激。旁道参与心动过速,心电图有预激表现,临床上有心动过速发作称为预激综合征。

(三四一)预激统合征的发生概率有多大?

预激综合征的发生率平均为 1.5%。预激综合征患者大多无其他心脏异常征象。

(三四二)预激综合征有哪些症状?

预激综合征本身不引起症状。具有预激心电图表现者,心动过速的发生率随年龄增长而增加。其中大部分心动过速发作为房室折返性心动过速,可恶化为心室颤动或导致充血性心衰、低血压。

【知识拓展】

房室旁道典型预激心电图表现为:①窦性心律的 PR 间期短于 0.12 s。②某些导联 QRS 波群超过 0.12 s,QRS 波群起始部分粗钝(称 δ 波),终末部分正常。③ST-T 波呈继发性改变,与 QRS 波群主波方向相反。根据心前区导联 QRS 波群的形态,以往将预激综合征分成 2 型:A 型在胸导联 QRS 波群主波均向上,预激发生在左心室或右心室后底部;B 型在 V_1 导联 QRS 波群主波向下,在 V_5、V_6 导联 QRS 波群主波向上,预激发生在右心室前侧壁。

预激综合征发作房室折返性心动过速,最常见的类型是通过房室结前向传导,经旁道做逆向传导,称正向房室折返性心动过速。

图 46 心电图显示 PR 间期短于 0.12 s,心电图诊断:①窦性心律不齐。②电轴无偏移。③心室预激。④ST 段在Ⅱ、Ⅲ、aVF 导联压低大于 0.05 mV。⑤T 波在 V_4 ~ V_6 导联倒置。

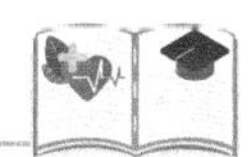

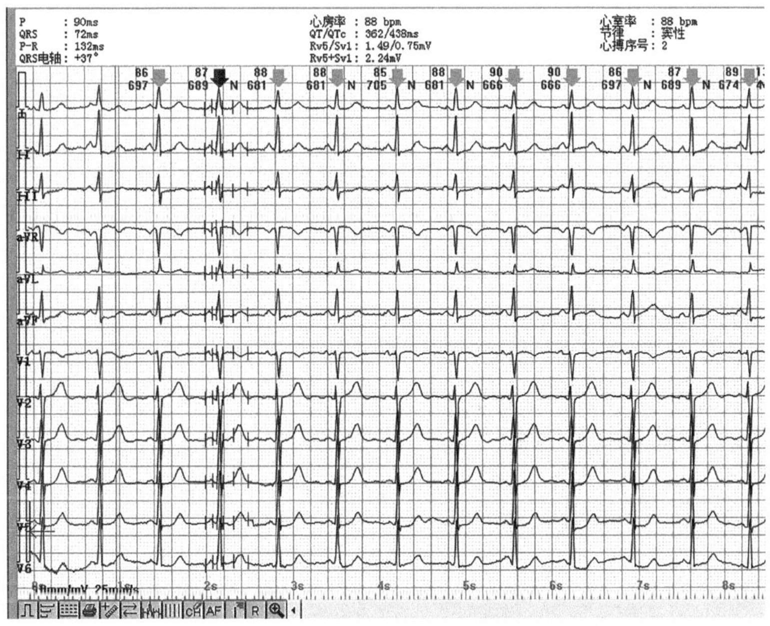

图 46　预激综合征心电图表现

(三四三)预激综合征如何治疗及预防?

心动过速发作频繁伴有明显症状,应给予治疗。治疗方法包括药物治疗和导管消融术。

预激综合征患者发作正向房室折返性心动过速,可参照房室结折返性心动过速处理。如迷走神经刺激无效,首选药物为腺苷或维拉帕米静脉注射,也可选普罗帕酮。洋地黄可缩短旁路不应期使心室率加快,因此不应单独用于曾经发作心房颤动或心房扑动的患者。

预激综合征患者发作心房扑动与心房颤动时伴有晕厥或低血压,应立即电复律。治疗药物宜选择延长房室旁路不应期的药物,如普鲁卡因胺或普罗帕酮。应当注意,静脉注射利多卡因与维拉帕米会加速预激综合征合并心房颤动患者的心室率。如心房颤动的心室率已很快,静脉注射维拉帕米甚至会诱发心室颤动。

经导管消融旁路作为根治预激综合征室上性心动过速发作应列为首选,其适应证是:①心动过速发作频繁者。②心房颤动或心房扑动经旁路快速前向传导,心室率极快,旁路的前向传导不应期短于 250 ms 者。③药物治疗未能显著减慢心动过速时的心室率者。尚无条件行导管消融术者,为了有效预防心动过速的复发,可选用 β 受体拮抗剂或维拉帕米。普罗帕酮或胺碘酮也可预防心动过速复发。

【知识拓展】

变异的副传导束:在心房与心室之间,除由正常的冲动传导途径联系外,少数人还有副传导束存在,其可使心室肌提前接受冲动而收缩,常有阵发性心动过速,且出现不正常心电图,也称预激综合征。副传导束有以下几种。

1. Kent 束

Kent 束又称房室副束,是从心房直接连至心室的肌束,多位于右心房、室(纤维)环外侧缘的心内膜下,少数位于室间隔或左心房、室环处。有的位置表浅,位于心外膜下的脂肪组织内。Kent 束有 1 条或多条,左、右可同时出现 Kent 束。

2. James 旁路束

James 旁路束主要来自后结间束,也有前、中结间束一部分纤维参加。这些纤维绕过房室结主体,止于房室结远端成房室束。

3. Mahaim 纤维(马海姆纤维)

Mahaim 纤维指从房室结、房室束或左束支、右束支发出的纤维,直接连至室间隔心肌。其包括结室副束(由房室结直接发出纤维至室间隔心肌)和束室副束(由房室束或束支直接发出纤维连于室间隔心肌)。

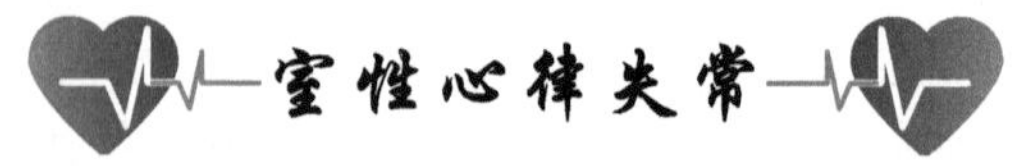

室性心律失常

【基本知识】

室性心律失常包括室性期前收缩、室性心动过速、心室扑动与心室颤动。

(三四四)什么是室性期前收缩?

室性期前收缩是指希氏束分叉以下部位过早发生的、提前使心肌除极的心搏。

(三四五)室性期前收缩的病因有哪些?

正常人与各种心脏病患者均可发生室性期前收缩。正常人发生室性期前收缩的概率随年龄的增长而增加。心肌炎、缺血、缺氧、麻醉和手术均可使心肌受到机械、电、化学性刺激而发生室性期前收缩。洋地黄、奎尼丁、三环类抗抑郁药中毒发生严重心律失常之前常先有室性期前收缩出现。电解质紊乱(低钾、低镁等)、精神不安、过量吸烟、饮酒、喝咖啡亦能诱发室性期前收缩。

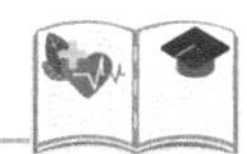

室性期前收缩常见于高血压、冠心病、心肌病、风湿性心脏病与二尖瓣脱垂患者。

(三四六)室性期前收缩有哪些症状和体征?

室性期前收缩与症状无关,可有类似电梯快速下降的失重感。听诊时,室性期前收缩后出现较长的停歇,室性期前收缩的第二心音强度减弱,仅能听到第一心音。桡动脉搏动减弱或消失。

【知识拓展】

室性期前收缩心电图表现:①提前发生的 QRS 波群,时间通常超过 0.12 s、宽大畸形,ST 段与 T 波的方向与 QRS 波群主波方向相反。②室性期前收缩与其前面的窦性搏动的间期(称为配对间期)恒定。③室性期前收缩很少能逆传心房,提前激动窦房结,故窦房结冲动发放节律未受干扰,室性期前收缩后出现完全性代偿间歇,即包含室性期前收缩在内前后 2 个下传的窦性搏动的间期等于 2 个窦性 RR 间期之和。如果室性期前收缩恰巧插入 2 个窦性搏动之间,不产生室性期前收缩后停顿,称为间位性室性期前收缩。

室性期前收缩的类型:室性期前收缩可孤立或规律出现。二联律是指每个窦性搏动后跟随 1 个室性期前收缩;三联律是每 2 个正常搏动后出现 1 个室性期前收缩;如此类推。连续发生 2 个室性期前收缩称成对室性期前收缩。连续 3 个或以上室性期前收缩称为室性心动过速。同一导联内,室性期前收缩形态相同者,为单形性室性期前收缩;形态不同者称多形性或多源性室性期前收缩。

室性并行心律心室的异位起搏点规律地自行发放冲动,并能防止窦房结冲动入侵。其心电图表现为:①异位室性搏动与窦性搏动的配对间期不恒定。②长的 2 个异位搏动的间期是最短的 2 个异位搏动的间期的整倍数。③当主导心律(如窦性心律)的冲动下传与心室异位起搏点的冲动几乎同时抵达心室时,可产生室性融合波,其形态介于以上 2 种 QRS 波群形态之间。

图 47(1)心电图表现为:①提前出现宽大畸形 QRS-T 波群。②其前无 P 波。③QRS 波群时间大于 0.12 s。④T 波与 QRS 波群主波相反。⑤代偿间期完全。

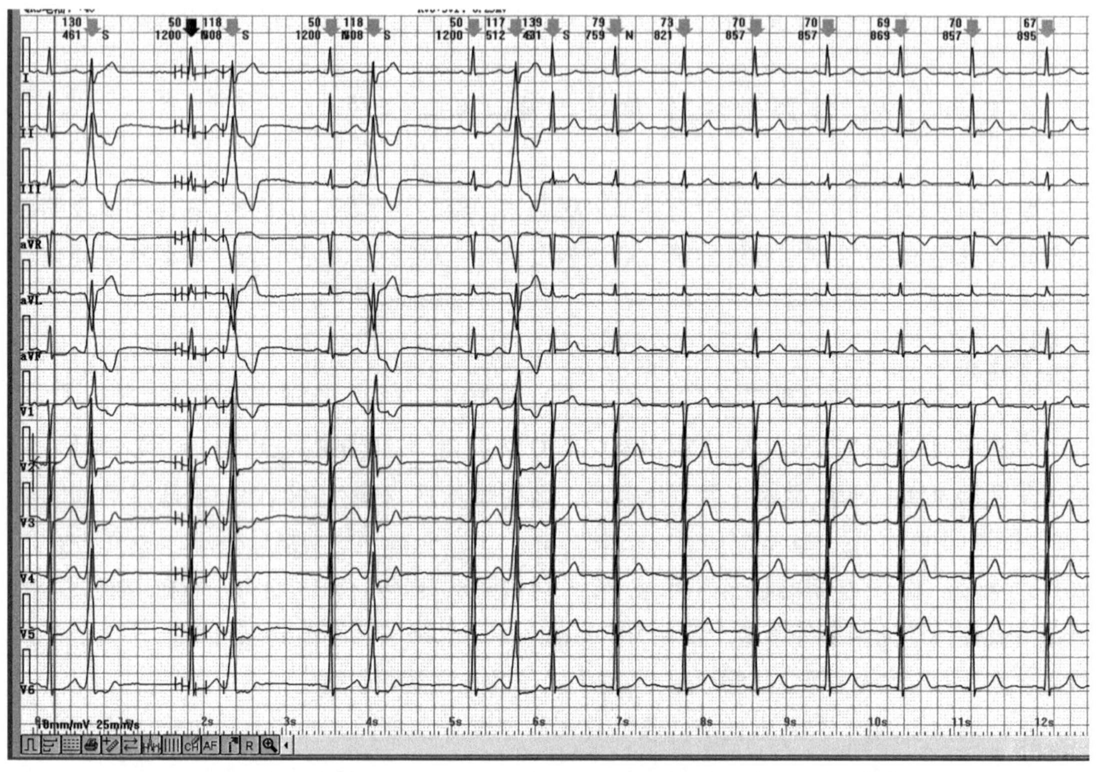

图 47(1)　室性并行心律心室心电图表现

图 47(2)心电图表现为窦性心律的冲动下传与心室异位起搏点的冲动几乎同时抵达心室,产生室性融合波。心电图诊断:①窦性心律。②心电轴正常。③室性并行心律(左后分支起源)。

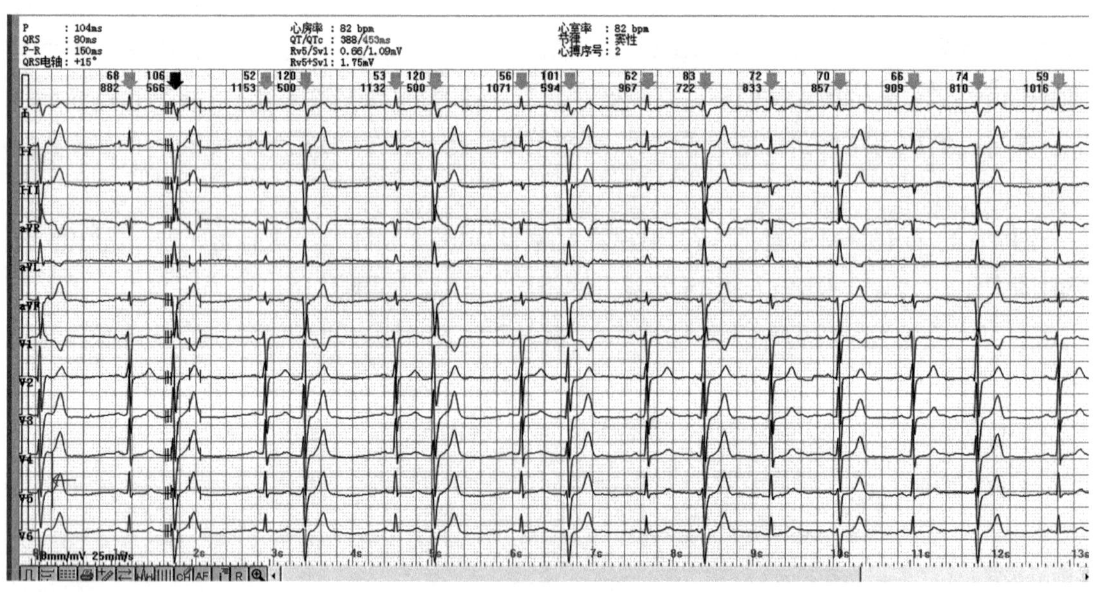

图 47(2)　室性并行心律心电图表现

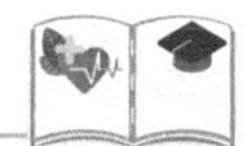

(三四七)室性期前收缩如何治疗?

首先应对患者室性期前收缩的类型、症状及其原有心脏病变做全面地了解。然后,根据不同的临床状况决定是否给予治疗,采取何种方法治疗,以及确定治疗的终点。

【知识拓展】

室性期前收缩的治疗:

1. 无器质性心脏病

室性期前收缩不会增加此类患者发生心脏性死亡的危险性,如无明显症状,不必使用药物治疗;如患者症状明显,治疗以消除症状为目的。应特别注意对患者做好耐心解释,说明这种情况的良性预后,减轻患者的焦虑与不安。避免诱发因素,如吸烟、喝咖啡、应激反应等。药物宜选用β受体拮抗剂、美西律、普罗帕酮、莫雷西嗪等。二尖瓣脱垂患者发生室性期前收缩,可首先给予β受体拮抗剂。

2. 急性心肌缺血

在急性心肌梗死发病开始的24 h内,患者有很高的原发性心室颤动的发生率。过去认为,急性心肌梗死发生室性期前收缩是出现致命性室性心律失常的先兆,特别是在出现以下情况时:频发性室性期前收缩(每分钟超过5次);多源(形)性室性期前收缩;成对或连续出现的室性期前收缩;室性期前收缩落在前一个心搏的T波上(R-on-T)。过去提出,所有患者均应预防性应用抗心律失常药物,首选药物为静脉注射利多卡因。近年来研究发现,原发性心室颤动与室性期前收缩的发生并无必然联系。自从开展冠心病加强监护病房处理急性心肌梗死患者后,尤其近年来成功开展溶栓或直接经皮介入干预,早期开通梗死相关血管的实现使原发性心室颤动发生率大大下降。目前不主张预防性应用抗心律失常药物。若急性心肌梗死发生窦性心动过速与室性期前收缩,早期应用β受体拮抗剂可能减少发生心室颤动的危险。

急性肺水肿或严重心衰并发室性期前收缩,治疗应重点关注改善血流动力学障碍,同时注意有无洋地黄中毒或电解质紊乱(低钾、低镁)。

3. 慢性心脏病变

心肌梗死后或心肌病患者常伴有室性期前收缩。研究表明,用ⅠA类抗心律失常药物治疗心肌梗死后室性期前收缩,尽管药物能有效减少室性期前收缩,但是总病死率和猝死的风险反而增加。原因是这些抗心律失常药物本身具有致心律失常作用。因此,应当避免应用Ⅰ类抗心律失常药物治疗心肌梗死后室性期前收缩。β受体拮抗剂对室性期前收缩的疗效不显著,但能降低心肌梗死后猝死发生率、再梗死率和总病死率。

(三四八)什么是室性心动过速?

室性心动过速简称室速,是起源于希氏束分支以下的特殊传导系统或者心室肌的连续3个或3个以上的异位心搏。及时正确地判断和治疗室性心动过速具有非常重要的临床意义。

(三四九)室性心动过速有哪些病因?

室性心动过速常发生于各种器质性心脏病患者,最常见为冠心病,特别是有心肌梗死病史的,其次是心肌病、心衰、二尖瓣脱垂、心脏瓣膜病等,其他病因包括代谢障碍、电解质紊乱、长QT间期综合征等。室性心动过速偶可发生于无器质性心脏病患者。

(三五〇)室性心动过速有哪些症状和体征?

室性心动过速的临床症状轻重视发作时心室率、持续时间、基础心脏病变和心功能状况不同而异。非持续性室性心动过速(发作时间短于30 s,能自行终止)通常无症状。持续性室性心动过速(发作时间超过30 s,需药物或电复律才能终止)常伴有明显血流动力学障碍与心肌缺血。室性心动过速临床症状包括低血压、少尿、晕厥、气促、心绞痛等。

听诊心律轻度不规则,第一、第二心音分裂,收缩期血压可随心搏变化。如发生完全性室房分离,第一心音强度经常变化,颈静脉间歇出现巨大α波。当心室搏动逆传并持续夺获心房,心房与心室几乎同时发生收缩,颈静脉呈现规律而巨大的α波。

【知识拓展】

1. 室性心动过速的心电图表现

室性心动过速的心电图特征:①3个或以上的室性期前收缩连续出现。②QRS波群形态畸形,时间超过0.12 s,ST-T波方向与QRS波群主波方向相反。③心室率通常为100~250次/min,心律规则,但亦可略不规则。④心房独立活动与QRS波群无固定关系,形成室房分离,偶尔个别或所有心室激动逆传夺获心房。⑤通常发作突然开始。⑥心室夺获与室性融合波:室性心动过速发作时少数室上性冲动可下传心室,产生心室夺获,表现为在P波之后,提前发生一次正常的QRS波群。室性融合波的QRS波群形态介于窦性与异位心室搏动之间,其意义为部分夺获心室。心室夺获与室性融合波的存在为确立室性心动过速的诊断提供了重要依据。按室性心动过速发作时QRS波群的形态,可将室性心动过速分为单形

性室性心动过速和多形性室性心动过速。QRS 波群方向呈交替变换者称双向性室性心动过速。

室性心动过速与室上性心动过速伴有室内差异性传导的心电图表现十分相似,两者的临床意义与处理截然不同,因此应注意鉴别。

下列心电图表现支持室上性心动过速伴有室内差异性传导的诊断:①每次心动过速均由期前发生的 P 波开始。②P 波与 QRS 波群相关,通常呈 1∶1 房室比例。③刺激迷走神经可减慢或终止心动过速。此外,心动过速在未应用药物治疗前,QRS 波群时间超过 0.20 s、宽窄不一,心律明显不规则,心率超过 200 次/min,应怀疑为预激综合征合并心房颤动。

下列心电图表现提示为室性心动过速:①室性融合波。②心室夺获。③室房分离。④全部心前区导联 QRS 波群主波方向呈同向性,即全部向上或向下。

图 48 心电图表现为:①PR 间期整齐。②QRS 波群时间大于 0.10 s。③频率 156 次/min,大于 100 次/min。兔耳征表现(箭头标记处)。

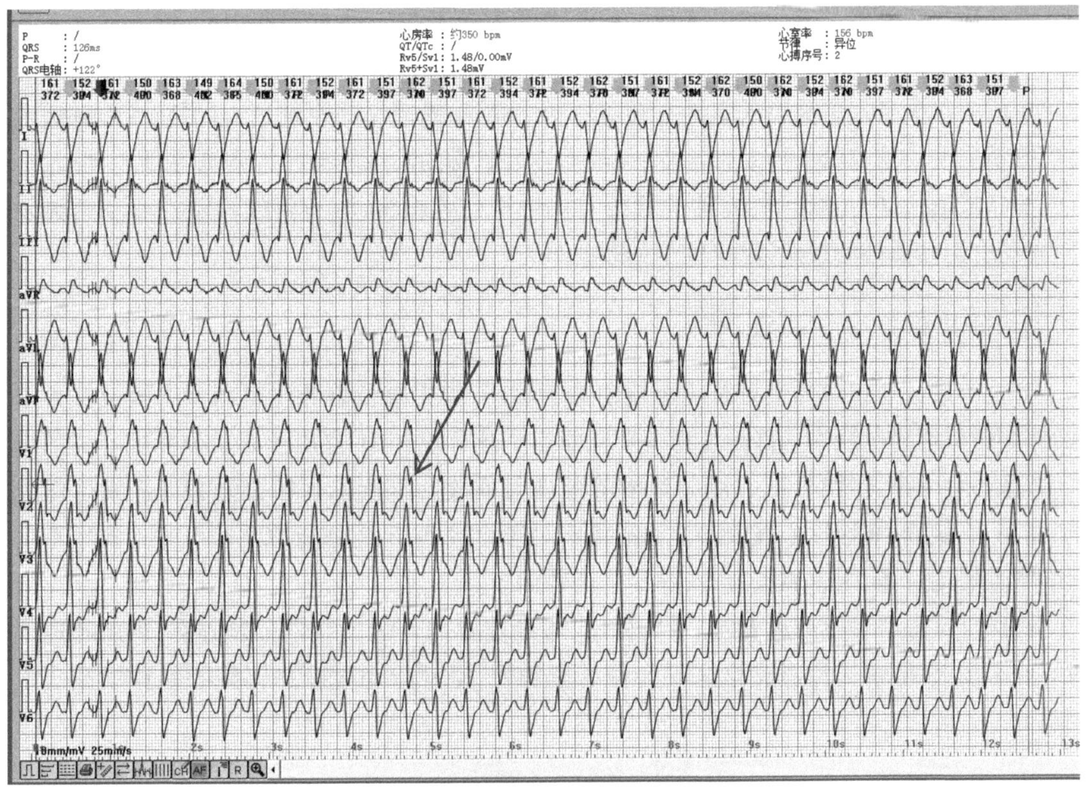

图 48 室性心动过速心电图表现

2. 室性心动过速的心电生理检查

心电生理检查对确立室性心动过速的诊断有重要价值。若能在心动过速发作时记录到希氏束波(H),通过分析希氏束波开始至心室波(V)开始的间期(HV 间期),有助于阵发性

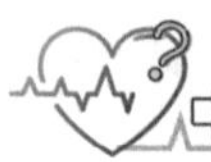

室上性心动过速与室性心动过速的鉴别。阵发性室上性心动过速的 HV 间期应大于或等于窦性心律时的 HV 间期,室性心动过速的 HV 间期应小于窦性心律 HV 间期或为负值(因心室冲动通过希氏束-Purkinje 系统逆传)。由于导管位置不当或希氏束波被心室波掩盖,则无法测定 HV 间期。心动过速发作期间,施行心房超速起搏,如果随着刺激频率的增加,QRS 波群的频率相应增加,且形态变为正常,说明原有的心动过速为室性心动过速。

应用程序电刺激技术,大约 95%的持续性单形性室性心动过速患者在发作间歇期能诱发出与临床相同的室性心动过速。程序电刺激或快速起搏可终止 75%的持续性单形性室性心动过速发作,其余 25%的持续性单形性室性心动过速发作则需直流电转复。由于电刺激技术能复制与终止持续性单形性室性心动过速,可用作射频消融术时的标测和效果评价。

(三五一)室性心动过速如何治疗?

首先应决定哪些患者应给予治疗。目前除了 β 受体拮抗剂、胺碘酮以外,尚未能证实其他抗心律失常药物能降低心脏性猝死的发生率。况且,抗心律失常药物本身亦会导致或加重原有的心律失常。目前对于室性心动过速的治疗,一般遵循的原则是:有器质性心脏病或有明确诱因的应首先给予针对性治疗;无器质性心脏病的发生非持续性短暂室性心动过速,如无症状或血流动力学影响,处理的原则与室性期前收缩相同;有持续性室性心动过速发作,无论有无器质性心脏病,都应给予治疗。

1. 终止室性心动过速发作

室性心动过速患者如无显著的血流动力学障碍,首先给予静脉注射利多卡因或普鲁卡因胺,同时持续静脉滴注。静脉注射普罗帕酮亦十分有效,但不宜用于心肌梗死或心衰的患者,其他药物治疗无效时,可选用胺碘酮静脉注射或改用直流电复律。如患者已发生低血压、休克、心绞痛、充血性心衰或脑血流灌注不足等症状,应迅速施行电复律。洋地黄中毒引起的室性心动过速,不宜用电复律,应给予药物治疗。

持续性室性心动过速患者,如病情稳定,可经静脉插入电极导管至右心室,应用超速起搏终止心动过速,但应注意有时这样会使心率加快,室性心动过速恶化为心室扑动或心室颤动。

2. 预防复发

应努力寻找和治疗诱发因素及使室性心动过速持续的可逆性病变,如缺血、低血压及低血钾等。治疗充血性心衰有助于减少室性心动过速的发作。窦性心动过缓或房室传导阻滞时,心室率过于缓慢,亦有利于室性心律失常的发生,可给予阿托品治疗或应用人工心脏起搏。

β 受体拮抗剂能降低心肌梗死后猝死的发生率,其作用可能主要通过降低交感神经活

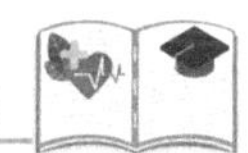

性与改善心肌缺血来实现。相关分析结果表明,胺碘酮可显著减少心肌梗死后或充血性心衰患者的心律失常或猝死的发生率。长期药物治疗应密切注意各种毒副反应。维拉帕米对大多数室性心动过速的预防无效,但可应用于“维拉帕米敏感性室性心动过速”患者,此类患者通常无器质性心脏病基础,QRS 波群呈右束支传导阻滞伴有电轴左偏。单一药物治疗无效时,可联合应用作用机制不同的药物,各自使用量均可减少。不应使用单一药物大剂量治疗,以免增加药物的不良反应。

抗心律失常药物亦可与埋藏式心室起搏装置合用,用于治疗复发性室性心动过速。ICD、外科手术亦已成功应用于选择性病例。对于无器质性心脏病的特发性、单源性室性心动过速,导管射频消融根除发作疗效甚佳。

(三五二)什么是心室扑动与心室颤动?

心室扑动与心室颤动为致命性心律失常。心室扑动与心室颤动常见于缺血性心脏病。此外,抗心律失常药物,特别是引起 QT 间期延长与尖端扭转的药物,严重缺氧、缺血、预激综合征合并心房颤动与极快的心室率、电击伤等亦可引起心室扑动与心室颤动。

【知识拓展】

心电图特征:心室扑动呈正弦图形,波幅大而规则,频率 150~300 次/min(通常在 200 次/min 以上),有时难以与室性心动过速鉴别。心室颤动的波形、振幅与频率均极不规则,无法辨认 QRS 波群、ST 段与 T 波。急性心肌梗死的原发性心室颤动,可由于舒张早期的室性期前收缩落在 T 波上触发室性心动过速,然后演变为心室颤动。

图 49 心电图表现为:①出现连续不规则且振幅高低不等的波形。②QRS 波群和 T 波形态完全消失。③频率 250~500 次/min。

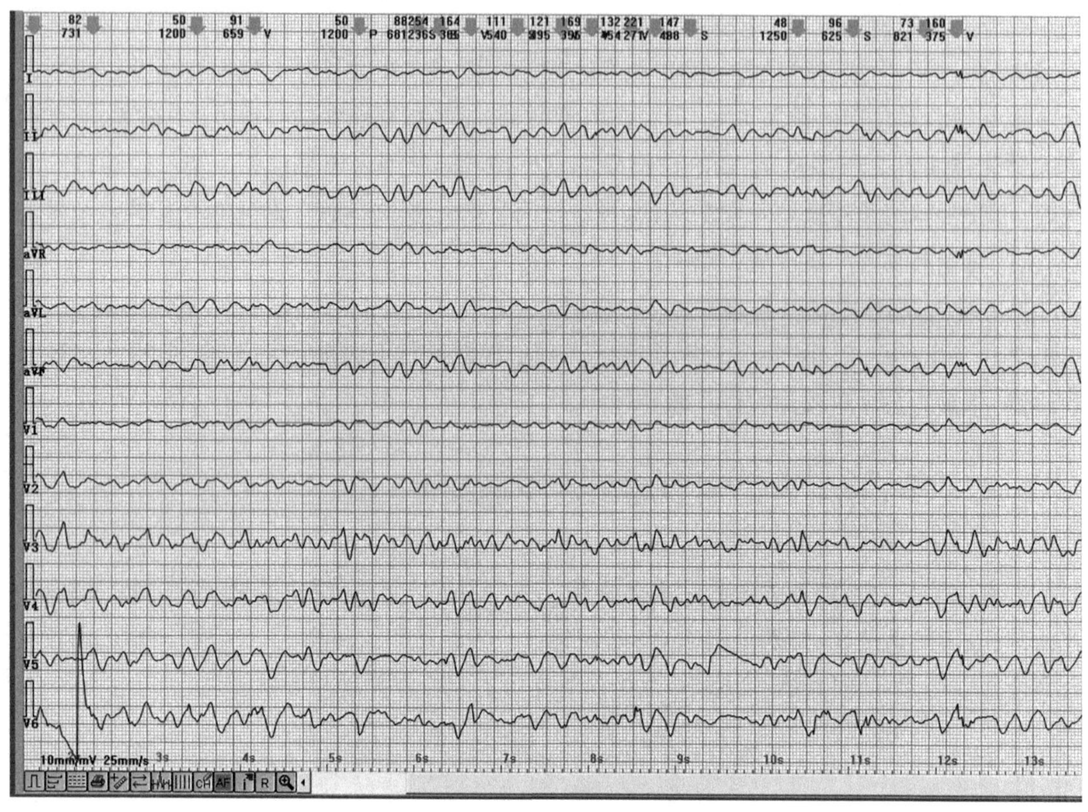

图 49　心室扑动与心室颤动心电图表现

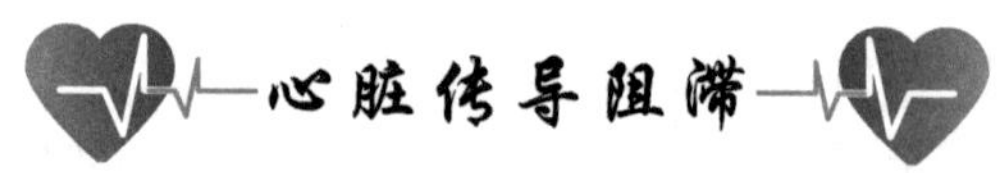

【基本知识】

心脏传导阻滞可发生于传导系统任何水平,临床以房室传导阻滞及室内传导阻滞最为常见。

(三五三)什么是房室传导阻滞?

房室传导阻滞是指传导经过房室交界区生理性不应期后,心房冲动传导延迟或不能传导至心室。

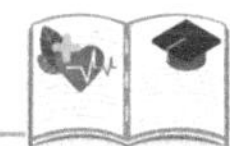

（三五四）房室传导阻滞有哪些病因？

正常人或运动员因迷走神经张力升高而发生房室传导阻滞，常发生于夜间。病理性病因有急性心肌梗死、冠状动脉痉挛、病毒性心肌炎、心内膜炎、心肌病、急性风湿热、原发性高血压、电解质紊乱、药物中毒。

（三五五）房室传导阻滞有哪些症状？

一度房室传导阻滞通常无症状。二度房室传导阻滞可引起心搏脱漏，可有心悸症状，也可无症状。三度房室传导阻滞的症状取决于心室率的快慢与伴随病变，可表现为疲倦、乏力、头晕、晕厥、心绞痛、心衰。完全性房室传导阻滞，因心室率过慢导致脑缺血，可出现暂时性意识丧失，甚至抽搐，称为阿-斯综合征，严重者可致猝死。

【知识拓展】

房室传导阻滞的心电图特征详见第 27 页“知识拓展”的内容。

（三五六）房室传导阻滞如何治疗？

应针对不同的病因进行房室传导阻滞的治疗。一度房室传导阻滞与二度Ⅱ型房室传导阻滞心室率不太慢者，无须特殊治疗。二度Ⅱ型与三度房室传导阻滞如心室率显著缓慢，伴有明显症状或血流动力学障碍，甚至阿-斯综合征发作者，可给予心脏起搏治疗。

阿托品（0.5~2.0 mg，静脉注射）可提高房室传导阻滞的心率，适用于阻滞位于房室结的患者。异丙肾上腺素（1~4 μg/min 静脉滴注）适用于任何部位的房室传导阻滞，但应用于急性心肌梗死时应十分慎重，因其可能导致严重室性心律失常。因此，对于症状明显、心室率缓慢者，应及早给予临时性或永久性心脏起搏治疗。

（三五七）什么是室内传导阻滞？

室内传导阻滞是指希氏束分叉以下部位的传导阻滞。室内传导系统由 3 个部分组成：右束支、左前分支和左后分支。

（三五八）室内传导阻滞常见病因有哪些？

右束支传导阻滞较为常见，常发生于风湿性心脏病、高血压性心脏病、冠心病、心肌病、先心病，亦可见于大面积肺梗死、急性心肌梗死后。此外，正常人亦可发生右束支传导阻滞。

左束支传导阻滞常发生于充血性心衰、急性心肌梗死、急性感染、奎尼丁与普鲁卡因胺中毒、高血压性心脏病、风湿性心脏病、冠心病、梅毒性心脏病。左前分支阻滞较为常见，左后分支阻滞则较为少见。

【知识拓展】

室内传导阻滞心电图特征详见第28页"知识拓展"的内容。

（三五九）室内传导阻滞如何治疗？

慢性单侧束支传导阻滞的患者如无症状，无须治疗。急性前壁心肌梗死发生多分支阻滞，伴有晕厥或阿-斯综合征发作者，则应及早考虑心脏起搏治疗。

（徐伟伟，谢相屹供图）

第七节　心包疾病

【基本知识】

心包为脏层和壁层组成的浆膜层。心包腔内有15~50 mL浆膜液，其具润滑作用。心包对心脏起到固定及屏障保护的作用，能减缓心脏收缩对周围血管的冲击。

心包疾病是由感染、肿瘤、代谢性疾病、尿毒症、自身免疫病、外伤等引起的心包病理性改变。

临床上心包炎可按病程分为急性、亚急性及慢性，按病因分为感染性、非感染性，详见表14。

表14　心包炎的分类

按病程分类	急性	病程<6周，包括：①纤维素性；②渗出性（浆液性或血性）
	亚急性	病程6周~3个月，包括：①渗出性-缩窄性；②缩窄性
	慢性	病程>3个月，包括：①缩窄性；②渗出性；③粘连性（非缩窄性）
按病因分类	感染性	包括病毒性、细菌性、结核性、真菌性、其他
	非感染性	急性心肌梗死、尿毒症、肿瘤、黏液腺瘤、胆固醇、乳糜性、主动脉夹层、放射性、急性特发性、结节病、风湿性、血管炎性、药物、创伤性（包括手术）

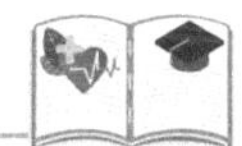

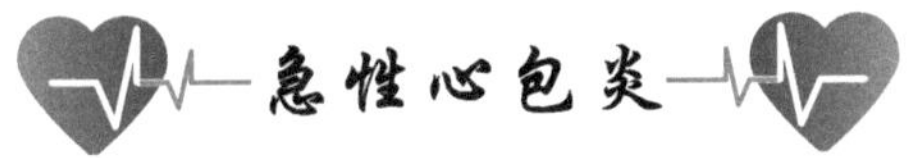

急性心包炎

【基本知识】

急性心包炎(acute pericarditis)为心包脏层和壁层的急性炎症性疾病。以胸痛、心包摩擦音、心电图改变及心包渗出后心包积液为特征。其可以单独存在,也可以是某种全身疾病累及心包的表现。

(三六〇)急性心包炎有哪些病因?

急性心包炎最常见的病因有非特异性炎症、细菌感染、病毒感染、自身免疫病、肿瘤、代谢性疾病、物理损伤及心脏手术。

(三六一)急性心包炎有哪些症状和体征?

1. 症状

胸骨后、心前区疼痛为急性心包炎的特征,常见于炎症变化的纤维蛋白渗出期。疼痛可放射到颈部、左肩、左臂,也可达上腹部,疼痛性质尖锐,与呼吸运动相关,常因咳嗽、深呼吸、变换体位或吞咽而加重。随着病程发展,渗出期表现为呼吸困难,部分患者可因中量、大量心包积液造成心脏压塞,从而出现呼吸困难、水肿等一系列相关症状。感染性心包炎可伴发热、乏力等症状。严重者伴有体循环淤血表现。

2. 体征

(1)心包摩擦音:是急性心包炎最具诊断价值的体征。

(2)心包积液:随着病情进展可出现心包积液,叩诊心浊音界向两侧扩大,大量心包积液使收缩压降低、脉压变小,心脏压塞时可出现奇脉。

(3)心脏压塞:表现为心动过速,血压下降,脉压变小,静脉压明显升高,心排血量下降,可出现循环衰竭甚至休克。

(4)体循环淤血:可见颈静脉充盈怒张,后期肝大,肝颈静脉回流征阳性。

（三六二）急性心包炎需要做哪些辅助检查?

（1）血清学检查:血清学检查取决于原发疾病,如感染性心包炎常有白细胞计数及中性粒细胞增加、C 反应蛋白升高、红细胞沉降率增快等,自身免疫病可有免疫指标阳性,尿毒症患者可见肌酐明显升高。

（2）心电图:90%以上的急性心包炎患者心电图都有异常。其心电图主要表现为:①除 aVR 和 V_1 导联以外的所有常规导联都能出现 ST 段弓背向下型抬高,aVR 及 V_1 导联 ST 段压低,这些改变可于数小时至数日后发生。②一至数日后,随着 ST 段回到基线,逐渐出现 T 波低平和倒置,此改变可于数周至数个月后恢复正常,也可长期存在。③常有窦性心动过速。心包积液较多的情况可以出现 QRS 波群电交替现象。

（3）胸部 X 线检查:可无异常发现,如心包积液较多,则可见心影增大。通常成人积液量少于 250 mL、儿童少于 150 mL 时,X 线难以检出其积液。

（4）超声心动图:可确诊有无心包积液,判断积液量,协助判断血流动力学改变是否为心脏压塞所致。超声引导下行心包穿刺引流可以增加操作的成功率和安全性。

（5）心包穿刺:主要指征是心脏压塞。心包穿刺对积液性质和病因诊断也有帮助,可以对心包积液进行常规、生化、病原学（细菌、真菌等）、细胞学等相关检查。在大量心包积液导致心脏压塞时,行心包治疗性穿刺抽液减压可以缓解症状,或针对病因向心包腔内注入药物进行治疗。

（三六三）急性心包炎如何诊断?

急性心包炎根据病史、典型胸痛、心包摩擦音、特征性的心电图表现来诊断。超声心动图检查可以确诊并判断心包积液量。结合相关病史、全身表现及相应的辅助检查有助于对病因做出诊断。

（三六四）急性心包炎应与哪些疾病相鉴别?

急性心包炎可导致胸痛,所以需要与缺血性胸痛、胸膜炎、肋间神经炎、主动脉夹层、急性肺栓塞进行鉴别。

【知识拓展】

诊断急性心包炎时应注意与其他可引起急性胸痛的某些疾病相鉴别。胸痛伴心电图 ST 段抬高者需要与急性心肌梗死相鉴别,而急性心肌梗死常有相邻导联 ST 段弓背向上抬高,ST-T 改变的演进在数小时内发生,范围通常不如急性心包炎广泛。有高血压史的胸痛

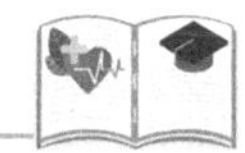

患者需要除外主动脉夹层动脉瘤破裂，而主动脉夹层动脉瘤破裂疼痛为撕裂样，程度较剧烈，多位于胸骨后或背部，可向下肢放射，破口入心包腔可出现急性心包炎的心电图改变，超声心动图有助于诊断，增强 CT 有助于揭示破口所在位置。肺栓塞可以出现胸痛、胸闷甚至晕厥等表现，氧分压降低，D-二聚体通常升高；心电图典型表现为 $S_{I}Q_{III}T_{III}$，也可见 ST-T 改变；心脏超声提示右心压力或容积增加等肺栓塞的间接征象，确诊需行肺动脉 CTA 或肺动脉造影。

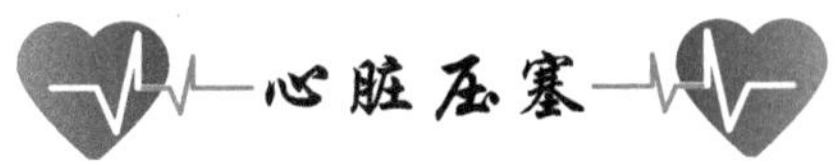

心脏压塞

【基本知识】

心包疾病或其他病因累及心包可造成心包渗出和心包积液，当积液迅速或积液量达到一定程度时，可造成心排血量和回心血量明显下降而产生临床症状，即为心脏压塞。

（三六五）心脏压塞有哪些病因？

各种病因所致的心包炎均可能伴有心包积液。心包积液常见的病因是肿瘤、特发性心包炎和感染性因素。近年来结核性心包炎造成的心包积液也有回升趋势。严重的体循环淤血也可产生漏出性心包积液；穿刺伤、心室破裂、心胸外科手术及介入操作造成的冠状动脉穿孔等可造成血性心包积液。迅速或大量心包积液可引起心脏压塞。

（三六六）心脏压塞的病理生理是什么？

正常时心包腔平均压力低于大气压，吸气时呈轻度负压，呼气时近于正压。心包内少量积液一般不影响血流动力学。但如果液体迅速增多，即使仅为 200 mL，也可因心包无法迅速伸展而使心包内压力急剧上升，引起心脏受压，导致心室舒张期充盈受阻，周围静脉压升高，最终导致心排血量显著降低，血压下降，产生急性心脏压塞的症状。而慢性心包积液则由于心包逐渐伸展适应，积液量可达 2000 mL。部分老年人可出现右心室压塞综合征，即少量或中量心包积液就可出现严重心包压塞表现，常与体位变化有关。

（三六七）心脏压塞有哪些症状和体征？

1. 症状

呼吸困难是心包积液时最突出的症状。心排血量下降可致血压下降而出现晕厥、休克。

2. 体征

心尖搏动减弱，心脏叩诊浊音界向两侧增大，均为绝对浊音区；心音低而遥远。大量心包积液可使收缩压降低，而舒张压变化不大，故脉压变小，脉搏可减弱或出现奇脉。大量心包积液影响静脉回流，从而出现体循环淤血表现，如颈静脉怒张、肝大、肝颈静脉回流征阳性、腹水及下肢水肿等。

心脏压塞的临床特征为贝克（Beck）三体征：低血压、心音低弱、颈静脉怒张。

【知识拓展】

心脏压塞的辅助检查：

（1）X线检查：可见心影向两侧增大呈烧瓶状，心脏搏动减弱或消失。

（2）心电图：心包积液时可见肢体导联QRS波群低电压，大量渗液时可见P波、QRS波群、T波电交替现象，常伴窦性心动过速。

（3）超声心动图：诊断心包积液简单易行、迅速可靠。超声心动图用于心包积液定量、定位，并引导心包穿刺引流。

（4）心包穿刺：对穿刺液行常规、生化、细菌培养及查找抗酸杆菌和细胞学检查，有助于了解心包积液的性质，明确病因。

（5）纤维内镜和活组织检查：心包腔纤维内镜探查和活组织检查有助于了解病因。

（三六八）心脏压塞如何诊断和鉴别诊断？

（1）诊断标准：对于呼吸困难的患者，如体格检查发现颈静脉怒张、奇脉、心浊音界扩大、心音遥远等典型体征，超声心动图见心包积液可确诊心脏压塞。

（2）鉴别诊断：主要鉴别引起呼吸困难的临床情况，尤其是与心衰相鉴别。心衰可合并心包积液，临床应予分析。心脏超声有助于明确诊断。

（三六九）心脏压塞如何治疗？

心包穿刺引流是解除心脏压塞最简单、有效的手段，尤其是血流动力学不稳定的急性心

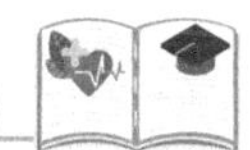

脏压塞，应急行心包穿刺引流，解除心脏压塞。对伴休克的心脏压塞患者，需紧急扩容、升压治疗。血流动力学稳定的心包积液患者，应明确病因，针对原发疾病进行治疗。

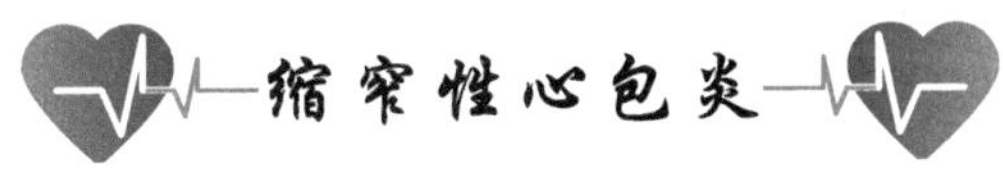

缩窄性心包炎

【基本知识】

缩窄性心包炎是指心脏被致密增厚的纤维化或钙化心包所包围，使心室舒张期充盈受限而产生一系列循环障碍的疾病。缩窄性心包炎多为慢性。

(三七〇)缩窄性心包炎有哪些病因?

我国缩窄性心包炎的病因以结核性为最常见，其次为非特异性、化脓性或由创伤性心包炎演变而来。近年来，放射性心包炎、心脏直视手术所致缩窄性心包炎也在逐渐增多。

(三七一)缩窄性心包炎的病理生理是什么?

心包缩窄使心室舒张期扩张受限、充盈减少，导致每搏输出量下降，心率代偿性增快以维持心排血量。同时体循环回流受阻，可出现体循环淤血，如颈静脉怒张、肝大、腹水、下肢水肿等症状。

(三七二)缩窄性心包炎有哪些症状和体征?

1. 症状

缩窄性心包炎的症状与心排血量下降和体循环淤血有关，表现为心悸、劳力性呼吸困难、活动耐量下降、疲乏，以及肝大、腹水、胸腔积液、下肢水肿等。

2. 体征

(1)视诊：慢性消耗面容，颈静脉怒张，吸气时更明显(Kussmaul 征)。
(2)触诊：肝颈静脉回流征阳性，下肢凹陷性水肿，心前区舒张期搏动撞击感。
(3)叩诊：心浊音界正常或扩大，腹部移动性浊音阳性。
(4)听诊：心率偏快，心律可正常，可为房性、室性，可合并心房颤动。

(5)周围血管征:血压低,脉搏快,可有奇脉。

【知识拓展】

缩窄性心包炎的辅助检查:

(1)胸部 X 线检查:多数心影轻度增大呈三角形或球形,左、右心缘变直,呈刀削征,上腔静脉扩张。

(2)心电图:常见心动过速、QRS 波群低电压、T 波低平或倒置。部分患者可见 P 波增宽有切迹。还可见心房颤动。

(3)超声心动图:典型的表现为心包增厚、粘连,心脏变形,室壁活动减弱,室间隔舒张期矛盾运动,下腔静脉增宽且不随呼吸变化。

(三七三)缩窄性心包炎如何诊断?

患者无明显心脏扩大而出现颈静脉怒张、肝大、腹水和静脉压显著升高等体循环淤血表现,应考虑缩窄性心包炎诊断。

(三七四)缩窄性心包炎应与哪些疾病相鉴别?

缩窄性心包炎应注意与慢性肺心病、心衰、尿毒症、肝硬化、限制型心肌病相鉴别。

(三七五)缩窄性心包炎如何治疗?

慢性缩窄性心包炎有效的治疗方法是心包切除术,但围手术期风险很高。对于结核性心包炎推荐抗结核治疗以延缓心包缩窄进展,术后应继续抗结核治疗 1 年。

(王丹)

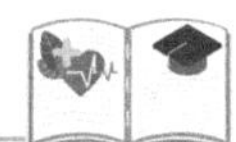

第八节　肺动脉高压与慢性肺心病

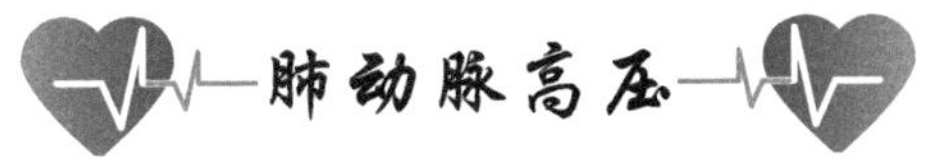

肺动脉高压

【基本知识】

肺动脉高压是由多种已知或未知原因引起的肺动脉压异常升高的一种病理生理状态。其血流动力学诊断标准为：在海平面、静息状态下，右心导管测量平均肺动脉压≥25 mmHg（1 mmHg≈0.133 kPa）。

（三七六）肺动脉高压如何分类？

2008 年 WHO 第 4 届肺动脉高压会议重新修订了肺动脉高压分类，其共分为 5 大类：①动脉性肺动脉高压。②左心疾病所致肺动脉高压。③肺部疾病和（或）低氧所致肺动脉高压。④慢性血栓栓塞性肺动脉高压。⑤未明多因素机制所致肺动脉高压。该分类考虑了病因或发病机制、病理与病理生理学特点，对于制订患者的治疗方案具有重要的指导意义。

（三七七）什么是特发性肺动脉高压？

特发性肺动脉高压是一种不明原因的肺动脉高压，过去称为原发性肺动脉高压。病理上主要表现为“致丛性肺动脉病”，即由动脉中层肥厚、向心或偏心性内膜增生及丛状损害和坏死性动脉炎等构成的疾病。

（三七八）特发性肺动脉高压的病因与发病机制是什么？

特发性肺动脉高压迄今病因不明，目前认为其发病与遗传因素、自身免疫与炎症反应、肺血管内皮及血管壁平滑肌功能障碍等因素有关。

1. 遗传因素

11%~40%特发性肺动脉高压患者存在骨形成蛋白受体 2 基因变异，有些病例存在激活素受体样激酶 1 基因变异。

2. 自身免疫与炎症反应

免疫调节作用可能参与特发性肺动脉高压的病理过程。特发性肺动脉高压患者丛状病变内可见巨噬细胞、T 淋巴细胞和 B 淋巴细胞浸润，提示炎症细胞参与了该病的发生与发展。

3. 肺血管内皮功能障碍

肺血管收缩和舒张由肺血管内皮分泌的收缩和舒张因子共同调控，主要为血栓素 A_2 和内皮素-1，后者主要是前列环素和一氧化氮。由于上述因子表达不平衡，导致肺血管平滑肌收缩，从而引起肺动脉高压。

4. 血管壁平滑肌细胞钾通道缺陷

可见血管平滑肌增生肥大，电压依赖性钾通道功能缺陷，K^+ 外流减少，细胞膜处于除极状态，使 Ca^{2+} 进入细胞内，从而导致血管收缩。

（三十九）特发性肺动脉高压有哪些症状和体征？

1. 症状

特发性肺动脉高压的症状缺乏特异性，早期通常无症状，仅在剧烈活动时感到不适，随着肺动脉压力的升高可逐渐出现全身症状。

（1）呼吸困难：是最常见的症状，多为首发症状，主要表现为活动后呼吸困难，进行性加重。

（2）胸痛：为右心后负荷增加、耗氧量增多及冠状动脉供血减少等引起心肌缺血所致，常于活动或情绪激动时发生。

（3）头晕或晕厥：由于心排血量减少，脑组织供血突然减少导致，常在活动时出现，有时休息时也可发生。

（4）咯血：通常为小量咯血，有时也可出现大咯血而致死亡。

（5）其他症状：包括疲乏、无力，往往容易被忽视。10%的患者出现雷诺现象，而增粗的肺动脉压迫喉返神经可引起声音嘶哑（Ortner 综合征）。

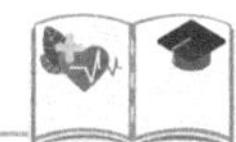

2. 体征

体征与肺动脉高压和右心室负荷增加有关。

【知识拓展】

特发性肺动脉高压的辅助检查：

(1)血液检查：血红蛋白可升高，这与长期缺氧代偿有关；脑钠肽可有不同程度的升高。

(2)心电图：提示右心增大或肥厚。

(3)胸部X线检查：X线表现为肺动脉增宽且大于1.5 cm，肺动脉形态凸起超过主动脉和心尖连线；肺动脉突然缩窄，增宽部分与变细部分没有过渡，即肺动脉残根征。胸部透视可见舞蹈征。

(4)多普勒超声心动图：是筛查肺动脉高压最重要的无创性检查方法。多普勒超声心动图估测三尖瓣峰值流速>3.4 m/s或肺动脉收缩压>50 mmHg可被诊断为肺动脉高压。

(5)血气分析：通气/血流比例失衡导致患者有轻、中度低氧血症。

(6)右心导管检查：可直接测量肺动脉压力，测定心排血量，计算肺血管阻力，确定有无左向右分流等，有助于制订治疗策略。

(三八〇)特发性肺动脉高压如何诊断与鉴别诊断?

症状、心电图、胸部X线或CT征象对于提示或诊断肺动脉高压具有重要价值。多普勒超声心动图估测肺动脉收缩压>50 mmHg，结合临床可以诊断肺动脉高压。肺动脉高压的确诊标准是右心导管检查测定平均肺动脉压≥25 mmHg。

特发性肺动脉高压属于排除性诊断，必须在除外各种引起肺动脉高压的病因后方可做出诊断，凡能引起肺动脉高压的疾病均应进行鉴别。

(三八一)特发性肺动脉高压如何治疗?

1. 氧疗

低氧刺激可引起肺血管收缩、红细胞增多而使血液黏稠、肺小动脉重构加速特发性肺动脉高压的进展。伴有低氧血症的特发性肺动脉高压患者应给予氧疗，以保持其动脉血氧饱和度持续大于90%。

2. 药物治疗

1)血管舒张药

(1)钙通道阻滞剂:仅对10%~15%的特发性肺动脉高压患者有效,使用剂量通常较大,应用时要特别注意药物的不良反应。

(2)前列环素:不仅能扩张血管降低肺动脉压,长期应用尚可逆转肺血管重构。常用的前列环素如依前列醇半衰期很短,须持续静脉滴注。现在已有半衰期长且能皮下注射的曲前列尼尔,口服的贝前列素和吸入的伊洛前列素。

(3)内皮素受体拮抗剂:可改善肺动脉高压患者的临床症状和血流动力学指标,提高其运动耐量,改善其生活质量和存活率。常用的非选择性内皮素受体拮抗剂波生坦每次62.5~125 mg,每天2次;选择性内皮素受体拮抗剂安立生坦每次5~10 mg,每天1次。

(4)磷酸二酯酶-5抑制剂:可以特异性地抑制磷酸二酯酶,使cGMP降解减少,从而增加细胞内cGMP。cGMP激活cGMP激酶,钾通道开放,引起血管舒张。西地那非是一种强效、高选择性的磷酸二酯酶-5抑制剂,推荐剂量为每次20 mg,每天3次。

2)抗凝治疗

抗凝治疗并不能改善患者的症状,但可延缓疾病的进程,从而改善患者的预后。华法林为首选的抗凝药。

3)其他治疗

当出现右心衰竭、肝淤血及腹水时,可用利尿剂治疗。

3. 肺或心肺移植

疾病晚期可以考虑肺或心肺移植治疗。

4. 健康指导

对特发性肺动脉高压患者进行生活指导,加强相关卫生知识的宣传教育,增强患者战胜疾病的信心。预防肺部感染,育龄期妇女还应注意避孕。

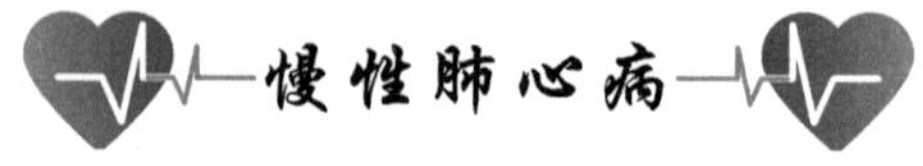

慢性肺心病

【基本知识】

肺源性心脏病简称肺心病,是指由支气管-肺组织、胸廓或肺血管病变致肺血管阻力增加,形成肺动脉高压,继而右心室负荷上升、结构或(和)功能改变的疾病。根据起病缓急和

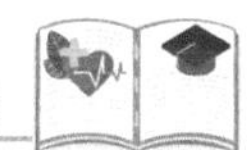

病程长短,肺心病可分为急性肺心病和慢性肺心病2类。急性肺心病常见于急性大面积肺栓塞,本节主要论述慢性肺心病。

(三八二)慢性肺心病的病因有哪些?

按原发疾病的不同部位,慢性肺心病的病因可分为以下几类。

1. 支气管、肺疾病

以慢性阻塞性肺疾病最为多见,其次为支气管哮喘、支气管扩张、肺结核、间质性肺疾病等。

2. 胸廓运动障碍性疾病

严重胸廓或脊柱畸形以及神经肌肉疾病均可引起胸廓活动受限、肺受压、支气管扭曲或变形,导致肺功能受损。还有气道引流不畅,肺部反复感染,并发肺气肿或纤维化。

3. 肺血管疾病

特发性肺动脉高压、慢性栓塞性肺动脉高压和肺小动脉炎均可引起肺血管阻力增加、肺动脉压升高和右心室负荷加重,最终发展成慢性肺心病。

4. 其他

原发性肺泡通气不足、高原低氧血症、睡眠呼吸暂停低通气综合征等均可产生低氧血症,引起肺血管收缩,导致肺动脉高压,最终发展成慢性肺心病。

(三八三)慢性肺心病的发病机制如何,病理生理有哪些改变?

肺动脉高压为慢性肺心病的核心病变,而肺动脉高压的成因源于肺结构和功能的改变。在肺动脉高压基础上发生右心室肥厚,最终导致右心室扩大和右心衰竭。

【知识拓展】

慢性肺心病的发病机制和病理生理的关键是肺动脉高压。

1. 肺动脉高压的形成

1)肺血管阻力增加的功能性因素

肺血管收缩在低氧性肺动脉高压的发生中起着关键作用。缺氧、高碳酸血症和呼吸性酸中毒使肺血管收缩、痉挛,其中缺氧是肺动脉高压形成最重要的因素。缺氧时收缩血管的活性物质增多。

缺氧使平滑肌细胞膜对 Ca^{2+} 的通透性增加，细胞内 Ca^{2+} 含量升高，肌肉兴奋-收缩耦联效应增强，直接使肺血管平滑肌收缩。

高碳酸血症时，由于 H^+ 产生过多，使血管对缺氧的收缩敏感性增强，致肺动脉压升高。

2）肺血管阻力增加的解剖学因素

肺血管解剖结构的变化，形成肺循环血流动力学障碍。主要原因是：

（1）长期反复发作的慢性阻塞性肺疾病及支气管周围炎可累及邻近肺小动脉，引起血管炎，继而肺血管重构使肺血管阻力增加，产生肺动脉高压。

（2）肺气肿导致肺泡内压升高，压迫肺泡毛细血管，造成毛细血管管腔狭窄或闭塞。

（3）血栓形成：多发性肺微小动脉原位血栓形成，引起肺血管阻力增加，加重肺动脉高压。

3）血液黏稠度增加和血容量增多

血液黏稠度增加和血容量增多，亦可导致肺动脉压升高。

2. 心脏病变和心衰

肺循环阻力增加导致肺动脉高压，进而引起右心室肥厚。肺动脉高压早期，右心室尚能代偿，舒张末期压仍正常。随着病情的进展，特别是急性加重期，肺动脉压持续升高，超过右心室的代偿能力，右心室失代偿，右心排血量下降，右心室收缩末期残留血量增加，舒张末期压升高，促使右心室扩大和右心衰竭。

3. 其他重要脏器的损害

缺氧和高碳酸血症除影响心脏外，尚可导致其他重要脏器如脑、肝、肾、胃肠及内分泌系统、血液系统等发生病理改变，引起多脏器的功能损害。

（三八四）慢性肺心病有哪些症状和体征？

本病发展缓慢，临床上除原有支气管、肺和胸廓疾病的各种症状和体征外，主要是逐步出现肺、心功能障碍以及其他脏器功能损害的征象。以下按其功能的代偿期与失代偿期进行分述。

1. 肺、心功能代偿期

（1）症状：咳嗽、咳痰、气促，活动后可有心悸、呼吸困难、乏力和劳动耐力下降。感染可使上述症状加重。少有胸痛或咯血。

（2）体征：可有不同程度的发绀，原发肺脏疾病体征如肺气肿体征及干、湿啰音，$P_2>A_2$，三尖瓣区可出现收缩期杂音或剑突下心脏搏动增强（提示有右心室肥厚）。

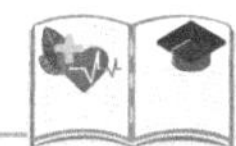

2. 肺、心功能失代偿期

1）呼吸衰竭

（1）症状：呼吸困难加重，夜间为甚，常有发绀、胸闷、心悸、长期缺氧、头痛、失眠、食欲下降、白天嗜睡，甚至出现表情淡漠、神志恍惚、谵妄等肺性脑病的表现。

（2）体征：发绀明显，球结膜充血、水肿，严重时可有视网膜血管扩张、视盘水肿等颅内压升高的表现。腱反射减弱或消失，出现病理反射。因高碳酸血症可出现周围血管扩张的表现，如皮肤潮红、多汗。

2）右心衰竭

多合并呼吸衰竭，发生于急性呼吸道感染之后。

（1）症状：明显气促，心悸、食欲不振、腹胀、恶心等。

（2）体征：发绀明显，颈静脉怒张，心率增快，可出现心律失常，剑突下可闻及收缩期杂音。肝大且有压痛，肝颈静脉回流征阳性，下肢水肿，可有腹水。少数患者可出现肺水肿及全心衰竭的体征。

【知识拓展】

慢性肺心病的辅助检查：

1. X 线检查

除肺、胸基础疾病及急性肺部感染的特征外，尚有肺动脉高压征。常见：①右下肺动脉扩张，其横径≥5 mm 或右下肺动脉横径与气管横径比值≥1.07。②肺动脉段明显突出或其高度≥3 mm。③中心肺动脉扩张和外周分支纤细，形成残根征。④圆锥部显著凸出（右前斜位 45°）。⑤右心室增大。

2. 心电图检查

慢性肺心病的心电图诊断标准：①额面平均电轴≥+90°。②V_1 R/S≥1。③重度顺钟向转位（V_5 R/S≤1）。④$R_{V1}+S_{V5}$≥1.05 mV。⑤aVR R/S 或 R/Q≥1。⑥V_1～V_3 导联呈 QS 型、Qr 型或 qr 型（酷似心肌梗死，应注意鉴别）。⑦肺型 P 波。以上具有 1 条即可诊断。

3. 超声心动图检查

慢性肺心病的超声心动图诊断标准：①右心室流出道内径≥30 mm。②右心室内径≥20 mm。③右心室前壁厚度≥5 mm。④左、右心室内径比值<2。⑤右肺动脉内径≥18 mm 或肺动脉干≥20 mm。

图 50 超声所见 M 型+B 型超声室壁运动分析：主动脉内径正常，肺动脉不宽，右心增大，

右心室前壁前方液性暗区深约 4 mm。各心瓣膜尚纤细。室间隔与左心室后壁不厚,静息状态下室壁运动正常。心脏各结构连续完整。多普勒超声估测肺动脉压约 71 mmHg。提示:静息状态下左心室壁运动正常,右心增大,心包少量积液,三尖瓣中度反流,肺动脉高压,左心室收缩功能正常,左心室舒张功能受损。

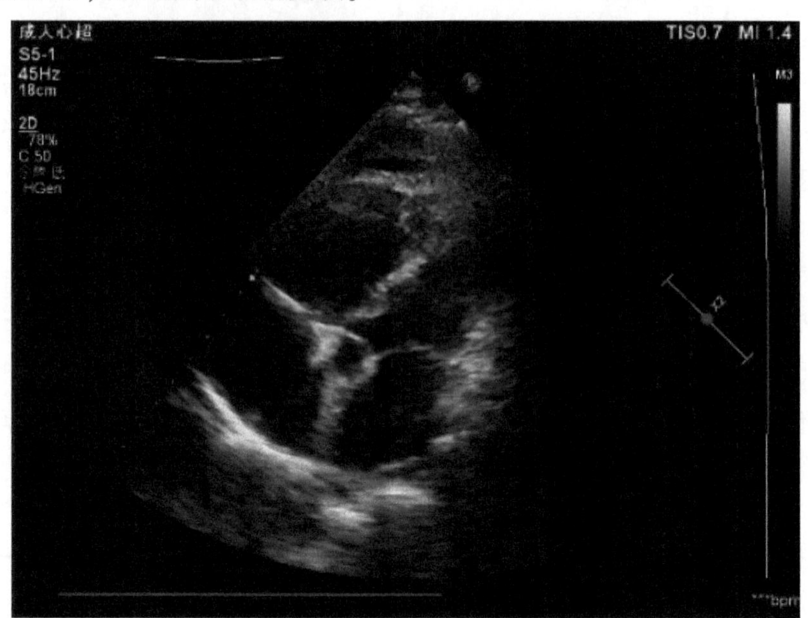

图 50　慢性肺心病的超声表现

4. 血气分析

慢性肺心病肺功能失代偿期可出现低氧血症甚至呼吸衰竭或合并高碳酸血症。

5. 血液化验

红细胞及血红蛋白可升高;全血黏度及血浆黏度可增加;合并感染时白细胞总数升高,中性粒细胞增加。部分患者血清学检查可有肾功能或肝功能异常,以及电解质如血清钾、钠、氯、钙、镁、磷异常。

6. 其他

慢性肺心病合并感染时,痰液病原体检查可以指导抗生素的选用。早期或缓解期慢性肺心病可行肺功能检查。

(三八五)慢性肺心病如何诊断?

根据患者有慢性阻塞性肺疾病或慢性支气管炎、肺气肿病史,或其他胸肺疾病病史,心

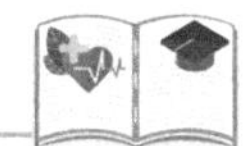

电图、X线、超声心动图检查提示有肺动脉增宽和右心增大、肥厚的征象，可以做出诊断。

（三八六）慢性肺心病需要与哪些疾病相鉴别？

本病需要与下列疾病相鉴别。

1. 冠心病

慢性肺心病与冠心病均多见于老年人，有许多相似之处，而且常两病共存。冠心病X线、心电图、超声心动图检查呈左心室肥厚为主的征象，冠状动脉造影提示冠状动脉狭窄可资鉴别。

2. 风湿性心脏病

风湿性心脏病的三尖瓣疾病，应与慢性肺心病的相对三尖瓣关闭不全相鉴别。前者往往有风湿性关节炎和心肌炎病史，超声心动图有特殊表现。

3. 原发性心肌病

本病多为全心增大，无慢性支气管、肺疾病史，无肺动脉高压的X线表现等。

（三八七）慢性肺心病如何治疗？

1. 肺、心功能代偿期

可采用中西医结合的综合治疗措施，延缓基础支气管、肺疾病的进展，增强患者的免疫功能，预防感染，减少或避免原发疾病急性加重，加强患者的康复锻炼和营养，需要时可行长期家庭氧疗或家庭无创呼吸机治疗等，以改善患者的生活质量。

2. 肺、心功能失代偿期

治疗原则为积极控制感染，通畅呼吸道，改善呼吸功能，纠正缺氧和二氧化碳潴留，控制呼吸衰竭和心衰，防治并发症。

1）积极控制感染

呼吸系统感染是引起慢性肺心病急性加重致肺、心功能失代偿的常见原因，需积极控制感染。

2）控制呼吸衰竭

给予扩张支气管、祛痰等治疗，通畅呼吸道，改善通气功能；合理氧疗纠正缺氧。必要时给予无创正压通气或气管插管有创正压通气治疗。

3)控制心衰

慢性肺心病患者一般在积极控制感染、改善呼吸功能、纠正缺氧和二氧化碳潴留后，心衰便能得到改善，患者尿量增多，水肿消退。严重者可适当选用利尿剂、正性肌力药或血管扩张药。慢性肺心病患者对洋地黄类药耐受力低，容易中毒。

血管扩张药在扩张肺动脉的同时也扩张体动脉，往往造成体循环血压下降，反射性产生心率增快、氧分压下降、二氧化碳分压上升等不良反应。

4)防治并发症

(1)肺性脑病：是因呼吸衰竭导致缺氧、二氧化碳潴留而引起的神经精神障碍综合征，常继发于慢性阻塞性肺疾病。

(2)酸碱失衡及电解质紊乱：慢性肺心病失代偿期常合并各种类型的酸碱失衡及电解质紊乱。呼吸性酸中毒以通畅气道、纠正缺氧和解除二氧化碳潴留为主。

(3)心律失常：多表现为房性期前收缩及阵发性室上性心动过速，其中以紊乱性房性心动过速最具特征性；也可有心房扑动及心房颤动。一般的心律失常经过控制感染，纠正缺氧、酸碱失衡和电解质紊乱后，可自行消失。如果持续存在，可根据心律失常的类型选用药物。

(4)休克：慢性肺心病休克并不多见，一旦发生则预后不良。发生休克的原因可能为感染中毒性休克和严重心衰或心律失常。

(5)消化道出血：慢性肺心病由于感染，呼吸衰竭致缺氧和二氧化碳潴留，心衰致胃肠道淤血，以及应用糖皮质激素等，常常并发消化道出血。

(6)弥散性血管内凝血(disseminated intravascular coagu-lation，DIC)。

(7)深静脉血栓形成：应用普通肝素或低分子肝素可预防肺微小动脉原位血栓形成及深静脉血栓形成。

(三八八)慢性肺心病预后如何，如何预防？

慢性肺心病常反复急性加重，随肺功能的损害病情逐渐加重，多数预后不良。预防慢性肺心病的措施主要是防治支气管、肺和肺血管等基础疾病，预防肺动脉高压等。

(欧阳春泉)

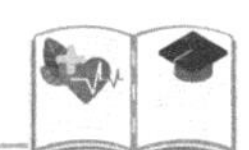

第九节　外周血管疾病

【基本知识】

外周血管疾病包括动脉粥样硬化外周血管疾病、血栓闭塞性血管炎、多发性大动脉炎、周围动脉瘤、单纯性下肢静脉曲张、下肢深静脉血栓形成等。本节主要探讨闭塞性周围动脉粥样硬化和血栓性静脉炎。

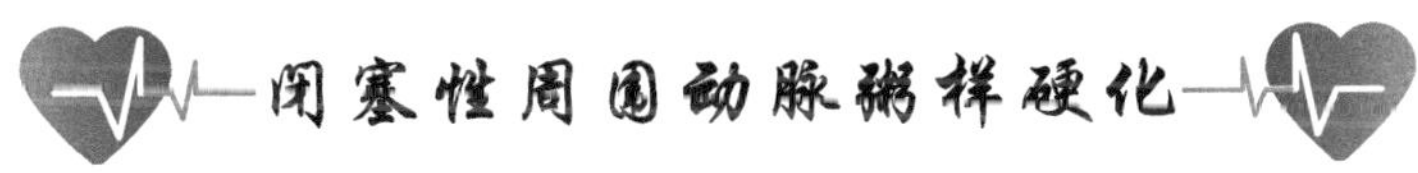

（三八九）什么是闭塞性周围动脉粥样硬化？

闭塞性周围动脉粥样硬化是指由于动脉粥样硬化导致上肢或下肢动脉血供受阻，从而产生肢体缺血症状与体征的疾病。

（三九〇）闭塞性周围动脉粥样硬化的病因和发病机制是什么？

引起冠状动脉粥样硬化的危险因素通常也会引发本病。吸烟、糖尿病、血脂异常、高血压和高半胱氨酸血症也可致发病增加且病变范围广泛。纤维蛋白原及 C 反应蛋白升高、肌纤维发育不良累及下肢动脉也可引起本病。

动脉粥样硬化动脉管腔斑块增厚及狭窄进展速度与程度、出血或血栓形成及侧支循环不足、代偿性血管扩张不良、一氧化氮产生减少、对血管扩张药反应减弱及循环中血管收缩因子增多，使肢体的血供调节功能减退，由此导致血供调节失常和微血栓形成。

在骨骼肌运动时耗氧量增加而上述调节功能减退，加之乳酸堆积，从而诱发缺血症状。

（三九一）闭塞性周围动脉粥样硬化有哪些症状和体征？

本病下肢发病多于上肢，病变累及股动脉者占 80%～90%，而累及胫-腓动脉者占 40%～50%，累及主-髂动脉者占 30%。

1. 症状

本病主要和典型的症状是间歇性跛行和静息痛。肢体运动后引发局部疼痛、紧束、麻木或无力，停止运动后即缓解为间歇性跛行的特点。病变进一步加重以致血管闭塞时，可出现静息痛。

2. 体征

(1)狭窄远端的动脉搏动减弱或消失，狭窄部位可闻及收缩期杂音，若远端侧支循环形成不良致舒张压很低则可为连续性杂音。

(2)患肢温度较低及营养不良，皮肤薄、亮、苍白，毛发稀疏，趾甲增厚，严重时有水肿、坏疽与溃疡。

(三九二)闭塞性周围动脉粥样硬化有哪些辅助检查?

(1)踝肱指数(ankle brachial index,ABI):也称踝臂指数，是临床上最简单和常用的检查方法，为踝动脉收缩压与肱动脉收缩压的比值，正常值≥1.0,<0.9 为异常，敏感性达 95%。ABI<0.5 为严重狭窄，但严重狭窄伴侧支循环形成良好时可呈假阴性。

(2)动脉造影:可直观显示血管病变及侧支循环状态，可为手术或经皮介入的治疗决策提供直接依据。

(三九三)闭塞性周围动脉粥样硬化如何诊断与鉴别诊断?

当患者有典型间歇性跛行或静息痛的症状与肢体动脉搏动不对称、减弱或消失时，再结合危险因素及辅助检查的结果，可以考虑诊断闭塞性周围动脉粥样硬化。按目前公认的 fontaine 分期可早期识别本病：Ⅰ期为无症状期，患肢怕冷、皮温稍低、易疲乏或轻度麻木，ABI 为正常；Ⅱa 期有轻度间歇性跛行，较多发生小腿肌痛；Ⅱb 期有中、重度间歇性跛行，ABI 为 0.7~0.9；Ⅲ期有静息痛，ABI 为 0.4~0.7；Ⅳ期有溃疡坏死，皮温低，色泽暗紫，ABI <0.4。

本病主要应与多发性大动脉炎、血栓栓塞性脉管炎相鉴别。多发性大动脉炎累及腹主动脉-髂动脉者多见于年轻女性，活动期有全身症状，有发热、红细胞沉降率升高及免疫指标异常，病变部位多发，也常累及肾动脉而有肾性高血压。血栓栓塞性脉管炎好发于青年男性重度吸烟者，累及全身中、小动脉，上肢也经常累及，常有反复发作浅静脉炎及雷诺现象。

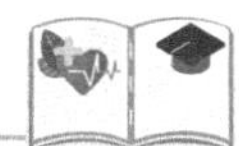

（三九四）闭塞性周围动脉粥样硬化如何治疗？

1. 内科治疗

控制危险因素，如戒烟，控制高血压、糖尿病及血脂异常等；清洁、保湿、防外伤，对有静息痛者可抬高床头，以增加下肢血流，减少疼痛。

（1）步行锻炼：鼓励患者坚持步行，每次步行 20～30 min，每天多次，以促进侧支循环的建立。

（2）抗血小板治疗：阿司匹林或氯吡格雷可抑制血小板聚集，从而改变动脉粥样硬化病变的进展。

（3）抗凝和溶栓治疗：抗凝药一般无效，溶栓剂仅用在急性血栓时。

2. 血运重建

经积极内科治疗后仍有静息痛、组织坏疽或生活质量严重降低致残者，可做血运重建治疗。

（三九五）闭塞性周围动脉粥样硬化预后如何？

由于本病是全身性疾病的一部分，其预后与同时并存的冠心病、脑血管疾病密切相关。间歇性跛行患者 5 年生存率为 70%，10 年生存率为 50%，大多死于冠心病和脑血管事件。伴有糖尿病及吸烟的患者预后差，约 5%患者需行截肢术。

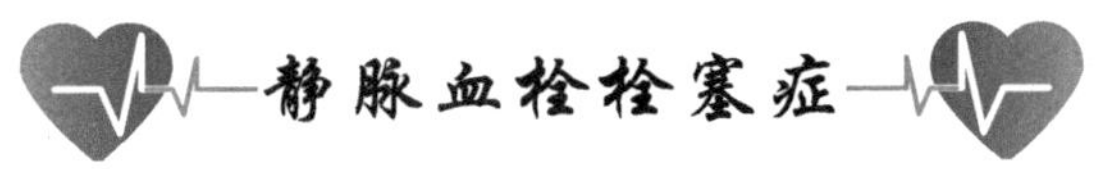

【基本知识】

肢体静脉可分为浅静脉与深静脉。下肢浅静脉包括大隐静脉、小隐静脉及其分支；下肢深静脉与大动脉伴行。以深静脉血栓临床意义最大。

（三九六）什么是深静脉血栓？

深静脉血栓形成（deep venous thrombosis，DVT）是血液在深静脉内不正常凝结引起的病

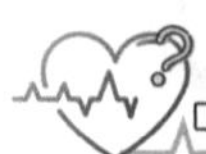

症，多发生于下肢，当血栓脱落时可引起肺血栓栓塞症（pulmonary thromboembolism，PTE），合称为静脉血栓栓塞症（venous thromboembolism，VTE）。肺血栓栓塞症为肺栓塞最常见的类型，是来自静脉系统或右心的血栓阻塞肺动脉或其分支导致的以肺循环和呼吸功能障碍为主要临床和病理生理特征的疾病。引起肺血栓栓塞症的血栓主要来源于深静脉血栓。

（三九七）深静脉血栓的病因及发病机制是什么？

深静脉血栓主要由静脉壁损伤、静脉血流淤滞和血液高凝状态引起。

深静脉血栓的病因包括原发性因素和继发性因素。原发性因素包括抗凝血酶缺乏、先天性异常纤维蛋白原血症、高同型半胱氨酸血症、S 蛋白缺乏、C 蛋白基因突变、V 因子 Leiden 突变、Ⅻ因子缺乏、凝血酶原基因突变、溶酶原缺乏等。继发性因素包括肥胖、吸烟、创伤、骨折、手术、制动、口服避孕药、妊娠、产后、肾病综合征、糖尿病、心衰、恶性肿瘤化疗、中心静脉置管、脑卒中、脊髓损伤、长途航空旅行等。

（三九八）深静脉血栓病理上有哪些表现？

血液淤滞及高凝状态引起的深静脉血栓，大部分由红细胞伴少量纤维蛋白和血小板组成，且血栓与血管壁仅有轻度粘连，易脱落成为栓子而形成肺栓塞。

（三九九）深静脉血栓有哪些症状？

患者主要症状为患肢肿胀、疼痛，活动后加重，抬高患肢可好转。血栓远端肢体或全肢体肿胀是本病的主要特点，皮肤多正常或轻度淤血，重症可呈青紫色。偶有腓肠肌局部疼痛及压痛、发热、肿胀等，又称周围型深静脉血栓形成。

发病后期血栓机化后，可出现静脉功能不全、浅静脉曲张、色素沉着、溃疡、肿胀等，称为血栓栓塞后综合征（post-thrombosis syndrome，PTS）。

由于锁骨下静脉穿刺及置管操作日益增多，上肢静脉血栓形成病例也日渐增多，波及上肢的症状、体征与下肢者相同。

临床上有些患者以肺血栓栓塞症为首发症状。其症状多样，缺乏特异性，可以从无症状到血流动力学不稳定的症状，甚或发生猝死。常见症状有：①不明原因的呼吸困难及气促，尤以活动后明显，为肺血栓栓塞症最多见的症状。②胸痛，包括胸膜炎性胸痛或心绞痛样疼痛。③晕厥，可为肺血栓栓塞症的唯一或首发症状。④烦躁不安、惊恐甚至有濒死感。⑤咯血，常为小量咯血，大咯血少见。⑥咳嗽、心悸等。临床上有时出现所谓“三联征”，即同时出现呼吸困难、胸痛及咯血。

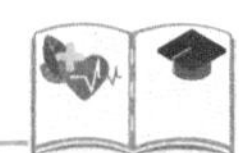

（四〇〇）深静脉血栓如何诊断？

结合症状诊断一般不困难，可应用以下的诊断方法。

(1) 超声：敏感性及准确性较高，临床应用广泛，是诊断深静脉血栓的首选方法，可直接见到大静脉内的血栓。

(2) 血浆 D-二聚体测定：深静脉血栓形成时，血液中 D-二聚体的浓度升高。其敏感性较高而特异性差，可用于急性静脉血栓栓塞症的筛查，特殊情况下深静脉血栓形成的诊断、疗效评估，静脉血栓栓塞症复发危险程度评估等。

（四〇一）深静脉血栓如何治疗？

治疗深静脉血栓的主要目的是预防肺栓塞，特别是病程早期，血栓极易脱落，应采取积极的治疗措施。

(1) 卧床：抬高患肢超过心脏水平，直至水肿及压痛消失。

(2) 抗凝：防止血栓增大，并可启动内源性溶栓过程。应用肝素 5000～10 000 U 一次静脉注射，以后以 1000～1500 U/h 的速率持续静脉滴注。

华法林在用肝素后 1 周内开始或与肝素同时开始使用，与肝素重叠用药 4～5 天。调整华法林剂量的指标为凝血酶原时间 INR 维持在 2.0～3.0。

新型口服抗凝药，如达比加群酯、利伐沙班等，具有抗凝效果稳定、药效不受食物影响、药物之间相互作用小、半衰期较短、用药剂量固定、服药期间无须定期监测凝血功能等特点，被推荐用于治疗成人深静脉血栓以及预防复发性深静脉血栓，可以作为华法林的替代药物。

(3) 溶栓：溶栓药对血栓形成早期也有一定的效果，应限于某些较严重的髂-股静脉血栓患者。

(4) 如因出血倾向而不宜用抗凝治疗者，或深静脉血栓进展迅速已达膝关节以上者，预防肺栓塞可用经皮穿刺做下腔静脉滤器放置术。

（四〇二）深静脉血栓如何预防？

为避免肺栓塞的严重威胁，对所有易发生深静脉血栓的高危患者均应提前进行预防。

股骨头骨折、较大的骨科或盆腔手术、中老年人如有血黏度升高等危险因素者，在接受超过 1 h 的手术前大多采用小剂量肝素预防。术前 2 h 皮下注射肝素 5000 U，以后每 8～12 h 注射 1 次直至患者起床活动。

阿司匹林等抗血小板聚集药无预防作用，对于有明显抗凝禁忌者，可采用保守预防方法，包括早期起床活动，穿弹力长袜，定时充气压迫腓肠肌。

（王占占）

第十节　血脂异常

【基本知识】

血脂异常通常指血清中胆固醇(CH)、甘油三酯(TG)、低密度脂蛋白胆固醇(LDL-C)水平升高,高密度脂蛋白胆固醇(HDL-C)水平降低。因血浆中脂质以脂蛋白的形式存在,所以血脂异常表现为脂蛋白异常血症。

(四〇三)血脂异常如何分类?

血脂异常分类涉及表型分类、病因分类、临床分类。

1. 表型分类

根据脂蛋白的种类和严重程度将血脂异常分为5型,其中第Ⅱ型又分为Ⅱa、Ⅱb,而Ⅱa、Ⅱb和Ⅳ型较常见。

2. 病因分类

(1)原发性血脂异常:由遗传基因缺陷及环境因素相互作用导致,占血脂异常的绝大多数。因基因缺陷导致的血脂异常多具有家族聚集性,通常称为家族性高脂血症。原因不明的称为散发性或多基因性脂蛋白血症。

(2)继发性血脂异常:由其他疾病如甲减、库欣综合征、肾病综合征等,或某些药物如利尿剂、糖皮质激素等引起的血脂异常。

3. 临床分类

此分类法是临床常用的,详见表15。

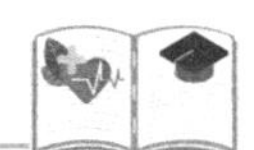

表 15 血脂异常的临床分类

类型	TC	TG	HDL-C
高胆固醇血症	↑↑	→	→
高甘油三酯血症	→	↑↑	→
混合型高脂血症	↑↑	↑↑	→
低高密度脂蛋白胆固醇血症	→	→	↓

注：↑表示浓度升高，→表示浓度正常，↓表示浓度降低。TC 指总胆固醇。

（四〇四）血脂异常的病因和发病机制是什么？

脂质摄入、脂蛋白合成、代谢过程关键酶异常或降解过程受体通路障碍等，均可导致血脂异常。

1. 原发性血脂异常

原发性血脂异常原因不明，是遗传与环境因素相互作用的结果。大部分原发性血脂异常存在单一或多个基因突变，环境因素包括不良饮食习惯、运动不足、肥胖、年龄、吸烟及酗酒等。血脂异常多与肥胖、高血压、冠心病、糖耐量异常或糖尿病等相伴发生，与胰岛素抵抗有关，是代谢综合征的重要组分。血脂异常参与上述疾病的发病，与上述疾病有共同的遗传或环境因素发病基础。

家族性高脂血症由基因缺陷导致。如家族性高甘油三酯血症由单一基因突变导致，通常是参与甘油三酯代谢相关基因突变，表现为重度高甘油三酯血症（TG>10 mmol/L），发病率为 1/100 万。

2. 继发性血脂异常

（1）甲减、库欣综合征、肝肾疾病、系统性红斑狼疮、骨髓瘤、过量饮酒等可引起继发性血脂异常。

（2）长期应用某些药物可引起继发性血脂异常，如噻嗪类利尿剂可引起血清 TC、TG、极低密度脂蛋白（VLDL）及 LDL 水平升高，高密度脂蛋白（HDL）水平降低；非选择性 β 受体拮抗剂可引起血清 TG、LDL-C 水平升高，HDL-C 水平降低。长期大量使用糖皮质激素可促进脂肪分解，引起血浆 TC 和 TG 水平升高。

（四〇五）血脂异常有哪些症状？

（1）黄色瘤、早发性角膜环和眼底改变：黄色瘤是一种异常的局限性皮肤隆起，由脂质局部沉积引起，颜色可为黄色、橘黄色或棕红色，多呈结节、斑块或丘疹形状，质地柔软，最常见于眼睑周围。血脂异常患者可出现角膜环，其位于角膜外缘，呈灰白色或白色，为角膜脂质沉积所致，常发生于40岁以下。严重的高甘油三酯血症可出现脂血症眼底改变。

（2）动脉粥样硬化：脂质在血管内皮下沉积引起动脉粥样硬化，导致心脑血管和周围血管病变。某些家族性高脂血症可于青春期前发生冠心病，甚至心肌梗死。严重的高甘油三酯血症（TG>10 mmol/L）还可引起急性胰腺炎。

（四〇六）血脂异常需要完成哪些实验室检查？

基本检测项目为血浆或血清TC、TG、LDL-C、HDL-C，这些检测项目对预测冠心病有一定意义。检查前1周清淡饮食，检查前应空腹（禁食12～14 h），最后一餐忌食高脂食物和禁酒。

（四〇七）高脂血症如何诊断？

高脂血症的诊断应结合病史、体格检查及相关实验室检查来判断。医师应详细询问病史，包括患者的饮食习惯、生活习惯、引起继发性血脂异常的相关病史、引起血脂异常的用药史及家族史。体格检查应注意有无黄色瘤、角膜环和脂血症眼底改变等。

诊断采用《中国成人血脂异常防治指南（2016年修订版）》，详见表16。

表16　血脂异常诊断及分层标准

单位：mmol/L

分层	TC	LDL-C	HDL-C	非-HDL-C	TG
理想水平		<2.6		<3.4	
合适水平	<5.2	<3.4		<4.1	<1.7
边缘升高	5.2～6.19	3.4～4.09		4.1～4.89	1.7～2.29
升高	≥6.2	≥4.1		≥4.9	≥2.3
降低			<1.0		

筛查：早期检出血脂异常并对其血脂进行动态监测，是防治动脉硬化性心血管疾病（atherosclerotic cardio-vascular disease，ASCVD）的必要措施。

血脂筛查的重点人群：①有血脂异常、冠心病或动脉粥样硬化家族史，尤其是直系亲属中有早发冠心病或其他动脉粥样硬化病史者。②有ASCVD病史者。③有多项ASCVD危险因素（高血压、糖尿病、肥胖、过量饮酒及吸烟史）者。④有皮肤或肌腱黄色瘤者。

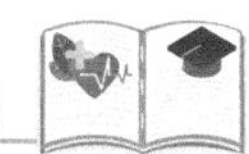

（四〇八）血脂异常应与哪些疾病相鉴别？

（1）甲减：甲减患者常伴发血脂异常，多表现为Ⅱa型（单纯高胆固醇血症）或Ⅱb型（混合型高脂血症）。甲减对TC及LDL-C影响最大，对TG、HDL-C及VLDL影响较小。甲减时甲状腺激素分泌减少导致LDL-C摄取减少、CH合成增加和转化减少。促甲状腺激素（TSH）可以直接调控脂质代谢，促进CH和TG合成，抑制CH转化。甲减的诊断主要通过实验室检查，血清TSH水平升高、甲状腺激素（T_3、T_4）水平降低。

（2）库欣综合征：本病引起的血脂异常多表现为Ⅱb型（混合型高脂血症）。肾上腺糖皮质激素可以动员脂肪、促进TG分解；同时刺激胰岛β细胞分泌胰岛素，促进脂肪合成。库欣综合征脂肪动员和合成均增加，但促进合成作用更强，导致脂肪总量增加。本病诊断主要根据典型症状和体征，如向心性肥胖、紫纹、毛发增多、性功能障碍等。实验室诊断包括血皮质类固醇升高并失去昼夜变化节律、尿17-羟皮质类固醇排出量显著升高、小剂量地塞米松抑制试验不能被抑制。

（3）肾病综合征：高脂血症是肾病综合征临床特征之一，其特点是几乎所有血脂和脂蛋白成分均增加，TC、LDL-C、小而密低密度脂蛋白（sLDL）、载脂蛋白B（ApoB）、载脂蛋白C_2（$ApoC_2$）、载脂蛋白E（ApoE）、Lp（a）等均有不同程度地升高，TG和VLDL可能升高，HDL正常或稍下降。肾病综合征引起血脂异常的主要机制是低白蛋白血症导致脂蛋白合成增加、分解减少。本病诊断主要根据大量蛋白尿（>3.5 g/d）和低白蛋白血症（<30 g/L）。

（4）系统性红斑狼疮：系统性红斑狼疮引起的血脂异常与免疫炎症反应有关，一般为自身抗体与肝素结合，抑制脂蛋白酶活性，减慢VLDL地清除。系统性红斑狼疮诊断的主要根据：①症状，如皮损，心、肝、肾等脏器损害。②自身抗体检查，包括抗核抗体（ANA）、抗双链脱氧核糖核酸（dsDNA）抗体、抗可溶性抗原（ENA）抗体等。③皮肤和肾脏组织病理学检查，皮肤狼疮带试验阳性。

（四〇九）血脂异常如何治疗？

血脂异常的治疗包括生活方式干预和药物治疗，而具体的干预策略根据ASCVD危险程度来制订。

【知识拓展】

血脂异常的治疗：

1. 生活方式干预

无论是否选择药物治疗，都必须坚持生活方式干预。

(1)饮食控制:在满足每日必需营养和总能量的基础上,限制 CH 摄入量,补充植物固醇;限制饱和脂肪酸摄入量,脂肪摄入优先选择富含 n-3(ω-3)多不饱和脂肪酸的食物。

(2)增加运动:保持合适的体重指数(BMI 20.0~23.9 kg/m^2)。

(3)戒烟、限盐、限制饮酒、禁烈性酒。

2. 治疗原则

1)根据 ASCVD 危险程度决定干预策略

(1)极高危人群:已诊断 ASCVD 者。

(2)高危人群(符合以下条件之一):①LDL-C≥4.9 mmol/L。②1.8 mmol/L≤LDL-C<4.9 mmol/L 且年龄≥40 岁的糖尿病患者。

(3)不具有上述情况的个体,在决定是否需要调脂治疗前,应根据 LDL-C 或 TC 水平、有无高血压及其他 ASCVD 危险因素进行未来 10 年间 ASCVD 总体发病危险评估,并按照 ASCVD 10 年发病平均危险进行危险分层,将<5%、5%~9%及≥10%分别定义为低危、中危及高危。

2)将降低 LDL-C 作为首要干预靶点

LDL-C 水平升高是导致 ASCVD 发病的关键因素。根据 ASCVD 总体危险分层,设定调脂治疗干预靶点的达标值。针对 LDL-C 基线值较高不能达标者,LDL-C 至少应降低 50%。极高危人群即使 LDL-C 基线水平在达标值以内,仍应将 LDL-C 进一步降低 30%。详见表 17。

表 17 不同 ASCVD 危险人群降 LDL-C/非-HDL-C 治疗达标值

单位:mmol/L

危险等级	LDL-C	非-HDL-C
低危、中危	<3.4	<4.1
高危	<2.6	<3.4
极高危	<1.8	<2.6

3. 药物治疗

1)他汀类药

他汀类药可显著降低血清 TC、LDL-C 和 ApoB,也可在一定程度上降低 TG,并轻度升高 HDL-C。适用于高胆固醇血症、混合型高脂血症和 ASCVD。常用他汀类药有阿托伐他汀、瑞舒伐他汀。大多数患者对他汀类药耐受良好。少数接受大剂量他汀类药治疗的患者可出现转氨酶升高、肌痛、肌炎、血清 CK 升高,极少数可发生横纹肌溶解而致急性肾衰竭。长期应用他汀类药有增加新发糖尿病的风险。他汀类药不宜与环孢素、雷公藤、环磷酰胺、大环内酯类抗生素以及吡咯类抗真菌药(如酮康唑)等合用。儿童、孕妇、哺乳期妇女和准备生育

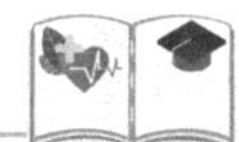

的妇女不宜服用。

2)肠道胆固醇抑制剂

依折麦布口服可迅速被吸收,适用于高胆固醇血症和以 TC 升高为主的混合型高脂血症,可单药或与他汀类药联合使用。妊娠期和哺乳期妇女禁用。

3)贝特类药

贝特类药能激活过氧化物酶体增殖物激活受体 α(PPARα)和脂蛋白脂肪酶(LPL),降低血清 TG、升高 HDL-C,促进 VLDL 和 TG 分解以及 CH 的逆向转运。适用于高甘油三酯血症和以 TG 升高为主的混合型高脂血症。临床常用制剂:非诺贝特、苯扎贝特。贝特类药能增强抗凝药作用,与抗凝药联合使用时需调整抗凝药的剂量。贝特类药禁用于肝肾功能不良者,以及儿童、孕妇和哺乳期妇女。

4)烟酸类药

烟酸也称维生素 B_3,适用于高甘油三酯血症和以 TG 升高为主的混合型高脂血症。

5)高纯度鱼油制剂

适用于高甘油三酯血症和以 TG 升高为主的混合型高脂血症。

6)新型调脂药物

(1)ApoB 100 合成抑制剂。

(2)前蛋白转化酶枯草溶菌素 9(PCSK9)抑制剂。

(3)微粒体 TG 转移蛋白抑制剂。

7)中药

高脂血症的主要病机是脾、肾、肝等脏腑功能紊乱,导致气机瘀滞、痰浊化生而瘀阻脉络。治疗基本原则是化痰、活血、理气。具有调脂作用的中药有山楂、苦丁、绞股蓝、石菖蒲等,具有降脂作用的中成药有血脂康、脂必妥等。中药可与其他调脂药物联合应用。

8)调脂药物的联合应用

(1)他汀类药与依折麦布:高胆固醇血症患者如对中等强度他汀类药治疗血脂不达标或不耐受,可考虑联合应用依折麦布,而 ASCVD 极高危患者采用本方案可降低心血管事件风险。

(2)他汀类药与贝特类药:他汀类药与贝特类药联合应用能更有效地降低 LDL-C 和 TG,同时升高 HDL-C,尤其适用于高危心血管病应用他汀类药治疗后仍存在 TG 或 HDL-C 控制不佳者。二者联合应用时发生不良反应概率增加。应从小剂量开始,采用晨服贝特类药,晚服他汀类药的方式,并严密监测肌酶和肝酶。

(3)他汀类药与 n-3 不饱和脂肪酸:可用于治疗混合型高脂血症,而且不增加各自的不良反应。由于大剂量 n-3 不饱和脂肪酸可增加出血风险,所以不宜长期应用。

4. 其他治疗措施

(1)脂蛋白血浆置换:可使 LDL-C 降低 55%~70%,适用于极个别对他汀类药过敏或不能耐受的严重难治性高胆固醇血症者。该治疗价格昂贵,有创且存在感染风险。

(2)手术治疗:如部分回肠末段切除术、门腔静脉分流术和肝脏移植术等。

(四一〇)特殊人群血脂异常如何管理?

(1)糖尿病:糖尿病合并血脂异常主要表现为TG升高、HDL-C降低、LDL-C升高或正常。40岁以上糖尿病患者血清LDL-C应控制在2.6 mmol/L以下,HDL-C应控制在1.0 mmol/L以上。首选他汀类药,如合并高甘油三酯血症伴或不伴低HDL-C者,可采用他汀类药与贝特类药联合应用的治疗方案。

(2)高血压:中等危险的高血压患者均应启动他汀类药物治疗,并根据不同危险程度确定调脂达标值。

(3)代谢综合征:血脂紊乱的治疗目标是LDL-C<2.6 mmol/L、TG<1.7 mmol/L、HDL-C≥1.0 mmol/L。

积极治疗,本病预后良好。

(郝轩轩)

第十一节　心脏骤停与心脏性猝死

【基本知识】

心脏骤停(cardiac arrest,CA)是指心脏射血功能突然终止,造成全身血液循环中断、呼吸停止和意识丧失。导致心脏骤停最常见的病理生理机制为快速型室性心律失常(心室颤动和室性心动过速),其次为缓慢性心律失常或心脏停搏,较少见的为无脉性电活动(pulseless electrical activity,PEA)。

(四一一)什么是心脏性猝死?

心脏性猝死(sudden cardiac death,SCD)是指急性症状发作后1 h内发生的以意识突然丧失为特征的、由心脏原因引起的自然死亡。心脏骤停是心脏性猝死的直接原因。

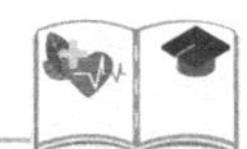

(四一二)心脏性猝死有哪些病因?

绝大多数心脏性猝死发生在有器质性心脏病的患者。西方国家心脏性猝死患者中约80%由冠心病及其并发症引起,且这些患者中75%有心肌梗死病史。心肌梗死后LVEF降低,频发性与复杂性室性期前收缩,亦可预示心肌梗死存活者发生心脏性猝死的危险。各种心肌病引起的心脏性猝死占5%~15%,是冠心病易患年龄前(<35岁)心脏性猝死的主要原因。另外,极度情绪变化、精神刺激可通过兴奋交感神经、抑制迷走神经导致原发性心脏骤停。

(四一三)心脏性猝死有哪些病理表现?

冠状动脉粥样硬化是心脏性猝死最常见的病理表现,陈旧性心肌梗死亦是其常见的病理表现。心脏性猝死患者也可见左心室肥厚,且左心室肥厚可与急性或慢性心肌缺血同时存在。

(四一四)心脏性猝死的病理生理过程如何?

心脏性猝死主要为致命性快速性心律失常所致。严重缓慢性心律失常和心脏停搏是心脏性猝死的另一重要原因。无脉性电活动是引起心脏性猝死的相对少见的原因。非心律失常性心脏性猝死所占比例较少,常由心脏破裂、心脏流入及流出道的急性阻塞、急性心脏压塞等原因导致。

(四一五)心脏性猝死有哪些症状?

心脏性猝死的临床经过可分为前驱期、终末事件期、心脏骤停、生物学死亡4个时期。

(1)前驱期:在猝死前数天至数个月,有些患者可出现胸痛、气促、疲乏、心悸等非特异性症状。但亦可无前驱症状,瞬间发生心脏骤停。

(2)终末事件期:是指心血管状态出现急剧变化到心脏骤停发生前的一段时间。终末事件期的时间在1 h内,典型的症状包括严重胸痛、急性呼吸困难、突发心悸或眩晕等。在猝死前数小时或数分钟内常有心电活动的改变,其中以心率加快及室性异位搏动增加最为常见。这是因为心室颤动猝死的患者,常先有室性心动过速。

(3)心脏骤停:心脏骤停后脑血流量急剧减少,可导致意识突然丧失,伴有局部或全身性抽搐。

(4)生物学死亡:心脏骤停发生后,大部分患者将在4~6 min内开始发生不可逆地脑损害，随后经数分钟过渡到生物学死亡。心脏骤停发生后立即实施心肺复苏(cardiopulmonary resuscitation，CPR)和尽早除颤，是避免发生生物学死亡的关键。

(四一六)心脏骤停如何处理?

心脏骤停抢救成功的关键是尽早进行早期识别，及时呼救，及早实施心肺复苏和尽早进行复律治疗。心肺复苏又分初级心肺复苏、高级心肺复苏和复苏后的处理。

【知识拓展】

1. 识别心脏骤停

首先需要判断患者的反应，快速检查呼吸和脉搏，是否没有呼吸或不能正常呼吸(停止、过缓或喘息)，并同时判断有无脉搏(5~10 s 内完成)。确立心脏骤停诊断后，应立即实施初级心肺复苏。

2. 呼救

在不延缓实施初级心肺复苏的同时，通知启动急救医疗系统，有条件的寻找并使用自动体外除颤仪(automated external defibrillator，AED)。

3. 初级心肺复苏

一旦确立心脏骤停的诊断，应立即进行基础生命活动支持(basic life support，BLS)。首先应使患者仰卧在坚固的平面上，在患者的一侧进行复苏。主要复苏措施包括胸外心脏按压(circu-lation，C)、开通气道(airway，A)和人工呼吸(breathing，B)，其中胸外心脏按压最为重要。心肺复苏程序为 CAB。

(1)胸外心脏按压(C)和早期除颤：胸外心脏按压是建立人工循环的主要方法。通过胸外心脏按压可以使胸膜腔内压力升高，并因直接按压心脏而维持一定的血液流动，配合人工呼吸可为心脏和脑等重要器官提供一定含氧的血流。

人工胸外心脏按压时，患者应仰卧平躺于硬质平面，救助者跪在其旁。若胸外心脏按压在床上进行，应在患者背部垫以硬板。胸外心脏按压的部位是胸骨下半部，双乳头连线中点。用一只手掌根部放在胸部正中双乳头之间的胸骨上，另一手平行重叠压在手背上，保证手掌根部横轴与胸骨长轴方向一致；以手掌根部为着力点，保证手掌用力在胸骨上，不要按压剑突。施救者身体稍微前倾，使肩、肘、腕位于同一轴线，与患者身体平面垂直，按压时肘关节伸直，依靠上身重力垂直向下按压，每次按压后让胸廓完全回弹，放松时双手不要离开胸壁，按压和放松的时间大致相等。高质量的胸外心脏按压强调快速、有力，对按压的速率和幅度都有要求，按压频率区间为 100~120 次/min，成人按压胸骨的幅度至少为 5 cm，但不

超过 6 cm;儿童和婴儿的按压幅度至少为胸部前后径的 1/3(儿童约 5 cm,婴儿约 4 cm)。施救者应尽可能减少中断胸外心脏按压的次数和时间,若因急救需求不得不中断,则应把中断时间控制在 10 s 以内。

胸外心脏按压的并发症主要包括肋骨骨折、心包积血或心脏压塞、气胸、血胸、肺挫伤、肝脾撕裂伤和脂肪栓塞。应遵循正确的操作方法,尽量避免并发症发生。

心室颤动是非创伤心脏骤停患者最常见的心律失常,心肺复苏的关键起始措施是胸外心脏按压和早期除颤。如果具备 AED,施救者应尽早进行心肺复苏,并尽快使用 AED 除颤。

(2)开通气道(A):保持呼吸道通畅是成功复苏的重要一步,若无颈部创伤,可采用仰头抬颏法开放气道。方法:术者将一手置于患者前额用力加压,使其头后仰,另一手的示指、中指抬起患者下颏,使其下颌尖、耳垂的连线与地面呈垂直状态,以通畅气道。应清除患者口中的异物和呕吐物,若有义齿应取下。

(3)人工呼吸(B):开放气道后,首先进行 2 次人工呼吸,每次持续吹气时间 1 s 以上,保证足够的潮气量使胸廓起伏。

上述通气方式只是临时性抢救措施,应争取马上气管插管,以人工气囊挤压或人工呼吸机进行辅助呼吸与输氧,纠正低氧血症,但应避免过度通气。气管插管是建立人工通气的最好方法。无论是单人还是双人进行心肺复苏时,按压和通气的比例都为 30∶2,交替进行。

4. 高级心肺复苏

高级心肺复苏即高级生命支持(advanced life support,ALS),是在 BLS 的基础上,应用辅助设备、特殊提示等建立更为有效的通气和血运循环。主要措施包括气管插管建立通气,建立静脉通路并应用必要的药物维持已恢复的循环。

(1)通气与氧供:如果患者自主呼吸没有恢复,应尽早行气管插管,充分通气的目的是纠正低氧血症。院内患者在呼吸机可用之前,使用球囊-面罩通气,挤压 1 L 容量成人球囊 1/2~2/3 量或 2 L 容量成人球囊 1/3 量即可,气管插管后,通气频率统一为 6 s/次(每分钟 10 次)。呼吸机可用后,需要根据血气分析结果进行呼吸机参数调整。

(2)电除颤、复律与起搏治疗:心脏骤停时最常见的心律失常是心室颤动。迅速恢复有效的心律是复苏成功的关键,终止心室颤动最有效的方法是电除颤。对心脏停搏的患者不推荐使用起搏治疗,而对有症状的心动过缓的患者考虑起搏治疗。

(3)药物治疗:心脏骤停患者在进行心肺复苏时应尽早开通静脉通道。如果静脉穿刺无法完成,某些复苏药物可经气管给予。

肾上腺素:是心肺复苏的首选药物,可用于电击无效的心室颤动及无脉性室性心动过速、心脏骤停或无脉性电生理活动。其常规用法是 1 mg 静脉推注,每 3~5 min 重复 1 次,每次经周围静脉给药后应使用 20 mL 生理盐水冲管,以保证其能够到达心脏发挥作用。严重低血压可以给予去甲肾上腺素、多巴胺、多巴酚丁胺。

胺碘酮:充分电除颤、心肺复苏及使用肾上腺素之后仍有心室颤动/室性心动过速,可首选胺碘酮。

利多卡因：对电除颤后顽固性心室颤动/无脉性室性心动过速，可考虑给予利多卡因。

硫酸镁：终止尖端扭转型室性心动过速，或与长 QT 间期相关的多形性室性心动过速可考虑使用硫酸镁。

碳酸氢钠：复苏过程中产生的代谢性酸中毒通过改善通气常可得到改善。对于复苏时间较长的患者，在胸外心脏按压、电除颤、气管插管、机械通气和应用血管收缩药治疗无效时，可考虑使用碳酸氢钠。

缓慢性心律失常、心脏骤停的处理不同于心室颤动。给予 BLS 后，应尽力设法稳定自主心律，或设法起搏心脏。上述治疗的同时应积极寻找可能存在的可逆性病因，如低血容量、低氧血症、心脏压塞、高钾血症等，并给予相应治疗。

经过心肺复苏使心脏节律恢复后，应着重维持稳定的心电与血流动力学状态。

（四一七）心肺复苏成功后如何处理？

心肺复苏后的处理原则和措施包括维持有效的循环和呼吸功能，特别是脑功能，预防再次心脏骤停，维持水、电解质和酸碱平衡，防治脑水肿、急性肾衰竭和继发感染等，其中重点是脑复苏。

（1）原发致心脏骤停疾病的治疗：应进行全面的心血管系统及相关因素的评价，仔细寻找引起心脏骤停的原因。急性冠脉综合征是成人心脏骤停的常见病因之一，早期急诊冠状动脉造影和开通梗死血管可显著降低致死率及改善预后。

（2）维持有效循环：心脏骤停后常出现血流动力学不稳定，导致低血压、低心排血量。其原因可能是容量不足、血管调节功能异常和心功能不全。对于血压低于目标值的患者，应在监测心功能的同时积极进行容量复苏，而容量复苏效果不佳时，应考虑使用血管活性药物，维持目标血压。完善床旁心脏超声，以帮助判断是否有心脏压塞出现。

（3）维持呼吸：自主循环恢复后，患者可有不同程度的呼吸系统功能障碍，一些患者可能仍然需要机械通气和吸氧治疗。

（4）防治脑缺氧和脑水肿：亦称脑复苏。脑复苏是心肺复苏最后成功的关键。主要措施：①降温，低温治疗是保护神经系统和心功能最重要的治疗策略。②脱水，应用渗透性利尿剂配合降温处理，以减轻脑组织水肿和降低颅内压，有助于大脑功能恢复。③防治抽搐，可应用冬眠药物。④高压氧治疗，通过增加血氧含量及弥散，提高脑组织氧分压，改善脑缺氧，降低颅内压。⑤促进早期脑血流灌注，抗凝以疏通微循环，用钙通道阻滞剂解除脑血管痉挛。

（5）防治急性肾衰竭：如果心脏骤停时间较长或复苏后持续低血压，则易发生急性肾衰竭。

（6）其他：纠正水、电解质紊乱与酸碱失衡，防治继发感染。

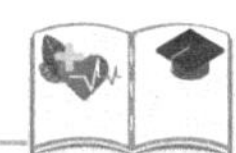

（四一八）心脏骤停的预后如何？

心脏骤停复苏成功的患者，及时地评估左心室的功能非常重要。和左心室功能正常的患者相比，左心室功能减退的患者心脏骤停复发的可能性较大，死亡率较高。尤其是急性广泛前壁心肌梗死合并房室或室内传导阻滞引起的心脏骤停，预后往往不良。急性大面积心肌梗死及血流动力学异常的心脏骤停，心脏复苏往往不易成功，即使复苏成功，亦难以维持稳定的血流动力学状态。

（四一九）心脏性猝死如何预防？

β受体拮抗剂能明显减少急性心肌梗死、心肌梗死后及充血性心衰患者心脏性猝死的发生率。对扩张型心肌病、长QT间期综合征、儿茶酚胺依赖性多形性室性心动过速及心肌桥患者，β受体拮抗剂亦有预防心脏性猝死的作用。

抗心律失常的外科手术治疗通常包括电生理标测下的室壁瘤切除术、心内膜切除术及冷冻消融术，在预防心脏性猝死方面的作用有限。长QT间期综合征患者，经β受体拮抗剂足量治疗后仍有晕厥发作或不能依从药物治疗的患者，可行左侧颈胸交感神经切断术，对预防心脏性猝死的发生有一定作用。

鉴于大多数心脏性猝死发生在冠心病患者，故减轻心肌缺血、预防心肌梗死或缩小梗死范围等措施应能减少心脏性猝死的发生率。ICD作为预防心脏性猝死的重要措施，正越来越多地在临床上得到应用。ICD能在十几秒内自动识别心室颤动、室性心动过速并电除颤，成功率极高，是目前防治心脏性猝死的最有效方法。

（吴娟）

参考文献

陈灏珠,钟南山,陆再英.内科学[M].8版.北京:人民卫生出版社,2013.

成战鹰,王肖龙.诊断学基础[M].2版.北京:人民卫生出版社,2016.

国家中医药管理局.卫生部国家中医药管理局关于印发《中医病历书写基本规范》的通知[EB/OL].(2010-06-28)[2022-04-22].http://www.satcm.gov.cn/yizhengsi/gongzuodongtai/2018-03-24/3072.html

季国忠,杨莉.病历书写规范[M].2版.南京:东南大学出版社,2015.

张伯礼,吴勉华.中医内科学(新世纪第四版)[M].北京:中国中医药出版社,2017.

钟森,倪伟.西医内科学[M].2版.北京:人民卫生出版社,2017.

附录

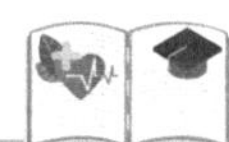

第一章　心病内科中医经典论述

第一节　胸痹

心病者，胸中痛。

——《素问·藏气法时论》

真心痛，手足青至节，心痛甚，旦发夕死，夕发旦死。

——《灵枢·厥病》

经脉流行不止，环周不休，寒气入经而稽迟，泣而不行，客于脉外则血少，客于脉中则气不通，故卒然而痛。

——《素问·举痛论》

寒气客于背俞之脉则脉涩，脉涩而血虚，血虚则痛，其俞注于心，故相引而痛。

——《素问·调经论》

其五脏气相干，名厥心痛。其痛甚，但在心，手足青至节，即名真心痛。

——《难经·六十难》

夫脉当取太过不及，阳微阴弦，即胸痹而痛，所以然者，责其极虚也。今阳虚知在上焦，所以胸痹、心痛者，以其阴弦故也。

胸痹之病，喘息咳唾，胸背痛，短气，寸口脉沉迟，关上小紧数，瓜蒌薤白白酒汤主之。

胸痹，不得卧，心痛彻背者，瓜蒌薤白半夏汤主之。

胸痹，心中痞气，气结在胸，胸满、胁下逆抢心，枳实薤白桂枝汤主之，人参汤亦主之。

胸痹，胸中气塞，短气，茯苓杏仁甘草汤主之，橘枳姜汤亦主之。

胸痹缓急者，薏苡附子散主之。

心中痞，诸逆心悬痛，桂枝生姜枳实汤主之。

心痛彻背，背痛彻心，乌头赤石脂丸主之。

——《金匮要略方论·胸痹心痛短气脉证治》

心为诸脏主而藏神,其正经不可伤,伤之而痛为真心痛。朝发夕死,夕发朝死。

——《诸病源候论·心痛候》

胸痹者,胸痹痛之类也,胸膺两乳间刺痛,甚则引背胛,或引背膂。

——《圣济总录》

通则不痛,痛则不通,痛随利减,当通其经络,则疼痛去矣。

——《医学发明》

第二节 心悸

惊则心无所依,神无所归,虑无所定,故气乱矣。

——《素问·举痛论》

诸病惊骇,皆属于火。

——《素问·至真要大论》

脉绝不至曰死,乍疏乍数日死。

——《素问·平人气象论》

参伍不调者病。

——《素部·三部九候论》

心痹者,脉不通,烦则心下鼓。

——《素问·痹论》

气不足则善恐,心惕惕如人将捕之。

——《灵枢·经脉》

人一呼脉一动,一吸脉一动,日少气……人一呼脉四动以上曰死……乍疏乍数日死。

——《素问·平人气象论》

胃之大络,名日虚里,贯隔络肺,出于左乳下,其动应衣,脉宗气也。盛喘数绝者则病在中;结而横,有积矣绝不至曰死。乳之下,其动应衣,宗气泄也。

——《素问·平人气象大论》

发汗过多其人叉手自冒心,心下悸,欲得按者,桂枝甘草汤主之。

——《伤寒论》

伤寒,脉结代,心动悸,炙甘草汤主之。

——《伤寒论·辨太阳病脉证并治》

心下悸者,半夏麻黄丸主之。

——《金匮要略》

假令瘦人,脐下有悸,吐涎沫而癫眩,此水也。五苓散主之。

——《金匮要略·痰饮咳嗽病脉证并治》

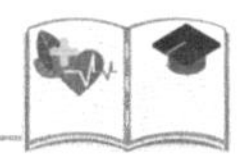

寸口脉动而弱，动则为惊，弱则为悸。

——《金匮要略·惊悸吐衄下血胸满瘀血病脉证并治》

夫病人饮水多，必暴喘满。凡食少饮多，水停心下，甚者则悸，微者短气。

——《金匮要略·痰饮咳嗽病脉证并治》

惊悸者血虚，惊悸有时，以朱砂安神丸。痰迷心膈者，痰药皆可，定志丸加琥（珀）、郁金。怔忡者血虚，怔忡无时，血少者多。有思虑便动，属虚。时作时止者，痰因火动。瘦人多因是血少，肥人属痰。寻常者多是痰。自觉心跳者是血少，四物、朱砂安神之类。

——《丹溪心法·惊悸怔忡》

人之所主者心，心之所养者血。心血一虚，神气不守，此惊悸之所肇端也。

——《丹溪心法》

人之所主者心，心之所养者血，心气一虚，神气不守，此惊悸所启端也。

——《医方类聚》

心悸非心动也，乃肝血虚不能养心也。

——《石室秘录》

凡思虑过度及失血家去血过多者，乃有此虚证，否则多夹痰瘀，宜细辨之。

——《血证论·怔忡》

里虚者，为心怯心跳，为惊惶，为神魂之不宁，为津液之不足。

——《景岳全书》

凡治怔忡惊恐者，虽有心脾肝肾之分，然阳统乎阴，心统乎肾，所以上不宁者，未有不由乎下；心气虚者，未有不因乎精。

——《景岳全书》

第三节　眩晕

诸风掉眩，皆属于肝。

——《素问·至真要大论》

髓海不足，则脑转耳鸣，胫酸眩冒，目无所见，懈怠安卧。

——《灵枢·海论》

上虚则眩。

——《灵枢·卫气》

故邪之所在，皆为不足。故上气不足，脑为之不满，耳为之苦鸣，头为之苦倾，目为之眩。

——《灵枢·口问》

木郁之发……甚则耳鸣眩转，目不识人，善暴僵仆。

——《素问·六元正纪大论》

心下有痰饮，胸胁支满，目眩，苓桂术甘汤主之。

——《金匮要略·痰饮咳嗽病脉证并治》

心下有支饮，其人苦冒眩，泽泻汤主之。

——《金匮要略·痰饮咳嗽病脉证并治》

五脏六腑之精华，皆见于目，上注于头，风邪鼓于上，脑转而目系急，使真气不能上达，故虚则眩而心闷，甚则眩而倒仆也。

——《圣济总录·风头眩》

所谓眩晕者，眼花屋转，起则眩倒是也，由此观之，六淫外感，七情内伤，皆能导致。

——《重订严氏济生方·眩晕门》

眩，谓眼黑；晕者，头旋也。古称头旋眼花是也。

——《医学心悟》

风气甚而头目眩运者，由风木旺，必是金衰不能制木，而木复生火，风火皆属阳，多为兼化，阳主乎动，两动相搏，则为之旋转。

——《素问玄机原病式·诸风掉眩皆属肝木》

头眩，痰挟气虚并火，治痰为主，挟补气药及降火药。无痰不作眩，痰因火动，又有湿痰者，有火痰者。

——《丹溪心法·头眩》

眩虽属上虚，然不能无涉于下。盖上虚者，阳中之阳虚也；下虚者，阴中之阳虚也。阳中之阳虚者，宜治其气，如四君子汤……归脾汤、补中益气汤……。阴中之阳虚者，宜补其精，如……左归饮、右归饮、四物汤之类是也。然伐下者必枯其上，滋苗者必灌其根。所以凡治上虚者，犹当以兼补气血为最，如大补元煎、十全大补汤诸补阴补阳等剂，俱当酌宜用之。

虚者居其八九，而兼火兼痰者，不过十中一二耳。

——《景岳全书·眩晕》

肥人眩运，气虚有痰；瘦人眩运，血虚有火；伤寒吐下后，必是阳虚。

——《古今医统大全·眩晕宜审三虚》

平人手指麻木，不时眩晕，乃中风先兆，须预防之。

——《证治汇补·卷一·中风》

阳气者，大怒则形气绝，而血菀于上，使人薄厥。

——《素问·生气通天论》

所谓眩晕者，眼花屋转，起则眩倒是也，由此观，六淫外感，七情内伤，皆能导致。

——《重订严氏济生方》

无痰不作眩，痰因火动。

——《丹溪心法》

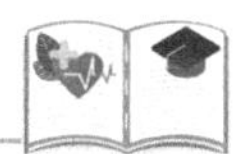

无虚不作眩。

——《景岳全书》

风火皆属阳,多为兼化,阳主乎动,两动相搏,则为之旋转。

——《素问玄机原病式》

头眩,痰挟气虚并火,治痰为主,挟补气药及降火药。无痰则不作眩,痰因火动。

——《丹溪心法·头眩》

丹溪则曰无痰不能作眩,当以治痰为主,而兼用它药。余则曰无虚不能作眩,当以治虚为主,而酌兼其标。孰是孰非,余不能必,姑引经义,以表其大意如此。

——《景岳全书·眩运》

以肝上连目系而应于风,故眩为肝风,然亦有因火,因痰,因虚,因暑,因湿者。

——《证治汇补·眩晕》

经云诸风掉眩,皆属于肝,头为六阳之首,耳目口鼻皆系清空之窍,所患眩晕者,非外来之邪,乃肝胆之风阳上冒耳,甚至有昏厥跌仆之虞。其症有夹痰,夹火,中虚,下虚,治胆、治胃、治肝之分。

——《临证指南医案·眩晕》

其为气虚肥白之人,湿痰滞于上,阴火起于下,是以痰挟虚火,上冲头目,正气不能胜敌,故忽然眼黑生花,若坐舟车而旋运也,甚而至于卒倒无所知者有之,丹溪所谓无痰不能作眩者,正谓此也。若夫黑瘦之人,躯体薄弱,真水亏欠,或劳役过度,相火上炎,亦有时时眩运,何湿痰之有哉。大抵人肥白而作眩者,治宜清痰降火为先,而兼补气之药。人黑瘦而作眩者,治宜滋阴降火为要,而带抑肝之剂。

——《医学正传·眩运》

第四节　不寐

人有卧而有所不安者,何也?……脏有所伤及,精有所寄,则安,故人不能悬其病也。

——《素问·病能论》

胃不和则卧不安。

——《素问·逆调论》

血气衰,肌肉不滑,荣卫之道涩,故昼日不能精,夜不得寐也。

——《难经·四十六难》

夫卫气者,昼日常行于阳,夜行于阴,故阳气尽则卧,阴气尽则寤。

——《灵枢·大惑论》

平人肝不受邪,故卧则魂归于肝,神静而得寐。今肝有邪,魂不得归,是以卧则魂扬若离体也。

——《普济本事方·中风肝胆筋骨诸风》

肝藏魂，人寤则魂游于目，寐则魂返于肝，若阳浮于外，魂不入肝，则不寐。

梦乃魂魄役物，恍有所见之故也。魂为病，则梦女子花草神仙欢喜之事。酸枣仁汤治之，魄为病，则梦惊怪鬼物争斗之事，人参清肺汤加琥珀治之。梦中所见，即是魂魄，魂善魄恶，故魂梦多善，魄梦多恶，然魂魄之所主者，神也，故安神为治梦要诀，益气安神汤治之。

——《血证论·卧寐》

思虑伤脾，脾血亏损，经年不寐。

——《类证治裁·不寐》

脉滑数有力不得卧者，中有宿滞痰火，此为胃不和则卧不安也。

——《张氏医通·不得卧》

无邪而不寐者，必营气之不足也，营主血，血虚则无以养心，心虚则神不守舍。

——《景岳全书·不寐》

真阴精血不足，阴阳不交，而神有不安其室耳。

——《景岳全书·不寐》

有心胆惧怯，触事易惊，梦多不祥，虚烦不寐者。

——《杂病源流犀烛·不寐多寐源流》

寐本乎阴，神其主也，神安则寐，神不安则不寐。其所以不安者，一由邪气之扰，广由营气之不足耳。

饮浓茶则不寐，心有事亦不寐者，以心气之被伐也。

——《景岳全书·不寐》

无邪而不寐者，……宜以养营气为主治……即有微痰微火皆不必顾，只宜培养气血，血气复则诸症自退，若兼顾而杂治之，则十曝一寒，病必难愈，渐至元神俱竭而不可救者有矣。

有邪而不寐者，去其邪而神自安也。

——《景岳全书·不寐》

一曰气盛，一曰阴虚，一曰痰滞，一日水停，一日胃不和。

——《医宗必读·不得卧》

夜以阴为主，阴气盛则目闭而安卧，若阴虚为阳所胜，则终夜烦扰而不眠也。心藏神，大汗后则阳气虚，故不眠。心主血，大下后则阴气弱，故不眠，热病邪热盛，神不精，故不眠。新瘥后，阴气未复，故不眠。若汗出鼻干而不得眠者，又为邪人表也。

——《医效秘传·不得眠》

阳明者胃脉也，胃者，六腑之海，其气亦下行，阳明逆，不得从其道，故不得卧也。下经曰：胃不和则卧不安，此之谓也。

——《素问·逆调论》

痰火扰乱，心神不宁，思虑过伤，火炽痰郁而致不眠者多矣。有因肾水不足，真阴不升而心阳独亢，亦不得眠。有脾倦火郁，夜卧遂不疏散，每至五更随气上升而发躁，便不成寐，此宜快脾发郁，清痰抑火之法也。

——《古今医统大全·不得卧》

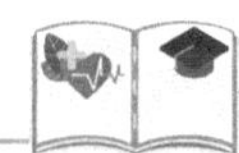

如痰如火，如寒气水气，如饮食忿怒之不寐者，此皆内邪滞逆之扰也……。思虑劳倦，惊恐忧疑，及别无所累而常多不寐者，总属真阴精血之不足，阴阳不交，而神有不安其室耳。

——《景岳全书·不寐》

痰火扰乱，心神不宁，思虑过伤，火炽痰郁而致不眠者多矣。有因肾水不足，真阴不升，而心阳独亢者，亦不得眠。……有体气素盛偶为痰火所致，不得眠者，宜先用滚痰丸，次用安神丸清心凉膈之类。有体素弱，或因过劳，或因病后，此为不足，宜用养血安神之类。凡病后及妇人产后不得眠者，此皆气虚而心脾二脏不足，虽有痰火，亦不宜过于攻，治仍当以补养为君，或佐以清痰降火之药。

——《景岳全书·不寐》

阳气自动而之静，则寐；阴气自静而之动，则寤；不寐者，病在阳不交阴也。

——《类证治裁·不寐》

黄帝曰：人之善忘者，何气使然？岐伯曰：上气不足，下气有余，肠胃实而心肺虚，虚则营卫留下，久之不以时上，故善忘也。

——《灵枢·大惑论》

夫健忘者，常常喜忘也。盖脾主意与思，心亦主思，思虑过度，意舍不精，神宫不职，使人健忘。治之之法，当理心脾，使神意清宁，思则得之矣。

——《重订严氏济生方·惊悸怔忡健忘门》

健忘，精神短少者多，亦有痰者。戴云：健忘者，为事有始无终，言谈不知首尾，此以为病名，非比生成之愚顽不知人事者。……此证皆由忧思过度，损其心胞，以致神舍不清，遇事多忘，乃思虑过度，病在心脾。治之以归脾汤，须兼理心脾，神宁意定，其证自除也。

——《丹溪心法·健忘》

第五节　汗证

阳之汗以天地之雨名之。

——《素问·阴阳应象大论》

人所以汗出者，皆生于谷，谷生于精……汗者，精气也。

——《素问·评热病论》

阳加之于阴谓之汗。

——《素问·阴阳别论》

饮食饱甚，汗出于胃。惊而夺精，汗出于心。持重远行，汗出于肾。疾走恐惧，汗出于肝。摇体劳倦，汗出于脾。

——《素问·经脉别论》

阳胜则身热，腠理闭，喘粗为之俯仰，汗不出而热……阴胜则身寒汗出，身常清，数栗而寒……

——《素问·阴阳应象大论》

热病已得汗出，而脉尚躁，喘且复热。喘甚者，死。热病已得汗，而脉尚躁盛，此阳极之脉也，死；其得汗而脉静者，生。热病者脉尚盛躁而不得汗者，此阳极之脉也，死；脉盛躁，得汗静者，生。

——《灵枢·热病》

病常自汗出者，此为荣气和，荣气和者，外不谐，以卫气不共荣气谐和故尔。以荣行脉中，卫行脉外，复发其汗，荣卫和则愈，宜桂枝汤。

太阳病，发汗遂漏不止，其人恶风，小便难，四肢微急，难以屈伸者，桂枝加附子汤主之。

服桂枝汤，大汗出后，大烦渴不解，脉洪大者，白虎加人参汤主之。

——《伤寒论》

诸阳主表，在于肌腠之间，若阳气偏虚，则津液发泄，故为汗。

盗汗者，因眠睡而身体流汗也，此为阳虚所致。

——《诸病源候论·虚劳候》

自汗属气虚、血虚、阳虚、湿、痰。东垣有法有方，人参、黄芪、少佐桂枝。盗汗属血虚、阴虚，……东垣有方，用当归六黄汤，甚效。

——《丹溪心法》

诸古法云：自汗者属阳虚，……盗汗者属阴虚，……此其大法，故亦不可不知也。然以余观之，则自汗亦有阴虚，盗汗亦多阳虚也。

——《景岳全书》

血化为汗之误，以为古人言汗在皮肤是血，发于皮肤外是汗。

——《医林改错》

以卫气固其表，卫气不固，则表虚自汗，而津液为之发泄也。

——《景岳全书·汗证》

身热，汗自出，不恶寒，反恶热也。(《名医方论》认为：邪入阳明，故反恶热热越故汗出。)

——《伤寒论·辨阳明脉证并治》

虚劳之病，或得之于大病后阴气未复，遗热尚留；或得之劳役、七情、色欲之火，衰耗阴精；或得之饮食药味，和成内热，皆有所伤损阴血，衰惫形气。阳气既虚，不能配阳，于是阳气内蒸，外为盗汗。

——《证治准绳·盗汗》

以湿物而当暑月，又加覆盖，湿热相搏，其黄乃成，……汗出染衣，色如柏汁，此名战汗。

——《医宗必读·黄疸》

心之所藏，在内者为血，在外者为汗。汗者，心之液也。

——《医宗必读·汗》

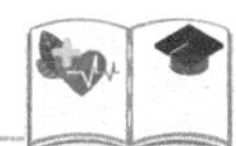

第六节　心衰

自气始衰，苦忧悲，血气懈惰，故好卧。

——《灵枢·天年》

味过于咸，大骨气劳，短肌，心气抑。味过于甘，心气喘满。

——《素问·生气通天论》

夫不得卧，卧则喘者，是水气之客也。夫水者，循津液而流也，肾者水脏主津液，主卧与喘也。

——《素问·逆调论》

故水病下为胕肿、大腹，上为喘呼、不得卧者，标本俱病。

——《素问·水热穴论》

水在心，心下坚筑、短气，恶水不欲饮。

——《金匮要略·痰饮咳嗽病脉证并治》

心衰则伏，肝微则沉，故令脉伏而沉。

——《脉经·脾胃病》

心衰则伏。

——《备急千金要方·脾脏方》

心衰则健忘。

——《圣济总录·心脏门》

主脉，爪甲不华，则心衰矣。

——《医参》

心水者，其人身重而少气，不得卧，烦而躁，其人阴肿。

心水为病，其脉沉，属少阴。

水在心，心下坚筑，短气，恶水不欲饮。

水停心下，甚者则悸，微者短气。

——《金匮要略·水气病脉证并治》

心有水气，则身肿不得卧，烦躁。

——《华佗中藏经》

凡心下有水者，筑之而悸，短气而恐。

——《备急千金要方》

短气，不得卧，为心水。

——《三因极一病证方论·水肿》

心衰则健忘。

——《圣济总录》

若心气不足，肾水凌之，逆上而停心者，必折逆气，泻其水，补其阳。

——《证治准绳》

其肿，有短气，不得卧，有心水。去菀陈莝，开鬼门，洁净府……去菀陈莝者，疏涤肠胃也；开鬼门，洁净府者，发汗利小便也。

——《河间六书》

凡水肿等症，乃肺脾肾三脏相干为病。盖水为至阴，故其本在肾；水化于气，故其标在肺；水惟畏土，故其治在脾。

——《景岳全书·水肿论治》

血不利则为水。

——《金匮要略·水气》

夫不得卧，卧则喘者，水气之客也。

——《素问·调经论》

水病下为胕肿大腹，上为喘呼，不得卧者，标本俱病。

——《素问·水热邪论》

人中百病，难疗者莫出于水也。水者，有因五脏而出者。心有水气，则身肿不得卧，烦躁……

——《华佗中藏经》

第七节　血浊

刺壮士真骨，坚肉缓节监监然，此人重则气涩血浊。

——《灵枢·逆顺肥瘦》

夫血脉之藏于身者，犹江河之流也，江河之流浊而不清，血脉之动，易扰而不安。

——《论衡·虚道篇》

或因忧郁，或因厚味，或因无汗，或因补剂，气腾血沸，清化为浊。

——《格致余论·涩脉论》

阳气蓄积，久留而不泻者，血黑以浊，故不能射。

——《灵枢·血络论》

（孙杨媛雅）

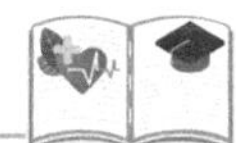

第二章　心病常用方剂及中成药

第一节　心病常用方剂

安神定志丸

【功效】镇惊定志，养心安神。

【组成】龙骨、琥珀、酸枣仁、远志、茯神、人参、茯苓、山药、天冬、生地、熟地、肉桂、五味子。

【主治】心悸。症见心悸不宁，善惊易恐，坐卧不安，不寐多梦而易惊醒，虚烦不寐，触事易惊，终日惕惕恶闻声响，食少纳呆；舌淡，苔薄白，脉细略数或细弦。

朱砂安神丸

【功效】滋阴清火，养心安神。

【组成】朱砂、黄连、炙甘草、生地、当归。

【主治】心悸。症见心悸易惊，心烦失眠，五心烦热，口干，盗汗，思虑劳心则症状加重；舌红少津，苔少或无，脉细数。

保元汤

【功效】益气温阳。

【组成】人参、黄芪、肉桂、炙甘草、生姜。

【主治】心衰。症见心悸气短，神疲乏力，自汗，动则尤甚，甚则喘咳；脉沉细、涩或结代。

半夏白术天麻汤

【功效】化痰息风，健脾祛湿。

【组成】半夏、白术、天麻、橘红、茯苓、甘草、生姜、大枣。

【主治】眩晕。症见头重如蒙,或伴视物旋转,胸闷恶心,呕吐痰涎,食少多寐;苔白腻,脉濡滑。

柴胡疏肝散

【功效】疏肝解郁,行气止痛。

【组成】陈皮、柴胡、枳壳、白芍、炙甘草、香附、川芎。

【主治】胸痹。症见心胸满闷,隐痛阵发,痛有定处,时欲太息,遇情志不遂时容易诱发或加重,或兼有胸部胀闷,得嗳气或矢气则舒;苔薄或薄腻,脉细弦。

当归六黄汤

【功效】滋阴泻火,固表止汗。

【组成】当归、生地、熟地、黄连、黄芩、黄柏、黄芪。

【主治】汗证。症见夜寐盗汗,或有自汗,五心烦热,或兼午后潮热,两颧色红,口渴;舌红少苔,脉细数。

当归四逆汤

【功效】温经散寒,养血通脉。

【组成】当归、桂枝、白芍、细辛、炙甘草、大枣、通草。

【主治】胸痹。症见猝然心痛如绞,心痛彻背,喘不得卧,多因天气骤冷或骤感风寒而发病或加重,伴形寒,甚则手足不温,冷汗自出,胸闷气短,心悸,面色苍白;苔薄白,脉沉紧或沉细。

涤痰汤

【功效】涤痰开窍。

【组成】半夏、胆南星、橘红、枳实、茯苓、人参、石菖蒲、竹茹、甘草、生姜。

【主治】胸痹。症见胸闷重而心痛微,痰多气短,肢体沉重,形体肥胖,遇阴雨天而易发作或加重,伴有倦怠乏力,纳呆便溏,咳吐痰涎;舌体胖大且边有齿痕,苔浊腻或白滑,脉滑。

瓜蒌薤白半夏汤

【功效】通阳泄浊,豁痰宣痹。

【组成】瓜蒌、薤白、半夏、白酒。

【主治】胸痹。症见胸闷为重,痰多气短,肢体沉重,形体肥胖,遇阴雨天而易发作或加重,伴有倦怠乏力,纳呆便溏,咳吐痰涎;舌体胖大且边有齿痕,苔浊腻或白滑,脉滑。

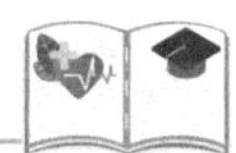

归脾汤

【功效】益气补血,健脾养心。

【组成】白术、当归、白茯苓、黄芪、龙眼肉、远志、酸枣仁、木香、炙甘草、人参、生姜、大枣。

【主治】心悸、不寐、眩晕、汗证。症见心悸气短,头晕目眩,失眠健忘,少寐多梦,面色无华,倦怠乏力,纳呆食少;舌淡,苔白,脉细弱。

桂枝甘草龙骨牡蛎汤

【功效】温补心阳,安神定悸。

【组成】桂枝、甘草、龙骨、牡蛎。

【主治】心悸。症见心悸不安,胸闷气短,动则尤甚,面色苍白,形寒肢冷;舌淡苔白,脉象虚弱或沉细无力。

黄连温胆汤

【功效】清热化痰,宁心安神。

【组成】半夏、陈皮、枳实、竹茹、黄连、栀子、生姜、胆南星、全瓜蒌、远志、石菖蒲、酸枣仁、龙骨、牡蛎。

【主治】心悸、不寐。症见心烦不寐,胸闷脘痞,泛恶嗳气,伴头重,目眩;舌偏红,苔黄腻,脉滑数。

交泰丸

【功效】交通心肾。

【组成】肉桂、黄连。

【主治】心悸、不寐。症见心烦不寐,入睡困难,心悸多梦,伴头晕耳鸣,腰膝酸软,潮热盗汗,五心烦热,咽干少津,男子遗精,女子月经不调;舌红,少苔,脉细数。

苓桂术甘汤

【功效】温阳化饮,健脾利湿。

【组成】茯苓、桂枝、白术、甘草。

【主治】心悸。症见心悸眩晕,胸闷痞满,渴不欲饮,小便短少,或下肢浮肿,形寒肢冷,伴恶心,欲吐,流涎;舌淡胖,苔白滑,脉弦滑或沉细而滑。

六味地黄丸

【功效】滋阴补肾。

【组成】熟地、山药、丹皮、泽泻、山茱萸、茯苓。

【主治】心悸、不寐。症见心烦不寐，入睡困难，心悸多梦，伴头晕耳鸣，腰膝酸软，潮热盗汗，五心烦热，咽干少津，男子遗精，女子月经不调；舌红，少苔，脉细数。

龙胆泻肝汤

【功效】清泻肝胆实火，清利肝经湿热。

【组成】龙胆草、黄芩、栀子、泽泻、车前子、当归、生地、木通、柴胡、甘草。

【主治】眩晕、不寐。症见头晕头胀，目赤耳鸣，口干而苦，不寐多梦，甚则彻夜不眠，急躁易怒，不思饮食，便秘溲赤；舌红，苔黄，脉弦而数。

人参养荣汤

【功效】补气养血，安神宁心。

【组成】人参、熟地、当归、白芍、白术、茯苓、炙甘草、黄芪、陈皮、五味子、肉桂、远志。

【主治】胸痹。症见心胸隐痛，时作时休，心悸气短，动则尤甚，伴倦怠乏力，声息低微，面色白，易汗出；舌淡红，舌体胖且边有齿痕，苔薄白，脉虚细缓或结代。

生脉散

【功效】益气生津，敛阴止汗。

【组成】人参、麦冬、五味子。

【主治】心衰、胸痹。症见心胸隐痛，时作时休，心悸气短，动则尤甚，伴倦怠乏力，声息低微，口干咽燥，面色白，易汗出；舌体胖且边有齿痕，舌淡红或黯红，少苔或无苔，脉虚细缓或结代。

参附汤

【功效】益气回阳固脱。

【组成】人参、附子。

【主治】心悸、胸痹。症见心悸不安，胸闷气短，动则尤甚，面色苍白，自汗，形寒肢冷；舌淡边有齿痕，苔白或腻，脉虚弱或沉细无力。

四逆加人参汤

【功效】回阳救逆，益气固脱。

【组成】附子、干姜、人参、炙甘草。

【主治】心衰。症见心悸喘憋不得卧，呼吸气促，张口抬肩，烦躁不安，大汗淋漓，四肢厥冷，颜面发绀，唇甲青紫，尿少或无尿；舌淡胖而紫，脉沉细欲绝或脉浮大无根。

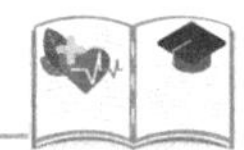

酸枣仁汤

【功效】养血安神,清热除烦。

【组成】酸枣仁、川芎、知母、甘草。

【主治】不寐。症见虚烦不寐,触事易惊,终日惕惕,胆怯心悸,伴气短自汗,倦怠乏力;舌淡,脉弦细。

天麻钩藤饮

【功效】平肝息风,清热活血,补益肝肾。

【组成】天麻、钩藤、石决明、川牛膝、桑寄生、杜仲、栀子、黄芩、益母草、朱茯神、首乌藤。

【主治】眩晕。症见眩晕,耳鸣,头目胀痛,急躁易怒,口苦,失眠多梦,遇烦劳郁怒而加重,甚则仆倒,颜面潮红,肢麻震颤;舌红,苔黄,脉弦或数。

通窍活血汤

【功效】活血通窍。

【组成】赤芍、川芎、桃仁、红花、麝香、老葱、鲜姜、大枣、黄酒。

【主治】眩晕。症见眩晕,头痛,且痛有定处,兼见健忘,失眠,心悸,精神不振,耳鸣耳聋,面唇紫黯;舌黯有瘀斑,多伴见舌下脉络迂曲增粗,脉涩或细涩。

桃红饮

【功效】活血祛瘀,祛风利痹。

【组成】桃仁、红花、当归、川芎、威灵仙。

【主治】心衰。症见心悸气短,神疲乏力,自汗,动则尤甚,甚则喘咳,面白或黯红,唇甲青紫,甚者颈脉青筋暴露,胁下积块;舌紫黯或有瘀斑,脉沉细、涩或结代。

桃仁红花煎

【功效】养血活血,理气通脉止痛。

【组成】丹参、赤芍、桃仁、红花、香附、延胡索、青皮、当归、川芎、生地。

【主治】心悸。症见心悸不安,胸闷不舒,心痛时作,痛如针刺,唇甲青紫;舌紫黯或有瘀斑,脉涩或结代。

葶苈大枣泻肺汤

【功效】化痰逐饮。

【组成】葶苈子、大枣。

【主治】心衰。症见心悸气急,喘促,不能平卧,痰多色白如泡沫,甚则泡沫状血痰,烦渴不欲饮，胸闷脘痞，肢肿，腹胀，甚则脐突，面唇青紫；舌紫黯，苔白厚腻，脉弦滑或滑数。

天王补心丹

【功效】滋阴清热，养血安神。

【组成】人参、茯苓、玄参、丹参、桔梗、远志、当归、五味子、麦冬、天冬、柏子仁、酸枣仁、生地、朱砂。

【主治】心悸。症见心悸易惊，心烦失眠，五心烦热，口干，盗汗，思虑劳心则症状加重，伴耳鸣腰酸，头晕目眩，急躁易怒；舌红少津，苔少或无，脉细数。

血府逐瘀汤

【功效】活血化瘀，行气止痛。

【组成】当归、生地、桃仁、红花、枳壳、赤芍、柴胡、甘草、桔梗、川芎、牛膝。

【主治】胸痹。症见心胸疼痛，如刺如绞，痛有定处，入夜为甚，甚则心痛彻背，背痛彻心，或痛引肩背，伴有胸闷，日久不愈，可因暴怒、劳累而加重；舌紫黯，有瘀斑，苔薄，脉弦涩。

右归饮

【功效】温补肾阳，填精补血。

【组成】熟地、山药、山茱萸、枸杞子、杜仲、炙甘草、附子、肉桂。

【主治】胸痹。症见心悸而痛，胸闷气短，动则更甚，自汗，面色白，神倦怯寒，四肢欠温或肿胀；舌淡胖，边有齿痕，苔白或腻，脉沉细迟。

玉屏风散

【功效】益气固表。

【组成】黄芪、人参、白术、防风。

【主治】汗证。症见汗出恶风，稍劳汗出尤甚，易于感冒，体倦乏力，面色少华；苔薄白，脉细弱。

枳实薤白桂枝汤

【功效】通阳理气。

【组成】枳实、厚朴、薤白、桂枝、瓜蒌。

【主治】胸痹。症见猝然心痛如绞，心痛彻背，喘不得卧，多因天气骤冷或骤感风寒而发病或加重，伴形寒，甚则手足不温，冷汗自出，胸闷气短，心悸，面色苍白；苔薄白，脉沉紧或沉细。

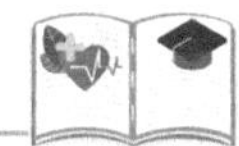

炙甘草汤

【功效】益气养血，通阳复脉，滋阴补肺。

【组成】炙甘草、人参、桂枝、生姜、阿胶、生地、麦冬、火麻仁、大枣。

【主治】心悸、胸痹。症见心痛憋闷，心悸盗汗，虚烦不寐，腰酸膝软，头晕耳鸣，口干便秘；舌红少津，苔薄或剥，脉细数或促代。

真武汤

【功效】温阳利水。

【组成】制附子、生姜、桂枝、茯苓、白术、芍药。

【主治】心衰。症见心悸，气短喘促，动则尤甚，或端坐不得卧，形寒肢冷，尿少肢肿，下肢尤甚，面色苍白或晦暗，口唇青紫；舌淡黯，苔白，脉沉弱或沉迟。

左归丸

【功效】滋阴补肾，填精益髓。

【组成】熟地、山药、山茱萸、枸杞子、菟丝子、川牛膝、龟甲胶、鹿角胶。

【主治】眩晕。症见眩晕日久不愈，精神萎靡，腰酸膝软，少寐多梦，健忘，两目干涩，视力减退；或遗精滑泄，耳鸣齿摇；或颧红咽干，五心烦热；舌红少苔，脉细数；或面色白，形寒肢冷；舌淡嫩，苔白，脉沉细无力，尺脉尤甚。

（游敏，岑悦）

第二节　心病常用中成药

芪参益气滴丸

【组成】黄芪、丹参、三七、降香油。

【功效主治】益气通脉，活血止痛。用于气虚血瘀所致胸痹，症见胸闷胸痛、气短乏力、心悸、自汗、面色少华、舌体胖有齿痕、舌黯或有瘀斑、脉沉弦；冠心病心绞痛见上述证候者。

【规格】每袋装 0.5 g。

【用法用量】餐后半小时服用。一次 1 袋，一日 3 次。4 周为 1 个疗程或遵医嘱。

【研究进展】中华中医药学会心血管病分会建议冠心病心绞痛介入术后 1~2 周血瘀、气虚的患者，术后 3~4 周血瘀、气滞、气虚的患者，术后 5~8 周气虚、血瘀、阴虚的患者，术后

9~12 周气虚、血瘀、痰浊、阴虚的患者的中成药均推荐芪参益气滴丸。

稳心颗粒

【组成】党参、黄精、三七、琥珀、甘松。

【功效主治】益气养阴,活血化瘀。用于气阴两虚、心脉瘀阻所致的心悸不宁、气短乏力、胸闷胸痛;室性期前收缩、房性期前收缩见上述证候者。

【规格】每袋装 5 g(无蔗糖)。

【用法用量】开水冲服。一次 1 袋,一日 3 次,或遵医嘱。

【研究进展】稳心颗粒是主要用于抗心律失常的中药组方。10 多年来,对稳心颗粒抗心律失常作用机制的研究已深入到细胞分子水平,其抗心律失常的确实疗效与良好安全性已得到广泛认同,而其在临床应用范围的研究正不断深入与扩大。

速效救心丸

【组成】川芎、冰片。

【功效主治】行气活血,祛瘀止痛,增加冠状动脉血流量,缓解心绞痛。用于气滞血瘀型冠心病、心绞痛。

【规格】每丸重 40 mg。

【用法用量】含服。一次 4~6 丸,一日 3 次;急性发作时,一次 10~15 丸。

【研究进展】速效救心丸对冠心病心绞痛、动脉粥样硬化以及心肌梗死等的治疗均有明显的疗效。中华中医药学会心血管病分会针对冠心病稳定型心绞痛提出心绞痛发作时中医药干预能够缓解胸痛,改善心功能和生活质量。一般可选用速效救心丸,10~15 粒/次,舌下含服,以行气活血、祛瘀止痛。

心脑宁胶囊

【组成】银杏叶、小叶黄杨、丹参、大果木姜子、薤白。

【功效主治】活血行气,通络止痛。用于气滞血瘀所致的胸痹、头痛,眩晕,症见胸闷刺痛,心悸不宁,头晕目眩;冠心病、脑动脉硬化见上述证候者。

【规格】每粒装 0.45 g。

【用法用量】口服,一次 2~3 粒,一日 3 次。

【研究进展】临床研究证实,针对心血瘀阻型冠心病患者,治疗组在基础治疗上,加用心脑宁胶囊(每次 3 粒,每日 3 次)能显著提高临床疗效,改善患者临床症状,且无明显毒副作用。

通心络胶囊

【组成】人参、水蛭、全蝎、赤芍、蝉蜕、土鳖虫、蜈蚣、檀香、降香、乳香(制)、酸枣仁(炒)、

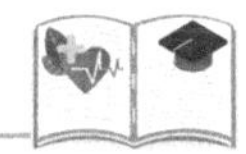

冰片。

【功效主治】益气活血，通络止痛。用于冠心病心绞痛属心气虚乏、血瘀络阻证，症见胸部憋闷，刺痛、绞痛，固定不移，心悸自汗，气短乏力，舌紫黯或有瘀斑，脉细涩或结代；亦用于气虚血瘀络阻型中风，症见半身不遂或偏身麻木，口舌歪斜，言语不利。

【规格】每粒装 0.26 g。

【用法用量】口服。一次 2~4 粒，一日 3 次。

【研究进展】中华中医药学会心血管病分会提出冠心病稳定型心绞痛气虚血瘀证患者，可服用通心络胶囊以益气活血、补虚止痛。

麝香保心丸

【组成】人工麝香、人参提取物、人工牛黄、肉桂、苏合香、蟾酥、冰片。

【功效主治】芳香温通，益气强心。用于气滞血瘀所致的胸痹，症见心前区疼痛、固定不移；心肌缺血所致的心绞痛、心肌梗死见上述证候者。

【规格】每丸重 22.5 mg。

【用法用量】口服。一次 1~2 丸，一日 3 次；或症状发作时服用。

【研究进展】中国中西医结合学会心血管病专业委员会组织有关专家研究得出，麝香保心丸可以改善实验性心肌梗死动物模型的心肌缺血，限制其心肌梗死的范围，改善其心肌梗死和缺血所致的心功能减退和抑制心室重构。

黄芪片

【组成】黄芪。辅料为淀粉、硬脂酸镁。

【功效主治】补气固表，利尿，托毒排脓，生肌。用于气短心悸，虚脱，自汗，体虚浮肿，慢性肾炎，久泻，脱肛，子宫脱垂，痈疽难溃，疮口久不愈合。

【规格】每片重 0.41 g。

【用法用量】口服。一次 4 片，一日 2 次。

【研究进展】临床有研究将黄芪片用于慢性病毒性心肌炎心悸、气短、乏力等患者，对临床疗效进行观察，结果显示，在基础治疗上加用黄芪片的慢性病毒性心肌炎患者，其血清心肌酶指标明显下降，临床疗效较好，未出现不良反应。

益心舒胶囊

【组成】人参、麦冬、五味子、黄芪、丹参、川芎、山楂。

【功效主治】益气复脉，活血化瘀，养阴生津。用于气阴两虚、瘀血阻脉所致的胸痹，症见胸痛胸闷，心悸气短，脉结代；冠心病心绞痛见上述证候者。

【规格】每粒装 0.4 g。

【用法用量】口服。一次 3 粒，一日 3 次。

【研究进展】中华中医药学会心血管病分会专家提出,冠心病稳定型心绞痛的气阴两虚证患者可服用益心舒胶囊以益气养阴、活血通络。

灯盏生脉胶囊

【组成】灯盏细辛、人参、五味子、麦冬。

【功效主治】益气养阴,活血健脑。用于气阴两虚、瘀阻脑络引起的胸痹心痛、中风后遗症,症见痴呆、健忘、手足麻木;冠心病心绞痛、缺血性心脑血管疾病、高脂血症见上述证候者。

【规格】每粒装 0.18 g。

【用法用量】口服。一次 2 粒,一日 3 次。饭后 30 min 服用。2 个月为 1 个疗程,疗程可持续。巩固疗效或预防复发,一次 1 粒,一日 3 次。

振源胶囊

【组成】人参果总皂苷。

【功效主治】益气通脉,宁心安神,生津止渴。用于胸痹、心悸、不寐、消渴气虚证,症见胸痛胸闷、心悸不安、失眠健忘、口渴多饮、气短乏力;冠心病心绞痛、心律失常、神经衰弱、2 型糖尿病见上述证候者。

【规格】每粒装 0.25 g(含人参果总皂苷 25 mg)。

【用法用量】口服,一次 1~2 粒,一日 3 次。

【研究进展】对经环磷腺苷葡胺联合振源胶囊治疗慢性心衰的临床效果进行分析,结果显示环磷腺苷葡胺联合振源胶囊治疗慢性心衰临床效果显著,可以有效改善患者的心功能,降低 NT-proBNP 水平,且安全有效。

冠心舒通胶囊

【组成】广枣、丹参、丁香、冰片、天竺黄。

【功效主治】活血化瘀,通经活络,行气止痛。用于胸痹心血瘀阻证,症见胸痛、胸闷、心慌、气短;冠心病心绞痛见上述证候者。

【规格】每粒装 0.3 g。

【用法用量】口服。一次 3 粒,一日 3 次。4 周为 1 个疗程。

【研究进展】中华中医药学会心血管病分会专家提出,冠心病稳定型心绞痛的心血瘀阻证患者可服用冠心舒通胶囊以活血化瘀、通络止痛。

复方丹参滴丸

【组成】丹参、三七、冰片。

【功效主治】活血化瘀,理气止痛。用于气滞血瘀所致的胸痹,症见胸闷、心前区刺痛;冠

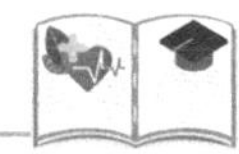

心病心绞痛见上述证候者。

【规格】每丸重 27 mg。

【用法用量】吞服或舌下含服。一次 10 丸,一日 3 次。28 天为 1 个疗程或遵医嘱。

【研究进展】中国中西医结合学会心血管病专业委员会专家共识提出,复方丹参滴丸有活血化瘀、理气止痛之功效,可扩张冠状动脉、降血脂、改善血管内皮功能、抗动脉粥样硬化、稳定粥样斑块,可用于动脉粥样硬化气滞血瘀证的治疗。中华中医药学会心血管病分会针对冠心病稳定型心绞痛提出,心绞痛发作时中成药可选用复方丹参滴丸,5~10 粒/次,舌下含服,以活血化瘀、理气止痛。

理气活血滴丸

【组成】大果木姜子、艾片、川芎、薤白。

【功效主治】温阳宽胸,理气活血。用于冠心病稳定型劳累性心绞痛Ⅰ、Ⅱ级心阳不足、心血瘀阻证,症见胸闷、胸痛、心悸、气短、形寒,舌淡或黯,苔白,脉沉细。

【规格】每丸重 25 mg。

【用法用量】口服。一次 10 丸,一日 3 次。4 周为 1 个疗程。

【研究进展】中国中西医结合学会心血管病专业委员会专家共识指出,理气活血滴丸具有散寒祛湿、行气止痛的作用,对冠心病稳定型心绞痛有明显的疗效;系统的药效学研究及Ⅱ期、Ⅲ期、Ⅳ期临床研究结果显示,理气活血滴丸治疗冠心病稳定型心绞痛心阳不足、心血瘀阻证具有良好的缓解和预防作用,且安全性好。理气活血滴丸Ⅳ期临床研究结果显示,在常规西药治疗的基础上服用理气活血滴丸可进一步改善患者的心功能分级、生活质量等。

参松养心胶囊

【组成】人参、麦冬、山茱萸、丹参、炒酸枣仁、桑寄生、赤芍、土鳖虫、甘松、黄连、南五味子、龙骨。

【功效主治】益气养阴,活血通络,清心安神。用于冠心病室性期前收缩属气阴两虚、心络瘀阻证,症见心悸不安、气短乏力、动则加剧、胸部闷痛、失眠多梦、盗汗、神倦懒言。

【规格】每粒装 0.4 g。

【用法用量】口服。一次 2~4 粒,一日 3 次。

【研究进展】中华中医药学会心血管病分会针对冠心病稳定型心绞痛提出心绞痛缓解期证型为气阴两虚证的可选用参松养心胶囊,以益气养阴、活血通络。

银杏酮酯分散片

【组成】银杏酮酯。

【功效主治】活血化瘀。用于血瘀型胸痹及血瘀型轻度脑动脉硬化引起的眩晕。

【规格】每片重 0.15 g。

【用法用量】口服。一次 1 片,一日 3 次。

【研究进展】银杏酮酯含有高含量银杏黄酮,药理分析显示其能清除自由基,抗脂质过氧化,抗血小板聚集,改善血液流变性;能降血脂,保护血管内皮细胞,防治动脉粥样硬化;能减轻心脑缺血再灌注损伤,具有保护心脑血管的作用;能保护神经系统,具有改善记忆功能的作用。

养心氏片

【组成】黄芪、党参、丹参、葛根、淫羊藿、山楂、地黄、当归、黄连、醋延胡索、灵芝、人参、炙甘草。

【功效主治】扶正固本,益气活血,行脉止痛。用于气虚血瘀型冠心病、心绞痛、心肌梗死,以及合并高血脂、高血糖等见有上述证候者。

【规格】每片重 0.6 g。

【用法用量】口服,一次 2~3 片,一日 3 次。

【研究进展】养心氏片Ⅱ期临床研究显示其治疗冠心病稳定型心绞痛的疗效优于其他中成药,且其具有降血脂、降血糖,改善血黏度、心功能,提高免疫球蛋白的作用,无明显毒副作用,对肝肾无损伤。Ⅲ期临床研究显示养心氏片对胸痹心痛的改善有明显效果。

芪苈强心胶囊

【组成】黄芪、人参、黑顺片、丹参、葶苈子、泽泻、玉竹、桂枝、红花、香加皮、陈皮。

【功效主治】益气温阳,活血通络,利水消肿。用于冠心病、高血压所致轻、中度充血性心衰证属阳气虚乏、络瘀水停,症见心慌气短,动则加剧,夜间不能平卧,下肢浮肿,倦怠乏力,小便短少,口唇青紫,畏寒肢冷,咳吐稀白痰。

【规格】每粒装 0.3 g。

【用法用量】口服,一次 4 粒,一日 3 次。

【研究进展】慢性心衰中西医结合诊疗专家共识提出,慢性心衰 B 阶段口服中成药芪苈强心胶囊可以补益心气、延缓心衰的发生发展,具有潜在的防止或逆转心室重构的作用。

心宝丸

【组成】洋金花、人参、肉桂、附子、鹿茸、冰片、人工麝香、三七、蟾酥。

【功效主治】温补心肾,益气助阳,活血通脉。用于治疗心肾阳虚、心脉瘀阻引起的慢性心功能不全;窦房结功能不全引起的心动过缓、病态窦房结综合征,以及缺血性心脏病引起的心绞痛、心电图缺血性改变。

【规格】每丸重 60 mg。

【用法用量】口服。慢性心功能不全按心功能Ⅰ、Ⅱ、Ⅲ级一次分别服用 120 mg(2 丸)、240 mg(4 丸)、360 mg(6 丸),一日 3 次,2 个月为 1 个疗程,在心功能正常后改为维持量

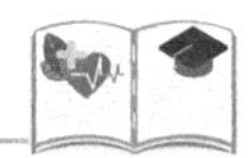

60～120 mg(1～2 丸)。病态窦房结综合征病情严重者一次服用 300～600 mg(5～10 丸),一日 3 次,疗程为 3～6 个月。其他心律失常及心房颤动、心肌缺血或心绞痛可一次服用 120 mg、240 mg(2～4 丸),一日 3 次,疗程为 1～2 个月。

【研究进展】慢性心衰中西医结合诊疗专家共识提出,心宝丸可以补益心气、缓解心衰。

丹蒌片

【组成】瓜蒌皮、薤白、葛根、川芎、丹参、赤芍、泽泻、黄芪、骨碎补、郁金。

【功效主治】宽胸通阳,化痰散结,活血化瘀。用于痰瘀互结所致的胸痹心痛,症见胸闷胸痛,憋气,舌紫黯,苔白腻;冠心病心绞痛见上述证候者。

【规格】每片重 0.3 g。

【用法用量】口服。一次 5 片,一日 3 次,饭后服用。

【研究进展】中国中西医结合学会心血管病专业委员会专家共识提出,丹蒌片有活血化瘀之功效,能改善心绞痛症状和血流动力学,同时还可降低血清 TC 和 LDL-C 水平,降低动脉硬化指数,可用于动脉粥样硬化心血瘀阻证的治疗。中华中医药学会心血管病分会针对冠心病稳定型心绞痛提出,中医辨证治疗心绞痛时痰浊闭阻证口服中成药可选用丹蒌片,以通阳泄浊、豁痰开结。

参芍胶囊

【组成】人参茎叶皂苷、白芍。辅料为甜菊素、玉米淀粉。

【功效主治】活血化瘀,益气止痛。用于气虚血瘀所致的胸闷、胸痛、心悸、气短;冠心病心绞痛见上述证候者。

【规格】每粒装 0.25 g。

【用法用量】口服,一次 4 粒,一日 2 次。

【研究进展】参芍胶囊治疗冠心病不稳定型心绞痛疗效显著,能明显降低患者心率、血压、心肌耗氧量及血清超敏 C 反应蛋白(hs-CRP)、基质金属蛋白酶-9(MMP-9)水平。

生脉饮

【组成】党参、麦冬、五味子。辅料为蔗糖、纯化水、苯甲酸钠。

【功效主治】益气,养阴生津。用于气阴两亏,心悸气短,自汗。

【规格】每支装 10 mL。

【用法用量】口服,一次 1 支(10 mL),一日 3 次。

【研究进展】生脉饮以养阴为主,有调畅心脉、充盈心血、温补阳气、滋养血脉、平复脉律、复振心气之功效。

血脂康胶囊

【组成】红曲。

【功效主治】除湿祛痰,活血化瘀,健脾消食。用于脾虚痰瘀阻滞所致的气短、乏力、头晕、头痛、胸闷、腹胀、食少纳呆等;也可用于由高脂血症及动脉粥样硬化引起的心脑血管疾病的辅助治疗。

【规格】每粒装 0. 3 g。

【用法用量】口服,一次 2 粒,一日 2 次,早、晚饭后服用;轻、中度患者一日 2 粒,晚饭后服用;或遵医嘱。

【研究进展】血脂康胶囊为 2007 年中国成人血脂异常防治指南唯一引录的中成药,含有 13 种天然莫纳可林(monacolin),其是他汀类药同系物,而每粒血脂康胶囊中他汀类药同系物约有 6 mg 起调脂作用。

松龄血脉康胶囊

【组成】鲜松叶、葛根、珍珠层粉。

【功效主治】平肝潜阳,镇心安神。用于肝阳上亢所致的头痛、眩晕、急躁易怒、心悸、失眠;高血压及原发性高脂血症见上述证候者。

【规格】每粒装 0. 5 g。

【用法用量】口服。一次 3 粒,一日 3 次;或遵医嘱。

【研究进展】松龄血脉康胶囊具有平肝潜阳、镇心安神的作用,用于治疗因肝气郁结、疏泄失职、气郁化火、肝气亢逆,或虚邪扰动肝风所致的头痛失眠、急躁易怒、面红目赤、舌红、苔薄黄、脉弦数等。

血塞通(血栓通)

【组成】三七总皂苷。

【功效主治】活血祛瘀,通脉活络。用于瘀血闭阻脉络证的中风中经络恢复期,症见偏瘫,半身不遂,口舌歪斜,舌强言謇或不语;或用于心血瘀阻型冠心病心绞痛,症见胸闷,胸痛,心慌,舌紫黯或有瘀斑。

【规格】血塞通制剂较多,有胶囊、软胶囊、分散片、薄膜衣片。

【用法用量】具体参照相应临床制剂说明书。

【研究进展】三七总皂苷及其有效成分对心血管疾病有明确疗效。尤其是在冠心病、高血压、心衰、心律失常或多种疾病同时合并存在时,三七总皂苷可起到使用单一药物而发挥多种药效的作用。

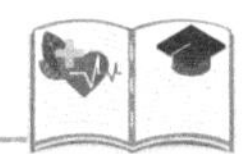

冠心苏合丸

【组成】苏合香、冰片、乳香(制)、檀香、土木香。辅料为蜂蜜。

【功效主治】理气,宽胸,止痛。用于寒凝气滞、心脉不通所致的胸痹,症见胸闷、心前区疼痛,冠心病心绞痛见上述证候者。

【规格】每 10 丸重 8.5 g。

【用法用量】嚼碎服。一次 1 丸,一日 1~3 次;或遵医嘱。

【研究进展】冠心苏合丸有抗心肌缺血、抑制血栓形成、降血脂的作用。

心血康胶囊

【组成】黄山药或穿龙薯蓣根茎的甾体总皂苷提取物。

【功效主治】活血化瘀,行气止痛,扩张冠状动脉血管,改善心肌缺血。用于预防和治疗冠心病、心绞痛以及瘀血内阻之胸痹、眩晕、气短、心悸、胸闷或胸痛等。

【规格】每粒 0.1 g,每粒含甾体总皂苷 100 mg。

【用法用量】口服。一次 1~2 粒,一日 3 次,饭后服用,或遵医嘱。

【研究进展】现代药理研究发现,心血康胶囊具有活血化瘀、行气止痛、扩张冠状动脉、改善心肌缺血的作用,特别是通过其独特的内源性的心肌保护机制达到抗心肌缺血的目的。心血康胶囊可作为冠心病患者的基础用药。

宽胸丸

【组成】荜拔 900 g,高良姜 450 g,延胡索 450 g,檀香 450 g,细辛 150 g,冰片 30 g。

【功效主治】温中散寒,芳香开窍,理气止痛。用于冠心病心绞痛。

【规格】每个胶囊重 0.3 g。

【用法用量】每次 0.3 g,一日 3 次。

【研究进展】宽胸丸对急性心肌缺血具有一定的保护作用,可缓解血管痉挛、扩张血管、增加冠状动脉血流量、改善心肌缺血缺氧,对脑血流量亦有轻度的调整和改善作用。

(孙杨媛雅)

第三章　中医病历书写基本规范

病历书写的重要性

病历书写是正确诊断疾病和决定治疗方案所不可缺乏的重要依据，也是临床医师必须掌握的基本功。

病历是医院医疗管理信息和医护工作质量的客观凭证，为衡量医疗水平的重要资料；是进行临床科研和临床医学教育的重要资料；是患者的健康档案，也是预防保健事业的原始资料；同时也是处理医疗纠纷、鉴定伤残等的重要法律依据。

病历书写中的注意事项

一、内容真实，书写及时

（1）病历必须客观地、真实地反映病情和诊疗经过，不能臆想和虚构。这不仅关系到病历质量，也反映出医师的品德和作风。病历内容的真实来源于认真仔细的问诊。询问病史时，不能有暗示性及想当然的看法。

（2）病历应按各种文件完成时间的要求及时书写。各项记录应注明时间，一律使用阿拉伯数字书写日期和时间，采用 24 小时制记录。

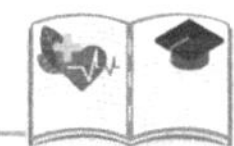

二、格式规范，项目完整

(1)病历具有特定的格式，临床医师必须按规定格式进行书写。

(2)各种表格栏内必须按项认真填写，无内容者画“/”或“—”。

(3)每张记录用纸均须完整填写眉栏(患者姓名、住院号、科别、床号)及页码，以避免与其他患者混淆。

(4)度量衡单位一律采用中华人民共和国法定计量单位。

(5)各种检查报告单应分门别类按日期顺序整理好归入病历。

三、表述准确，用词恰当

要运用规范的汉语和汉字书写病历，要使用通用的医学词汇和术语，力求精练、准确，语句通顺、标点正确。

(1)规范使用汉字，以《新华字典》为准，避免错别字。2 位以上的数字一律用阿拉伯数字书写。

(2)病历书写应当使用中文和医学术语，通用的外文缩写和无正式中文译名的症状、体征、疾病名称、药物名称可以使用外文。但为避免不必要的纠纷，除如“CT”等已为众所周知的外文缩写外，建议在诸如医患沟通记录、各类知情同意书、病危(重)通知书、出院记录等需告知患方有关诊断或诊疗方案的医疗文书中，仍应使用中文书写。

(3)疾病诊断、手术、各种治疗操作的名称书写和编码应符合《国际疾病分类》(ICD-10、CD-9-CM-3)的规范要求。患者述及的既往所患疾病名称和手术名称应加引号。

四、字迹工整，签名清晰

病历书写字迹要清晰、工整，不可潦草，以便于他人阅读。

(1)病历书写应当使用蓝黑墨水或碳素墨水，需复写的病历资料可用蓝色或黑色油水的圆珠笔。计算机打印的病历应当符合病历保存的要求。

(2)各项记录书写结束时应在右下角签全名，字迹应清楚易认。

(3)某些医疗活动需要的“知情同意书”还应有患者或其授权人(法定代理人)签字。

五、审阅严格，修改规范

上级医务人员有责任审查修改下级医务人员所书写的病历。

(1)实习医务人员、试用期医务人员书写的病历，应当经过本医疗机构注册的医务人员

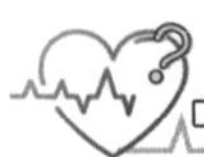

审阅、修改并签名。审查修改应保持原记录清楚可辨，并注明修改时间。上级医师审核签名应在署名医师的左侧，并以斜线相隔。

(2)进修医务人员由接收进修的医疗机构根据其胜任本专业工作实际情况认定后书写病历。

(3)病历书写过程中出现错字时，应当用双线画在错字上，保留原记录清楚、可辨，注明修改时间，并由修改人签名。不得采用刮、粘、涂等方法掩盖或去除原来的字迹。

六、注重法律意识，尊重权利

在病历书写中应注意体现患者的知情权和选择权。

(1)医务人员应当将治疗方案、治疗目的、检查和治疗中可能发生的不良后果，以及对可能出现的风险和预处理方案如实告知患者或家属，并在病历中详细记载，由患者或授权人(法定代理人)签字确认，以保护患者的知情权。

(2)诊疗过程中应用新的治疗方法、输血、麻醉、手术等多种治疗手段，治疗中可能发生的不良后果，均需与患者或授权人(法定代理人)充分沟通，并将结果记录在案，患者对诊疗方法自主决定应签字确认，充分体现患者的自主选择权。

(3)在充分尊重患者权利，贯彻“以人为本”的人文理念的同时，医务人员也保存了相关证据，有利于保护医患双方的合法权利。

病历书写基本规范①

第一章　基本要求

第一条　病历是指医务人员在医疗活动过程中形成的文字、符号、图表、影像、切片等资料的总和，包括门(急)诊病历和住院病历。

第二条　病历书写是指医务人员通过问诊、查体②、辅助检查、诊断、治疗、护理等医疗活动获得有关资料，并进行归纳、分析、整理形成医疗活动记录的行为。

第三条　病历书写应当客观、真实、准确、及时、完整、规范。

第四条　病历书写应当使用蓝黑墨水、碳素墨水，需复写的病历资料可以使用蓝或黑色油水的圆珠笔。计算机打印的病历应当符合病历保存的要求。

---

①摘自《中医病历书写基本规范》(国中医药医政发〔2010〕29号)。

②即体格检查。

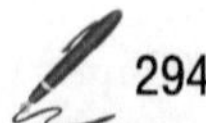

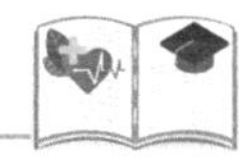

第五条 病历书写应当使用中文，通用的外文缩写和无正式中文译名的症状、体征、疾病名称等可以使用外文。

第六条 病历书写应规范使用医学术语，文字工整，字迹清晰，表述准确，语句通顺，标点正确。

第七条 病历书写过程中出现错字时，应当用双线划在错字上，保留原记录清楚、可辨，并注明修改时间，修改人签名。不得采用刮、粘、涂等方法掩盖或去除原来的字迹。

上级医务人员有审查修改下级医务人员书写的病历的责任。

第八条 病历应当按照规定的内容书写，并由相应医务人员签名。

实习医务人员、试用期医务人员书写的病历，应当经过本医疗机构注册的医务人员审阅、修改并签名。

进修医务人员由医疗机构根据其胜任本专业工作实际情况认定后书写病历。

第九条 病历书写一律使用阿拉伯数字书写日期和时间，采用 24 小时制记录。

第十条 对需取得患者书面同意方可进行的医疗活动，应当由患者本人签署知情同意书。患者不具备完全民事行为能力时，应当由其法定代理人签字；患者因病无法签字时，应当由其授权的人员签字；为抢救患者，在法定代理人或被授权人无法及时签字的情况下，可由医疗机构负责人或者授权的负责人签字。

因实施保护性医疗措施不宜向患者说明情况的，应当将有关情况告知患者近亲属，由患者近亲属签署知情同意书，并及时记录。患者无近亲属的或者患者近亲属无法签署同意书的，由患者的法定代理人或者关系人签署同意书。

第二章　门(急)诊病历书写内容及要求

第十一条 门(急)诊病历内容包括门(急)诊病历首页[门(急)诊手册封面]、病历记录、化验单(检验报告)、医学影像检查资料等。

第十二条 门(急)诊病历首页内容应当包括患者姓名、性别、出生年月日、民族、婚姻状况、职业、工作单位、住址、药物过敏史等项目。

门诊手册封面内容应当包括患者姓名、性别、年龄、工作单位或住址、药物过敏史等项目。

第十三条 门(急)诊病历记录分为初诊病历记录和复诊病历记录。

初诊病历记录书写内容应当包括就诊时间、科别、主诉、现病史、既往史，阳性体征、必要的阴性体征和辅助检查结果，诊断及治疗意见和医师签名等。

复诊病历记录书写内容应当包括就诊时间、科别、主诉、病史、必要的体格检查和辅助检查结果、诊断、治疗处理意见和医师签名等。

急诊病历书写就诊时间应当具体到分钟。

第十四条 门(急)诊病历记录应当由接诊医师在患者就诊时及时完成。

第十五条 急诊留观记录是急诊患者因病情需要留院观察期间的记录，重点记录观察期间病情变化和诊疗措施,记录简明扼要,并注明患者去向。抢救危重患者时,应当书写抢救记录。门(急)诊抢救记录书写内容及要求按照住院病历抢救记录书写内容及要求执行。

第三章　住院病历书写内容及要求

第十六条　住院病历内容包括住院病案首页、入院记录、病程记录、手术同意书、麻醉同意书、输血治疗知情同意书、特殊检查(特殊治疗)同意书、病危(重)通知书、医嘱单、辅助检查报告单、体温单、医学影像检查资料、病理资料等。

第十七条　入院记录是指患者入院后,由经治医师通过问诊、查体、辅助检查获得有关资料,并对这些资料归纳分析书写而成的记录。可分为入院记录、再次或多次入院记录、24 小时内入出院记录、24 小时内入院死亡记录。

入院记录、再次或多次入院记录应当于患者入院后 24 小时内完成;24 小时内入出院记录应当于患者出院后 24 小时内完成,24 小时内入院死亡记录应当于患者死亡后 24 小时内完成。

第十八条　入院记录的要求及内容。

(一)患者一般情况包括姓名、性别、年龄、民族、婚姻状况、出生地、职业、入院时间、记录时间、病史陈述者。

(二)主诉是指促使患者就诊的主要症状(或体征)及持续时间。

(三)现病史是指患者本次疾病的发生、演变、诊疗等方面的详细情况,应当按时间顺序书写。内容包括发病情况、主要症状特点及其发展变化情况、伴随症状、发病后诊疗经过及结果、睡眠和饮食等一般情况的变化,以及与鉴别诊断有关的阳性或阴性资料等。

1. 发病情况:记录发病的时间、地点、起病缓急、前驱症状、可能的原因或诱因。

2. 主要症状特点及其发展变化情况:按发生的先后顺序描述主要症状的部位、性质、持续时间、程度、缓解或加剧因素,以及演变发展情况。

3. 伴随症状:记录伴随症状,描述伴随症状与主要症状之间的相互关系。

4. 发病以来诊治经过及结果:记录患者发病后到入院前,在院内、外接受检查与治疗的详细经过及效果。对患者提供的药名、诊断和手术名称需加引号(“”)以示区别。

5. 发病以来一般情况:简要记录患者发病后的精神状态、睡眠、食欲、大小便、体重等情况。

与本次疾病虽无紧密关系,但仍需治疗的其他疾病情况,可在现病史后另起一段予以记录。

(四)既往史是指患者过去的健康和疾病情况。内容包括既往一般健康状况、疾病史、传染病史、预防接种史、手术外伤史、输血史、食物或药物过敏史等。

(五)个人史,婚育史、月经史,家族史。

1. 个人史:记录出生地及长期居留地,生活习惯及有无烟、酒、药物等嗜好,职业与工作条件及有无工业毒物、粉尘、放射性物质接触史,有无冶游史。

2. 婚育史、月经史:婚姻状况、结婚年龄、配偶健康状况、有无子女等。女性患者记录初

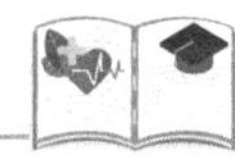

潮年龄、行经期天数 、间隔天数、末次月经时间(或闭经年龄),月经量、痛经及生育等情况。

3. 家族史:父母、兄弟、姐妹健康状况,有无与患者类似疾病,有无家族遗传倾向的疾病。

(六)体格检查应当按照系统循序进行书写。内容包括体温、脉搏、呼吸、血压,一般情况,皮肤、黏膜,全身浅表淋巴结,头部及其器官,颈部,胸部(胸廓、肺部、心脏、血管),腹部(肝、脾等),直肠肛门,外生殖器,脊柱,四肢,神经系统等。

(王劲红,鲁亦捷)

第四章　心血管系统常用药物

心血管系统常用药物主要针对高血压、冠心病、心衰等相关机制研究开发。主要包括拮抗交感神经系统、抑制 RAAS、控制容量负荷、改善冠状动脉循环、扩张血管、减轻外周阻力、强心、抗心律失常、抗血栓和溶栓、调脂和改善动脉粥样硬化等药物。

第一节　β 受体拮抗剂

一、作用机制

β 受体拮抗剂能减慢心率、降低心肌收缩力而降低外周动脉血压;降低静息和活动时心肌耗氧量,抗心肌缺血。其药物特性见附表 1。

附表 1　常用 β 受体拮抗剂的药理特性

药物	内在拟交感胺活性	选择性	血浆半衰期/h	脂溶性	首关代谢	血浆蛋白结合率/%
普萘洛尔	-	$β_1$、$β_2$	1~6	+++	++	90
阿替洛尔	-	$β_1$	6~7	-	-	10
美托洛尔	-	$β_1$	3~7	+	++	12
比索洛尔	-	$β_1$	9~12	+	-	30
拉贝洛尔	-	α、β	6~8	+++	++	90
卡维地洛	-	α、β	6	+	++	95

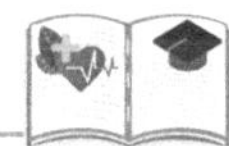

二、临床应用

1. 抗心绞痛作用

β 受体拮抗剂是治疗心绞痛的重要药物，其主要机制是：①降低心肌耗氧量、心率、血压和心肌收缩力。②增加冠状动脉血流量，通过减慢心率增加舒张期的灌注时间，增加侧支血流和缺血区域血供再分布等。

建议对不稳定型心绞痛和 NSTEMI 患者，若无禁忌证，在症状出现 24 h 内加用口服 β 受体拮抗剂，并维持至出院后。

对于 STEMI 合并心衰、低血压或血流动力学不稳定的患者，早期应谨慎给予 β 受体拮抗剂静脉制剂。用药期间若有不良反应发生或新出现 β 受体拮抗剂禁忌证，则应停药。

2. 抗高血压作用

对高血压合并冠心病或心衰患者，β 受体拮抗剂可作为一线药物选择。

3. 抗充血性心衰作用

β 受体拮抗剂能减缓或逆转左心室重构，降低心衰患者的病死率和病残率。现行慢性心衰的治疗指南推荐，对目前或既往曾有心衰症状、射血分数降低史的患者，在其临床症状稳定时应给予 β 受体拮抗剂治疗，除非有禁忌证或不能耐受。对症状轻微或无症状的左心室收缩功能不全患者，也应给予 β 受体拮抗剂治疗，旨在减轻左心室重构，延缓疾病发展。急性心衰患者不宜给予 β 受体拮抗剂治疗。β 受体拮抗剂治疗心衰时需从小剂量开始，若能耐受，则每 2 周左右逐渐递增。在开始用药前需利尿，到了医学上说的“干体重”后再开始用药。

4. 抗心律失常作用

β 受体拮抗剂属于第二类抗心律失常药，能延长有效不应期，对房室折返性室上性心动过速，β 受体拮抗剂能显著改善其症状并减少发作。静脉应用 β 受体拮抗剂还能有效控制心房扑动、心房颤动的快速心室率。

三、剂量和不良反应

1. 剂量

β 受体拮抗剂治疗高血压、心绞痛和充血性心衰的常用剂量见附表 2、附表 3、附表 4。

附表 2 β 受体拮抗剂治疗高血压的常用剂量

药物	剂量	备注
比索洛尔	每次 2.5~20 mg,每日 1 次	心脏选择性,联合用药时作为一线药物
卡维地洛	每次 6.25~25 mg,每日 1~2 次	兼有 α、β 受体阻断作用,易发生直立性低血压
艾司洛尔	0.5 mg/kg	短效静脉用药制剂
美托洛尔	每次 25~450 mg,每日 2 次	心脏选择性
美托洛尔缓释片	每次 23.75~200 mg,每日 1 次	长效制剂
普萘洛尔	每次 10~120 mg,每日 2 次	非心脏选择性

附表 3 β 受体拮抗剂治疗心绞痛的常用剂量

药物	常用剂量
比索洛尔	每次 2.5~20 mg,每日 1 次
美托洛尔	每次 25~200 mg,每日 2 次
美托洛尔缓释片	每次 23.75~400 mg,每日 1 次
普萘洛尔	每次 10~80 mg,每日 2 次

附表 4 β 受体拮抗剂治疗充血性心衰的常用剂量

药物	初始剂量	最大剂量
美托洛尔缓释片	每次 12.5~25 mg,每日 1 次	每次 200 mg,每日 2 次
比索洛尔	每次 1.25 mg,每日 2 次	每次 10 mg,每日 1 次
卡维地洛	每次 3.125 mg,每日 2 次	每次 25~50 mg,每日 2 次 若体重>85 kg,则每次 50 mg,每日 2 次

2. 不良反应

β 受体拮抗剂的主要不良反应有心动过缓、房室传导阻滞和负性肌力作用,并有致支气管痉挛的作用,慢性阻塞性肺疾病者仍需慎用。其他不良反应有疲乏、性功能障碍,对糖代谢和脂代谢的不利影响可能会削弱 β 受体拮抗剂降低心肌缺血患者心血管事件的有益作用。

β 受体拮抗剂的主要禁忌证有支气管痉挛性疾病、心脏传导阻滞或病态窦房结综合征。

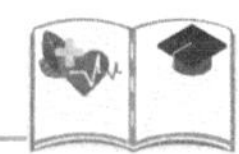

第二节 肾素-血管紧张素-醛固酮系统抑制剂

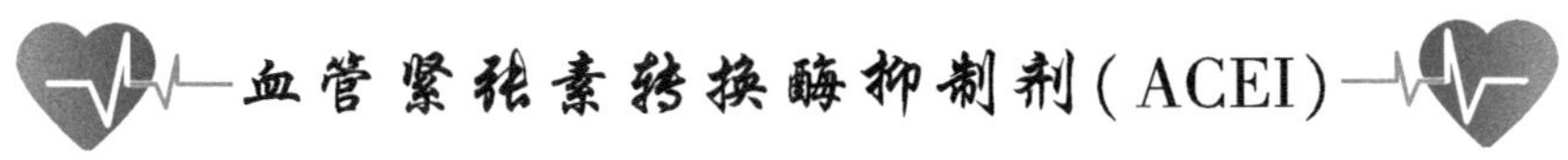

一、作用机制

ACEI 能抑制血管紧张素Ⅱ受体所介导的血管收缩,减少缓激肽的降解,后者能促进扩血管因子(如一氧化氮和前列环素等)生成。ACEI 还能抑制组织(如心脏和肾脏局部)肾素血管紧张素系统,减少血管和心肌重构,减少炎症和血栓栓塞危险,延迟肾病的进展。所有这些药理机制使 ACEI 在高血压、心衰等疾病治疗中占有重要地位。

其作用机制详见附图 1。

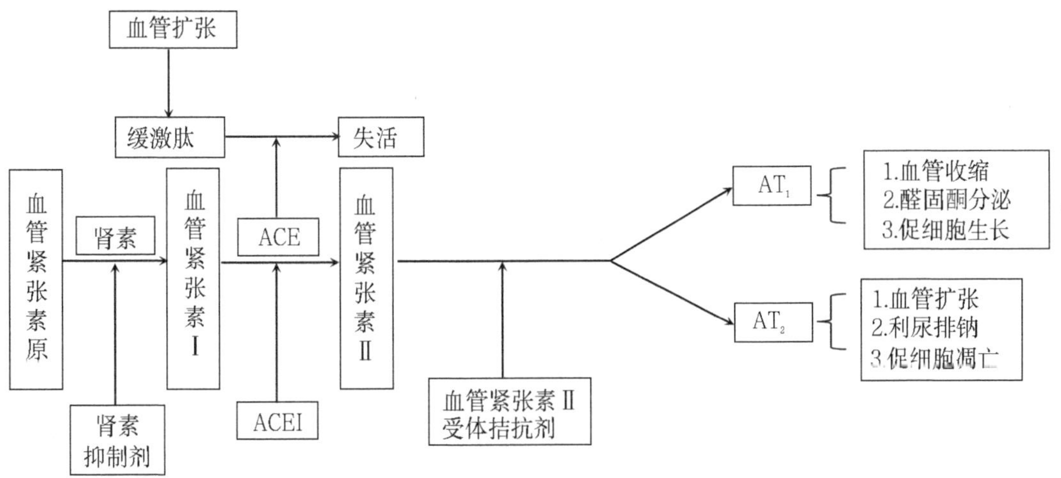

附图 1 肾素血管紧张素系统生理机制及药物作用位点

二、临床应用

1. 高血压

ACEI能降低体循环外周血管阻力,降低不同类型高血压患者的收缩压、舒张压和平均压,是公认的一线降压药。加用利尿剂可增加ACEI的降压疗效,并可保护靶器官。

2. 充血性心衰

除非有禁忌证,所有左心室收缩功能不全的患者,无论其是否有症状,都必须给予ACEI治疗。其能预防或延缓心衰进展,减少猝死和心肌梗死的发生,降低住院率,提高患者生活质量。

3. 冠心病

急性心肌梗死患者应用ACEI能显著获益,尤其是合并高血压和糖尿病的患者。除非有心源性休克或严重低血压,心肌梗死急性期应尽早应用ACEI并长期维持。

4. 糖尿病和肾功能不全

ACEI能预防或延缓糖尿病肾病患者的进展,且ACEI对肾功能的保护作用超越单纯降压所获的益处。

三、剂量和不良反应

1. ACEI剂量

ACEI治疗高血压、心衰的剂量见附表5。

附表5　ACEI的治疗剂量和建议

药物	治疗高血压剂量	治疗心衰的初始剂量	治疗心衰靶剂量	肾功能不全时剂量(CrCl 10~30 mL/min)
贝那普利	每日5~40 mg,每日1次	–	–	每日2.5~10 mg,每日2次
卡托普利	每日12.5~100 mg,每日2~3次	每日6.25 mg,每日3次	每日50 mg,每日3次	每日6.25~12.5 mg,每日2次

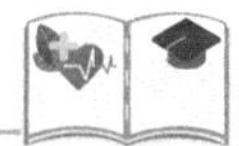

续表

药物	治疗高血压剂量	治疗心衰的初始剂量	治疗心衰靶剂量	肾功能不全时剂量（CrCl 10~30 mL/min）
依那普利	每日 2.5~40 mg，每日 1~2 次	每日 2.5 mg，每日 2 次	每日 10~20 mg，每日 1 次	每日 2.5~20 mg，每日 1 次
培哚普利	每日 2~16 mg，每日 1 次	–	–	每日 2 mg，每日 1 次
雷米普利	每日 2.5~20 mg，每日 1 次	每日 1.25~2.5 mg，每日 1 次	每日 10 mg，每日 1 次	每日 1.25~5 mg，每日 1 次

2. 不良反应

ACEI 常见不良反应有用药后轻度肌酐升高；可引起高钾血症，在合并慢性肾病患者应用保钾利尿剂、醛固酮拮抗剂者中更多见。因此，用药后 1 周需监测血钾水平和肾功能，如果血钾>6.0 mmol/L，或血清 Cr 升幅>50%，或 Cr>265 μmol/L（3 mg/dL）应停用 ACEI。其他不良反应，如咳嗽可在停药后恢复。ACEI 引起的血管性水肿发生率低，但严重时会致命。ACEI 类药物有胎儿致畸作用，绝对禁忌证包括血管性水肿、ACEI 过敏、双侧肾动脉狭窄及妊娠。

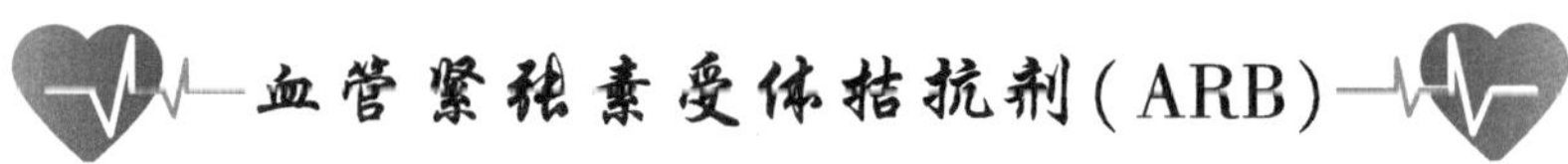

血管紧张素受体拮抗剂（ARB）

一、作用机制

ARB 能竞争性地与血管紧张素Ⅱ的 1 型（AT_1）受体结合，可阻断血管紧张素Ⅱ的缩血管作用。

二、临床应用

1. 高血压

ARB 是治疗高血压的一线药物，与 ACEI、利尿剂、钙通道阻滞剂的降压疗效相当。

2. 充血性心衰

ARB 适用于射血分数≤40%症状性或非症状性心衰且不能耐受 ACEI 所致的干咳、皮疹和血管神经性水肿的患者。

3. 冠心病

对 ACEI 不能耐受的稳定型冠心病、急性心肌梗死患者应用 ARB,能显著减少心血管事件,尤其是有糖尿病等高危风险的患者。

4. 糖尿病和肾功能不全

ARB 类药物对 2 型糖尿病患者有肾保护作用,且临床研究支持厄贝沙坦和氯沙坦等用于治疗糖尿病肾病。

三、剂量和不良反应

1. 剂量

与 ACEI 一样,ARB 也应从小剂量开始,逐级递增,直至到达靶剂量。ARB 治疗高血压、心衰的剂量见附表 6。

附表 6　治疗不同疾病 ARB 的剂量

药物	高血压剂量	心衰的初始剂量	心衰靶剂量
氯沙坦	每日 25~100 mg,每日 1 次	每日 12.5~25 mg,每日 1 次	每日 100 mg,每日 1 次
缬沙坦	每日 80~320 mg,每日 1 次	每日 40 mg,每日 2 次	每日 160 mg,每日 2 次
厄贝沙坦	每日 75~300 mg,每日 1 次	-	-

注:-表示无资料。

2. 不良反应

ARB 发生低血压、肾功能不全和高钾血症的概率与 ACEI 相当,但发生咳嗽的不良反应明显减少。ARB 有致畸作用,一旦妊娠,应立即停用。

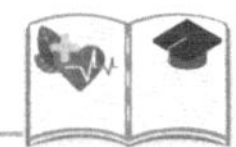

盐皮质激素受体拮抗剂

一、作用机制

盐皮质激素受体拮抗剂（又称醛固酮拮抗剂）竞争性抑制醛固酮敏感的肾集合小管的钠通道，促进 Na^+和水排出，保留 K^+。研究表明，盐皮质激素受体拮抗剂能抑制心脏和体循环系统的醛固酮受体，改善心室和血管重构。

目前常用的盐皮质激素受体拮抗剂有螺内酯。

螺内酯结构与醛固酮相似，为醛固酮的竞争性抑制药物，作用于肾远曲小管和集合管的醛固酮受体，阻断 Na^+-K^+和 Na^+-H^+交换，使 Na^+和水排泄增多，K^+排泄减少。醛固酮原型10%由肾脏排泄，无活性代谢产物从肾脏和胆道排泄。

二、临床应用

1. 充血性心衰

螺内酯通过抑制心肌和血管内醛固酮受体，改善心室和血管重构，防止心肌肥厚和纤维化。目前推荐盐皮质激素受体拮抗剂应用于射血分数<35%的 NYHA 心功能Ⅲ或Ⅳ级且已接受标准心衰治疗（包括利尿剂、ACEI 和 β 受体拮抗剂）的患者，从小剂量逐步递增至靶剂量。

2. 高血压

盐皮质激素受体拮抗剂是保钾利尿剂，有较弱的利尿作用，能与排钾利尿剂合用治疗原发性高血压，对部分顽固性高血压亦有疗效。

三、剂量和不良反应

1. 剂量

盐皮质激素受体拮抗剂的剂量和治疗建议见附表 7。

附表 7　盐皮质激素受体拮抗剂的剂量和治疗建议

药物	治疗高血压的剂量	治疗心衰的初始剂量	治疗心衰的靶剂量
螺内酯	每日 40～240 mg，每日 2 次	每日 20 mg，每日 1 次	每日 50 mg，每日 1 次

2. 不良反应

盐皮质激素受体拮抗剂的主要不良反应是出现致死性的高钾血症，尤其是有肾功能不全史的患者。在与 ACEI 或 ARB 合用时，对血钾超过 5.0 mmol/L 或血肌酐超过 2.5 mg/dL（>221μmol/L）者，不宜给予盐皮质激素受体拮抗剂。

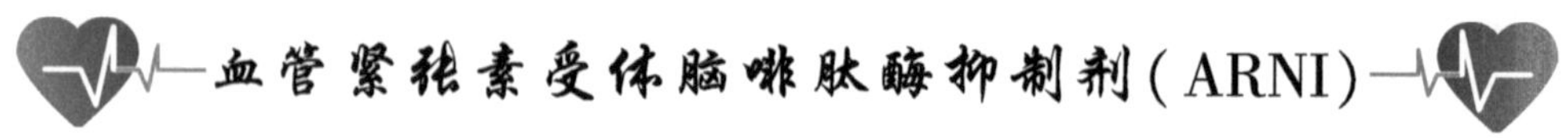

血管紧张素受体脑啡肽酶抑制剂（ARNI）

一、作用机制

ARNI 包含 2 个成分：脑啡肽酶抑制剂和血管紧张素Ⅱ受体拮抗剂。脑啡肽酶抑制剂能增加利钠肽和其他扩血管物质的酶含量，与肾素-血管紧张素系统拮抗剂联合应用才能降低心衰患者心血管死亡率和心衰住院率。

沙库巴曲缬沙坦钠含有脑啡肽酶抑制剂沙库巴曲和血管紧张素受体拮抗剂缬沙坦，沙库巴曲能升高脑钠肽水平、血及尿 cGMP 水平，血浆肾素活性和血管紧张素Ⅱ水平，且呈剂量依赖性；缬沙坦则可阻断血管紧张素Ⅱ受体。

二、临床应用

充血性心衰：ARNI 在慢性心衰治疗中能较依那普利进一步降低 15%的心衰患者心血管死亡率和再入院率。

三、剂量和不良反应

沙库巴曲缬沙坦（Entreso）推荐剂量为每次 100～400 mg，每日 1～2 次。不良反应包括低血压、高钾血症、咳嗽、乏力和肾功能不全。应避免与 ACEI 和 ARB 合用。

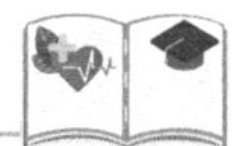

第三节　利尿剂

一、作用机制和种类

利尿剂通过减少体液容量，单用或与其他降压药联合应用能产生协同降压作用。利尿剂治疗后数小时至数天，可降低心脏充盈压，减轻充血性心衰患者的症状及体征，长期应用可使患者运动耐量增加，生活质量改善。

利尿剂主要通过抑制肾脏对 Na^+ 的重吸收，促进体内 Na^+、水的排出，从而增加尿量和消除机体的水肿。按其在肾脏的作用部位进行分类，可分为：①噻嗪类利尿剂，主要抑制远端肾小管的 Na^+-Cl^- 转运，促进 Na^+、Cl^- 分泌。②袢利尿剂，主要作用于髓袢升支的 $Na^+-K^+-2Cl^-$ 酶，抑制 $Na^+-K^+-2Cl^-$ 转运，产生显著排钠作用。噻嗪类利尿剂和袢利尿剂在排钠的同时都有排钾作用。③盐皮质激素受体拮抗剂，能竞争性地抑制醛固酮敏感性的肾集合小管钠通道，促进 Na^+、水排出，保留 K^+。④血管升压素 V_2 受体拮抗剂，能促进肾脏游离水的排出，不影响电解质的吸收和分泌。

二、临床应用

1. 高血压

噻嗪类利尿剂是一线降压药。螺内酯也逐渐应用于原发性高血压的治疗，单用或与噻嗪类利尿剂合用。螺内酯还可作为难治性高血压的联合用药之一。

2. 充血性心衰

噻嗪类或袢利尿剂治疗后数小时至数天就能减轻充血性心衰患者的急性肺水肿症状及体征。

三、剂量和不良反应

常用利尿剂的剂量和不良反应见附表 8。

附表 8 常用利尿剂的剂量及不良反应

种类	药物	剂量	不良反应
噻嗪类利尿剂	氢氯噻嗪	每次 12.5~50 mg,每日 1 次	低钾血症、低镁血症
	吲达帕胺	每次 1.25~5 mg,每日 1 次	低钾血症、低镁血症
袢利尿剂	呋塞米	每次 10~80 mg,每日 2~3 次	体位性低血压,电解质紊乱
	托拉塞米	每次 2.5~50 mg,每日 1~2 次	长期大量使用可能发生水和电解质平衡失调
保钾利尿剂物	螺内酯	每次 25~100 mg,每日 1~2 次	剂量依赖性男子乳房发育、高钾血症

长期应用利尿剂的主要不良反应包括电解质紊乱、神经内分泌激活、低血压、肾功能不全和高尿酸血症,这些不良反应通常呈剂量依赖性。

第四节 有机硝酸酯制剂

一、作用机制

硝酸酯制剂能促进血管扩张,主要扩张静脉和冠状动脉大血管,降低心脏前后负荷,减少 20%~40%需氧量。它能扩张冠状动脉大血管和直径大于 100 μm 的动脉,改善冠状动脉循环,促进侧支血流,抑制冠状动脉痉挛。

二、作用机制和种类

1. 硝酸甘油

舌下含服硝酸甘油能避免肝脏首关代谢,在循环中药物浓度能短暂而有效地升高。硝酸甘油的半衰期非常短,能迅速转化为 2 种无活性的代谢产物,从尿中排出。0.3~0.6 mg 舌下含服,大部分 5 min 内起效,如果症状未缓解,可再次用药,但 15 min 内不宜超过 1.2 mg。硝酸甘油片曝光后易失效,必须保存在暗色容器中。硝酸甘油静脉滴注可用于治疗急性冠脉综合征,从 5~10 μg/min 剂量起始,逐步递增至 20 μg/min,剂量递增应避免引起反射性心动过速或动脉低血压,血压正常者平均动脉压可维持于比基线下降 10%左右,高血压患者血压控制于比基线下降 30%,应避免收缩压低于 90 mmHg。

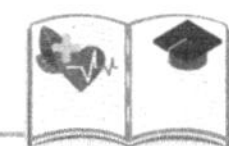

2. 单硝酸和二硝酸异山梨酯

循环中的二硝酸异山梨酯经肝脏首关代谢后转化为5-单硝酸异山梨酯，而5-单硝酸异山梨酯比二硝酸异山梨酯更具活性。5-单硝酸异山梨酯口服吸收完全，生物利用度接近100%，30 min~2 h达峰浓度，血浆半衰期为4~6 h。一旦这些有机硝酸酯制剂的血药浓度达到稳态，耐受性也会同时产生。因此，目前硝酸酯长效制剂在使用时都需要留有一定的无药时间间隔，以避免产生药物耐受性。

三、临床应用

硝酸酯制剂可用于缓解和预防各类心绞痛发作，临床上也用丁缓解急性心肌梗死时的胸痛。静脉应用硝酸酯制剂尤其适用于合并高血压危象或心衰的急性心肌梗死。

四、不良反应

硝酸酯制剂的主要不良反应是头痛，但随着用药时间延长，头痛可以缓解；其次是低血压反应。

第五节　钙通道阻滞剂

一、作用机制和种类

大部分钙通道阻滞剂均作用于L通道，但作用位点和结果各不相同。

钙通道阻滞剂根据其结构可大致分为2类：二氢吡啶类和非二氢吡啶类。二氢吡啶类通过阻断平滑肌细胞的钙通道，使外周和冠状动脉血管扩张，其对窦房结和房室结的作用是因交感活性反射加强导致的。非二氢吡啶类（地尔硫䓬和维拉帕米）阻断平滑肌细胞的钙通道，使外周血管和冠状动脉扩张，并减慢心率，延长房室结传导，可以有效地终止室上性心动过速。

二、临床应用

钙通道阻滞剂用于治疗高血压、心绞痛和室上性快速心律失常。钙通道阻滞剂对各种高血压患者均有降压作用。以钙通道阻滞剂为基础的多种药物联合治疗能显著降低脑卒中的发生率,尤其是老年人高血压患者。

三、剂量和不良反应

1. 剂量

钙通道阻滞剂的口服剂量见附表9。

附表9 钙通道阻滞剂的口服剂量

种类	药物	总剂量	备注
二氢吡啶类	氨氯地平	每次2.5~10 mg,每日1~2次	长效
	非洛地平	每次2.5~20 mg,每日1次	与西柚汁合用时血浆浓度上升
	硝苯地平控制片	每次30~90 mg,每日1次	
非二氢吡啶类	地尔硫草片	每次30~60 mg,每日3次	短效制剂需要多次给药

2. 不良反应

钙通道阻滞剂的不良反应、禁忌证及药物相互作用见附表10。

附表10 钙通道阻滞剂的不良反应、禁忌证和药物相互作用

种类	不良反应	禁忌证	与药物和食物相互作用
二氢吡啶类	头痛、外周水肿、面色潮红、反射性心动过速(短效制剂更明显)、皮疹、头晕、低血压、齿龈增生	药物过敏者。短效药物不宜用于高血压急诊、急性心肌梗死和脑卒中	西柚汁与部分药物(尼卡地平)有相互作用。有报道芬太尼与部分钙通道阻滞剂合用至严重低血压。H_2受体拮抗剂可上调二氢吡啶类药物的生物利用度
非二氢吡啶类	负性肌力、恶心、心动过缓、头晕、外周水肿、低血压、心脏传导阻滞、便秘	急性心肌梗死、一度以上房室传导阻滞、心衰、肺水肿	H_2受体拮抗剂可上调地尔硫草的生物利用度。β受体拮抗剂可能加重负性肌力和负性传导作用。抑制卡马西平、环孢素、地高辛、奎尼丁和茶碱代谢

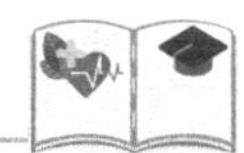

第六节　洋地黄类及其他正性肌力药物

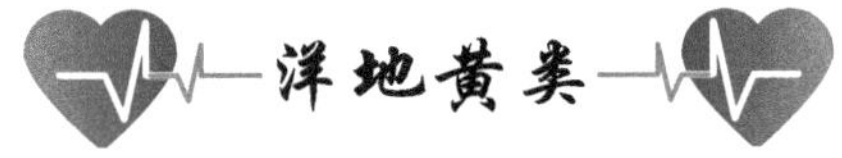

一、作用机制

洋地黄类能抑制心肌细胞膜上的 Na^+-K^+-ATP 酶，使 Na^+-K^+交换减少，细胞内 Na^+积聚，促进 Na^+-Ca^{2+}交换，从而使细胞钙内流增加，心肌收缩力增加，心排血量增加；反射性地使迷走神经兴奋性升高，心率减慢，此过程不增加心肌耗氧量。

地高辛可每天 1 次给药，维持用药 7 天左右可以达到稳态血药浓度。地高辛经肾排泄，但老年人药物的分布和排泄均减慢。

二、临床应用

1. 收缩功能下降的慢性心衰

DIG 研究发现，洋地黄类不降低慢性充血性心衰患者的病死率，但能显著改善收缩性心衰患者的临床症状。若充血性心衰患者在接受了利尿剂、ACEI 或 ARB、β 受体拮抗剂、螺内酯治疗以后仍然存在心衰症状，可加用洋地黄类来改善。

2. 抗心律失常作用

洋地黄类能通过减慢房室传导作用，阻止心房颤动或心房扑动时过多的心房冲动传导到心室，从而控制和减慢心室率。

三、剂量和不良反应

1. 剂量

地高辛起始剂量为 0.0625～0.25 mg，每日 1 次，肾功能不全患者应减量或慎用。毛花苷丙用 5%葡萄糖注射液稀释后缓慢注射，成人常用量为首剂 0.4～0.6 mg，以后每 2～4 h 可再给 0.2～0.4 mg，24 h 总剂量 1～1.2 mg。

洋地黄类的禁忌证：①与钙注射剂合用。②任何强心苷制剂中毒。③室性心动过速、心室颤动。④肥厚型梗阻性心肌病（若伴收缩功能不全或心房颤动仍可考虑）。⑤预激综合征伴心房颤动或扑动。⑥缓慢性心律失常包括严重窦性心动过缓和房室传导阻滞。

2. 不良反应

洋地黄类与很多药物存在相互作用，如与维拉帕米、螺内酯和胺碘酮合用会增加洋地黄类的毒性，因此需要合用时，应减少洋地黄类的剂量。洋地黄类治疗剂量和中毒剂量较接近，因此临床应注意其毒性反应，如胃肠道反应、中枢神经系统反应（黄视和绿视）和各种心律失常（包括快速性心律失常和缓慢性心律失常，如窦性心动过缓和房室传导阻滞等）。地高辛血药浓度监测在评价是否存在洋地黄中毒时非常重要，一般超过 2.0 ng/mL 时洋地黄中毒的机会增大，但是洋地黄类血药浓度低于此水平也可能出现洋地黄中毒，尤其是伴有低钾或低镁血症时。

洋地黄中毒的表现：洋地黄中毒最重要的表现为各类心律失常，常见的是室性期前收缩，多表现为二联律，其次是非阵发性交界区性心动过速、房性期前收缩、心房颤动及房室传导阻滞等。快速性房性心律失常伴传导阻滞是洋地黄中毒的特征性表现。洋地黄类可引起心电图 ST-T 改变，被称为“鱼钩”样改变，但不能据此诊断洋地黄中毒。洋地黄中毒的胃肠道表现如恶心、呕吐，以及神经系统症状如视力模糊、黄视、绿视、定向力障碍、意识障碍等则较少见。

影响洋地黄中毒的因素：洋地黄中毒与地高辛血药浓度高于 2.0 ng/mL 相关，但在心肌缺血、缺氧及低血钾、低血镁、甲减的情况下中毒剂量更小。肾功能不全、低体重以及与其他药物的相互作用也是引起洋地黄中毒的因素，心血管病常用药物如胺碘酮、维拉帕米及奎尼丁等均因可降低地高辛经肾的排泄率而增加洋地黄中毒的可能性。

洋地黄中毒的处理：发生洋地黄中毒后应立即停药。纠正可能存在的电解质紊乱，单发性室性期前收缩、一度房室传导阻滞等停药后常自行消失。对快速性心律失常者，如血钾低则可用静脉补钾，如血钾不低则用利多卡因或苯妥英钠。一般禁用电复律，因其易致心室颤动。有传导阻滞及缓慢性心律失常者可予阿托品静脉注射，此时因异丙肾上腺素易诱发室性心律失常而不宜应用。

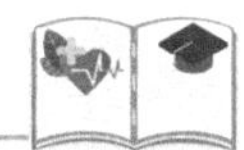

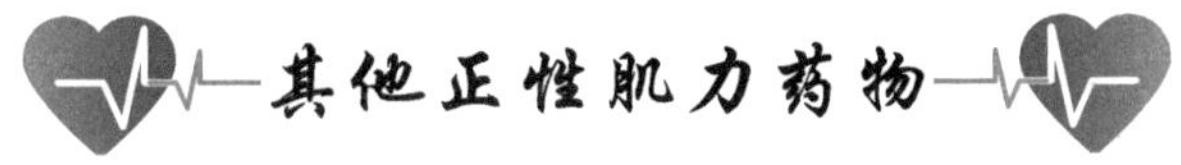

其他正性肌力药物

一、作用机制

1. β_1 受体激动剂

如多巴酚丁胺和多巴胺。多巴酚丁胺主要通过激动心脏 β_1 受体,使心肌收缩力增强,心排血量增加;并可轻度激动 β_2 受体,轻度扩张小动脉,降低心脏后负荷,增加肾血流量和尿量。多巴胺有激动 α、β 和多巴胺受体作用,α_1 受体激动可使血管收缩,β 受体激动使心肌收缩力增强,而多巴胺受体激动可使肾灌注量增加和少许外周血管扩张。

2. 磷酸二酯酶抑制剂

如米力农和氨力农,它们能抑制细胞 cAMP 降解,使心肌和平滑肌细胞 cAMP 水平增加,因此能增强心肌收缩力和心排血量。

上述药物都能短期改善心衰患者血流动力学,但不能改善患者的症状和运动耐量,研究还发现米力农可导致患者病死率增加。因此,静脉给予多巴酚丁胺或米力农仅适用于难治性心衰的短期治疗。

二、剂量和不良反应

非洋地黄类正性肌力药物的剂量见附表 11。

附表 11 非洋地黄类正性肌力药物的剂量

种类	剂量
多巴胺	1~2 μg/(kg · min):主要激动多巴胺受体;2~5 μg/(kg · min):主要激动 β 受体;>5 μg/(kg · min):激动 α 和 β 受体;>10 μg/(kg · min):主要激动 α 受体
多巴酚丁胺	2.5~30 μg/(kg · min)
米力农	可给予 50 μg/kg 静脉推注(10~20 min),维持量 0.25~0.75 μg/(kg · min)
氨力农	可给予 0.5~1 mg/kg 静脉推注(5~10 min),维持量 5~10 μg/(kg · min)

1. 多巴胺

多巴胺药理和血流动力学特点有剂量依赖性:小剂量[<2 μg/(kg · min)]多巴胺能增加

肾血流量，维持肾小球滤过率；中等剂量[2~5 μg/(kg·min)]多巴胺能增加心肌收缩力；高剂量[5~15 μg/(kg·min)]多巴胺能促进α受体介导的外周动脉和静脉收缩，适用于外周动脉血压偏低的危重患者，但高剂量多巴胺引起的心动过速，在冠心病患者中会诱发心肌缺血。

2. 多巴酚丁胺

多巴酚丁胺是治疗收缩功能下降慢性心衰患者的β受体激动剂，起始剂量为2~3 μg/(kg·min)，不需要负荷剂量，可以逐步上调剂量。一般用药4天，药效出现耐受。其主要不良反应为心动过速、室上性或室性心律失常。

3. 氨力农和米力农

氨力农和米力农可用于顽固性心衰的短期循环支持治疗，能促进心肌收缩力，加快心肌舒张，促进动脉和静脉扩张，平衡体循环和肺循环阻力。氨力农和米力农临床应用都须给予负荷剂量。氨力农和米力农在正常个体中的半衰期分别是2~3 h和0.5~1 h，但在严重心衰患者中可延迟1倍。临床血小板减少症可见于10%的应用氨力农治疗的患者，米力农则无此现象。

4. 新型急性心衰治疗药物

(1)利钠肽(natriuretic peptide)：是一种新型血管扩张药，有利尿和增加尿钠排出作用，能间接增加心排血量，抑制心衰患者神经内分泌激活。可用于急性心衰治疗，改善心衰症状，但对病死率和病残率的影响还不清楚。利钠肽一般静脉给药，清除半衰期短，肾功能不全者不需要调整剂量。目前国内应用的利钠肽是冻干重组人脑利钠肽(rhBNP)，可先给予1.5 μg/kg静脉推注，继以0.0075 μg/(kg·min)静脉滴注维持。一般短期给药，应用3天。

(2)钙增敏剂：主要通过增加心肌收缩系统对Ca^{2+}的敏感性来发挥强心作用，能增加心排血量，降低充盈压。此外，它还有良好的抗休克及调节外周血管反应性、改善器官组织血流量的作用。左西孟旦(levosimendan)是一种对肌钙蛋白C有高亲和力的钙增敏剂。对严重心衰患者，短期给予左西孟旦有明显改善血流动力学指标的作用，但目前没有该药对生存率影响的研究资料。左西孟旦半衰期短，约1 h，在体内代谢为活性产物OR-1896，清除半衰期为70~80 h。一般负荷剂量为6~12 μg/kg，维持剂量为0.1~0.2 μg/(kg·min)，持续24 h。左西孟旦耐受性尚好，没有明显药物相互作用。

第七节　抗快速心律失常药物

一、作用机制和种类

抗快速心律失常药物可按其基本的电生理特性进行分类(1992 年 Vaughan Williams 方法),详见附表 12。

附表 12　常用抗快速心律失常药物的 VaughanWilliams 种类

种类		药物	离子通道	自律性	传导性	有效不应期	对左心室的影响
Ⅰ类钠通道阻滞剂	Ⅰa类	奎尼丁	中等 Na^+通道阻滞剂	↑	↓	↑	-
		普鲁卡因胺	中等 Na^+通道阻滞剂	↓	↓	↑	↓
		双异丙吡胺	中等 Na^+通道阻滞剂	↓	↓	↑	↓(有抗胆碱能效应)
	Ⅰb类钾转运促进剂	利多卡因	弱 Na^+通道阻滞剂	↓	↑	↓	-
		美西律	弱 Na^+通道阻滞剂	↓	↓	↑	↓
	Ⅰc类	普罗帕酮	强 Na^+通道阻滞剂	↓	±	±	↓
Ⅱ类β受体拮抗剂				↓	↓	↑	↓
Ⅲ类延长复极化药		索他洛尔	强 K^+通道阻滞剂	↓	↓	↑	↓
		胺碘酮	强 K^+通道阻滞剂	↓	↓	↑	-
Ⅳ类钙通道阻滞剂		维拉帕米	强 Ca^{2+}通道阻滞剂	↓	↓	↑(房室结)	↓
		地尔硫䓬	中等 Ca^{2+}通道阻滞剂				↓
其他		腺苷	腺苷受体激活,促进 K^+外流	↓	↓(房-室)	↑	-

注:↓表示降低;↑表示增加;-表示无变化;±表示中性结果。

二、剂量和不良反应

抗快速心律失常药物的临床应用剂量及不良反应,详见附表 13。

附表 13　常用抗快速心律失常药物临床应用剂量及不良反应

种类		常规剂量	主要不良反应
ⅠA类	奎尼丁	每日 600~1600 mg,分次服用,每 6 h 服 1 次	胃肠道反应、皮疹、金鸡纳反应、致心律失常作用(延长 QT 间期)
	普鲁卡因胺	每日 2000~4000 mg,分次服用,每 4~6 h 服 1 次	胃肠道反应、狼疮、致心律失常作用(延长 QT 间期)、粒细胞缺乏
	丙吡胺	每日 150~450 mg,每 12 h 服 1 次	抗胆碱能作用(尿潴留)、致心律失常作用(延长 QT 间期)
ⅠB类	利多卡因	仅可静脉应用(1.5 mg/kg 弹丸式注射,继而 1~4 mg/min 静脉滴注)	CNS 影响(感觉异常、震颤、混乱、癫痫发作)、胃肠道反应
	美西律(慢心律)	每日 150~300mg,每 8 h 服 1 次	胃肠道反应、CNS 影响
ⅠC类	氟卡尼	每日 50~200 mg,每 12 h 服 1 次	CNS 影响、CHF、致心律失常作用
	普罗帕酮(心律平)	每日 150~300 mg,每 8 h 服 1 次	胃肠道反应、嘴有金属味、CNS 影响、致心律失常作用
Ⅱ类	β 受体拮抗剂	根据具体药物不同而不同	心动过缓、性功能障碍
Ⅲ类	胺碘酮(可达龙)	每日 200~600 mg,每日 1 次	心动过缓、肺纤维化、甲状腺功能异常、皮肤反应、CNS 影响、对肝脏的影响
	索他洛尔	每日 80~240 mg,每 12 h 服 1 次	心动过缓、疲劳、尖端扭转性室性心动过速
Ⅳ类	地尔硫䓬(合心爽)	每日 240~360 mg,每日 1 次	低血压、心动过缓
	维拉帕米(卡兰)	每日 240~480 mg,每日 1 次	心动过缓、便秘、周围性水肿
其他	地高辛	每日 0.125~0.35 mg ,每日 1 次	胃肠道反应、视觉异常、致心律失常作用
	腺苷	仅用于静脉滴注(6~18 mg)	面色潮红、胸痛、呼吸困难、焦虑(持续时间小于 10 s)
其他	伊布利特	每日 1 mg 静脉推注	致心律失常作用、头痛、胸痛、头晕
	多非利特	每日 125~500 mg ,每日 2 次	致心律失常作用、头痛、胸痛、头晕

注:CNS 为中枢神经系统(central nervous system)的英文简写;CHF 为慢性心衰(chronic heart failure)的英文简写。

Ⅱ类和Ⅳ类抗快速心律失常药物主要用于快速性室上性心律失常的治疗。

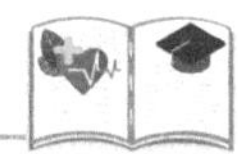

三、临床应用

1. 利多卡因

利多卡因主要用于快速抑制有症状的室性心律失常。在肝病或肾病患者中,利多卡因初始剂量不需要调整,但肝病和心衰患者因清除减少而需减少维持量。

2. 普罗帕酮

普罗帕酮是一种 Na^+通道阻滞剂。它能延长 PR 间期和 QRS 间期,用于室上性心动过速患者维持窦性心律,如心房颤动等;也可用于治疗室性心律失常。

3. 胺碘酮

胺碘酮能阻断钾通道、钠通道和钙通道,同时兼有 α 和 β 受体阻断作用。胺碘酮与很多药物发生相互作用,如华法林、奎尼丁、双嘧达莫、美西律和普罗帕酮等,使这些药物血药浓度升高。

4. 腺苷

静脉注射腺苷后,腺苷快速进入红细胞和血管内皮细胞中,延长房室结不应期,终止阵发性室上性心动过速,最大作用可在静脉用药后 30 s 内产生。腺苷最大的特点是作用时间短暂,因此,临床应用需要快速静脉推注,如若缓慢推注,腺苷在到达心脏之前就已经被代谢排出。腺苷会引起心肌短暂的无收缩,一般<5 s,因此,不易引起严重影响。

第八节　抗血小板聚集药、抗凝药和溶栓药

一、抗血小板聚集药

根据药物作用的途径和靶位不同,临床常用抗血小板聚集药可以分为:①抑制血栓素 A_2 的药物,如阿司匹林。②ADP 受体拮抗剂,如氯吡格雷、普拉格雷和替格瑞洛。③磷酸二酯酶 3(PDE3)抑制剂,如西洛他唑。④GP Ⅱb/Ⅲa 受体拮抗剂,如阿昔单抗、替罗非班、依替巴肽等,常规是短期静脉给药。

1. 阿司匹林

不可逆地抑制环氧化酶1(COX1),阻断花生四烯酸转化为前列腺素E_2,后者是TXA_2的前体,从而抑制血小板聚集。在心脑血管动脉粥样硬化一级预防中,阿司匹林已被证实有良好的效果。此外,在冠心病、外周动脉粥样硬化及缺血性脑卒中二级预防中,阿司匹林也能够有效减少缺血性不良心血管事件。推荐使用剂量为每天1次,每次75~100 mg。对于急性冠脉综合征患者,尽早给予150~300 mg负荷;拟行PCI患者,术前可考虑予以顿服150~300 mg。

2. ADP受体拮抗剂

ADP受体拮抗剂包括噻吩吡啶类和替格瑞洛。前者包括氯吡格雷,其不可逆地抑制ADP与血小板P_2Y_{12}受体结合。替格瑞洛则是可逆地阻断ADP与P_2Y_{12}受体结合。ADP受体拮抗剂主要用于心脑血管疾病的二级预防。

(1)氯吡格雷:若每日75 mg口服,需要3~5天后才能获得稳态的血小板抑制作用,若300 mg负荷剂量则可在4~6 h后获得相对稳态的血小板抑制作用,600 mg负荷剂量可进一步将获得稳态的血小板抑制作用缩短至2 h。对于急性冠脉综合征,若没有禁忌证,推荐入院即刻给予起始剂量为300~600 mg的负荷剂量,继以每日75 mg的维持量。

(2)替格瑞洛:不需要经过肝脏代谢激活,起效快。与普拉格雷相似,替格瑞洛较快较强地抑制了ADP与血小板P_2Y_{12}受体介导的血小板聚集。其适应证是急性冠脉综合征,包括接受药物治疗或PCI的患者。与氯吡格雷相比,替格瑞洛能够显著降低急性冠脉综合征患者心血管事件的发生率和死亡率。

3. GPⅡb/Ⅲa受体拮抗剂

GPⅡb/Ⅲa受体拮抗剂阻断的是血小板聚集共同的最后通路,故提供了最强的抗血小板聚集作用。最先用于临床的是阿昔单抗,其为非特异性的单克隆抗体,因其具有免疫原性,后来研发了小分子多肽类(如依替巴肽)和非肽类(如替罗非班),主要应用于急性冠脉综合征患者。

抗血小板聚集药共同的不良反应是会引起出血,因此使用之前要评估患者的出血风险,存在活动性出血或凝血功能障碍的患者忌用。

阿司匹林作为COX抑制剂,不良反应主要是胃肠道不适,还可引起胃黏膜糜烂、出血或溃疡。大剂量阿司匹林会增加不良反应,而抗血小板聚集作用并不增强。

氯吡格雷引起粒细胞缺乏的比例很低,但有引起血小板减少的可能,临床应注意随访。停药5~7天后,对手术出血风险的影响很低。

应用替格瑞洛的治疗过程中,可能会出现呼吸困难和缓慢性心律失常,其中,呼吸困难

多数是可逆的、可以耐受的。停药 48～72 h 后，对手术出血风险的影响明显降低。

GPⅡb/Ⅲa 受体拮抗剂发生出血的概率较其他口服抗血小板聚集药多，但 GPⅡb/Ⅲa 受体拮抗剂半衰期短，多数情况是可控。另一常见不良反应是血小板减少，甚至发生血小板减少性紫癜，与肝素联合使用会增加此风险。

二、抗凝药

抗凝药通过拮抗凝血途径中的不同因子而达抗凝目的。

1. 肝素

肝素通过激活抗凝血酶Ⅲ加速丝氨酸蛋白酶类凝血因子Ⅱa、Ⅸa、Ⅹa、Ⅺa 的灭活而发挥抗凝作用，使用过程中需要监测凝血功能（APTT），在急性冠脉综合征与口服抗血小板聚集药合用有良好疗效。肝素还可作为溶栓治疗时的辅助用药。肝素的主要不良反应是出血、血小板减少，一般发生于肝素治疗的第 5～15 天，主要原因是体内产生抗肝素/血小板第Ⅳ因子复合物的抗体。

2. 低分子量肝素

与普通肝素相比，低分子量肝素使用方便，不需要测 APTT，可以皮下给药，且吸收迅速，较少引起血小板减少性紫癜。Meta 分析研究显示，在 NSTE-ACS 患者中，低分子量肝素的疗效可能优于肝素。

3. 比伐卢定

比伐卢定是一种新型的直接凝血酶抑制剂，它不需要依赖抗凝血酶Ⅱ，可抑制与纤维蛋白结合的凝血酶，抗凝作用稳定。比伐卢定主要用于冠心病 PCI 围手术期的抗凝。

4. 华法林

华法林是香豆素类口服抗凝药。其作用机制是竞争性拮抗维生素 K 的作用，使维生素 K 依赖性凝血因子Ⅱ、Ⅶ、Ⅸ、Ⅹ等的合成显著减少，从而延长凝血酶原时间。华法林用于血栓栓塞性疾病的预防，如心脏机械瓣置换术后的抗凝、下肢深静脉血栓、肺栓塞、肺动脉高压等，也能显著降低阵发性或持续性心房颤动患者脑栓塞的发生率。在使用过程中需监测凝血功能，将凝血酶原时间 INR 控制在 2.0～3.0，并依据 INR 调整剂量，从小剂量逐步递增直至达标。

5. 新型口服抗凝药

新型口服抗凝药包括直接凝血酶抑制剂（达比加群）和Ⅹa 因子的抑制剂（利伐沙班）；

与华法林相比，新型口服抗凝药剂量相对固定，不需要频繁监测，很少与食物或其他药物相互作用，可提高患者的依从性。

三、溶栓药

血栓的主要成分之一是纤维蛋白原，而溶栓药能够直接或间接激活纤溶酶原变成纤溶酶并降解纤维蛋白。溶栓药包括非特异性纤溶酶原激活剂和特异性纤溶酶原激活剂。常用的非特异性纤溶酶原激活剂包括链激酶和尿激酶，特异性纤溶酶原激活剂中最为常用的是阿替普酶（rt-PA）、瑞替普酶（r-PA）。溶栓治疗的适应证是发病 12 h 内、不能及时行急诊 PCI 且没有禁忌证的 STEMI 患者。不同溶栓药用法与特点的比较见附表 14。

附表 14　不同溶栓药用法与特点的比较

溶栓药	常规剂量	抗原性及过敏反应	纤维蛋白原消耗	90 min 再通率/%	TIMI 3 级血流/%
尿激酶	30～60 min，150 万 U	无	明显	未知	未知
链激酶	30～60 min，150 万 U	有	明显	50	32
rt-PA	90 min，90 mg	无	轻度	75	54
r-PA	10 mU×2 次，每次>2 min	无	中度	83	60

注：不同临床试验中不同剂量方案的冠状动脉开通率略有不同。

第九节　调脂和抗动脉粥样硬化药物

一、降低 LDL-C 水平的药物

1. 他汀类药

（1）药理作用：他汀类药是肝细胞胆固醇合成中的 HMG-CoA 还原酶抑制剂，通过上调肝细胞表面的低密度脂蛋白受体（LDL-R）来显著降低 LDL-C 水平，同时对中间密度脂蛋白胆固醇（IDL-C）和 VLDL-C 也有降低作用。他汀类药亦可轻微升高 HDL-C 水平。

（2）临床应用：近十年来的双盲随机对照研究证实了他汀类药能显著减缓动脉粥样硬化的进展，在冠心病一级和二级预防中都有重要作用。他汀类药的有益作用在用药第一年就已出现，并在随后的长期治疗中更多显现。

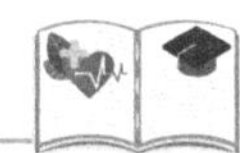

2. 胆固醇吸收抑制剂

依折麦布是选择性肠道胆固醇吸收抑制剂。依折麦布口服吸收后,在肝脏快速葡糖醛酸化,并经肠肝循环到达小肠黏膜,通过干扰 NPC1-L1,限制小肠壁细胞选择性吸收胆固醇和其他脂类,阻止饮食和胆管中的胆固醇吸收。依折麦布常用剂量为每日 10 mg,能降低 LDL-C 水平约 20%。它可作为不能耐受他汀类药患者的替代选择。

二、治疗高甘油三酯血症、低及高密度脂蛋白血症的药物

1. 烟酸类药

烟酸是一种可溶性的维生素 B,它能改善血脂中的各个成分,如降低 TC 和 TG,升高 HDL-C。但是由于其明显的不良反应而未能在临床上广泛应用。

(1)药理作用:烟酸具有降低 TC、LDL-C 和 TG,以及升高 HDL-C 的作用。

(2)临床疗效:烟酸能平均降低 LDL-C 10%~20%,降低 TG 20%~40%,升高 HDL-C 15%~30%。目前烟酸主要用于严重高甘油三酯血症。

(3)剂量和不良反应:烟酸有速释和缓释 2 种剂型。速释型制剂不良反应明显,患者一般难以耐受,现已不用。缓释型制剂不良反应明显减轻,患者较易耐受。轻、中度糖尿病患者坚持服用缓释型制剂,无明显不良反应。缓释型制剂常用量为 1~2 g,每日 1 次。

烟酸的常见不良反应有颜面潮红、高血糖、高尿酸(或痛风)、上消化道不适等。其绝对禁忌证为慢性肝病和严重痛风;相对禁忌证为溃疡病和高尿酸血症。缓释型制剂的不良反应轻,易耐受。

2. 贝特类药

(1)药理作用:贝特类药通过激活过氧化物酶增殖体活化受体 α(PPARα),刺激脂蛋白脂肪酶(LPL)、apoA Ⅰ和 apoA Ⅱ基因的表达,以及抑制 $apoC_1$ 基因的表达,增强 LPL 的脂解活性,有利于去除血液循环中富含甘油三酯的脂蛋白,降低血浆 TG 和提高 HDL-C 水平,促进胆固醇的逆向转运,并使 LDL 亚型由小而密颗粒向大而疏松颗粒转变,也有一定的降低 LDL-C 水平作用。

(2)临床应用:贝特类药能使高甘油三酯伴低高密度脂蛋白血症的人群心血管事件风险降低 10%左右,以降低非致死性心肌梗死和冠状动脉再血管化率为主,对心血管死亡事件、致死性心肌梗死或卒中无明显影响。

(3)剂量和不良反应:临床上可供选择的贝特类药有非诺贝特(片剂 0.1 g,每日 3 次;微粒化胶囊 0.2 g,每日 1 次)和苯扎贝特(0.2 g,每日 3 次)。

贝特类药的常见不良反应有消化不良、胆石症等,其也可引起肝脏血清酶升高和肌病。

绝对禁忌证为严重肾病和严重肝病。

3. 高纯度鱼油制剂

鱼油主要成分为n-3脂肪酸即ω-脂肪酸。常用剂量为每次0.5~1.0 g,每日3次,主要用于治疗严重高甘油三酯血症。此药不良反应少见,发生率为2%~3%,包括消化道症状,少数病例会出现转氨酶或CK轻度升高,偶见出血倾向。

三、调脂药物的联合应用

调脂药物联合应用可能是血脂异常干预措施的趋势,其优势在于能进一步降低LDL-C水平,提高血脂控制达标率,同时降低不良反应发生率。由于LDL是血脂导致动脉粥样硬化的主要原因,而他汀类药作用肯定、不良反应少、能降低总死亡率,故药物联合应用方案多由他汀类药与另一种作用机制不同的调脂药物组成。针对调脂药物不同的作用机制,有不同的药物联合应用方案。一般使用他汀类药联合依折麦布,他汀类药联合贝特类药或烟酸,或他汀类药联合PCSK9抑制剂。

(郑涛)

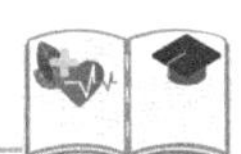

第五章　心内科常用评分方法

一、GRACE 评分

GRACE 评分可以帮助对急性冠脉综合征患者发生缺血性不良事件的风险及预后进行评估,并指导治疗策略的选择。详见附表 15。

附表 15　根据 GRACE 评分选择治疗策略

分值	危险分层	治疗建议
0~108	低危	寻找缺血证据,再决定是否采用介入策略
109~140	中危	建议介入策略(<72 h)
>140	高危	建议早期介入策略(<24 h)

GRACE 评分可评估院内死亡率,详见附表 16。

附表 16　GRACE 评分评估院内死亡率

风险分层	分值/分	院内死亡率
低危	≤108	<1%
中危	109~140	1%~3%
高危	>140	>3%

GRACE 评分可评估出院后 6 个月内死亡率,详见附表 17。

附表 17　GRACE 评分评估出院后 6 个月内死亡率

风险分层	分值/分	6 个月死亡率
低危	≤88	<3%
中危	89~118	3%~8%
高危	>118	>8%

GRACE 评分的临床意义:①对 NSTE-ACS 患者进行危险分层,并指导治疗策略的选择及介入治疗的时机。②对 STEMI 患者进行危险分层,0~108 分为低危,109~140 分为中危,>

140 分为高危。评分越高危险程度越高,患者出院后 1 年内发生主要心血管不良事件的概率就越大。③GRACE 2.0 风险计算器可直接评估急性冠脉综合征患者住院、6 个月、1 年和 3 年的病死率,同时还能提供 1 年死亡或心肌梗死联合风险的概率。

GRACE 评分能够提供最准确的危险分层及出入院评估,可在线进行评估,也可下载评估软件计算 GRACE 分值。下载地址:

https://www.outcomes-umassmed.org/risk_models_grace_orig.aspx

二、TIMI 危险评分

TIMI 危险评分是用于评估急性冠脉综合征患者发生不良事件风险及其预后的评分体系,详见附表 18。

附表 18　TIMI 危险评分

评估 UA/NSTEMI 患者的 TIMI 危险评分方法	
评分参数	分值/分
年龄≥65 岁	1
≥3 个冠心病危险因素(高血压、糖尿病、冠心病家族史、高脂血症、吸烟)	1
已知冠心病(冠状动脉狭窄≥50%)	1
过去 7 天内服用阿司匹林	1
严重心绞痛(24 h 内发作≥2 次)	1
ST 段偏移≥0.5 mm	1
心肌损伤标志物升高	1
最大分值	7
评估 STEMI 患者的 TIMI 危险评分方法	
评分参数	分值/分
年龄≥75 岁	3
年龄 65~74 岁	2
有糖尿病或高血压或心绞痛	1
收缩压<100 mmHg	3
心率>100 次/min	2
Killip 分级Ⅱ~Ⅳ级	2
体重<67 kg	1
前壁 ST 段抬高或左束支传导阻滞	1
距离就诊时间>4 h	1
最大分值	14

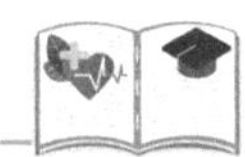

TIMI 危险评分的临床意义：①对于 UA/NSTEMI 患者，TIMI 危险评分越高，患者发生不良事件（心肌梗死、急性再血管化、死亡等）的概率就越大。②对于 STEMI 患者，0～3 分为低危，4～6 分为中危，7～14 分为高危。TIMI 危险评分越高，患者出院后 1 年内发生主要心血管不良事件的概率就越大。

三、CHA_2DS_2-VASc 评分

CHA_2DS_2-VASc 评分能有效地评估低危心房颤动患者，更明确地指导抗栓治疗，详见附表 19。

附表 19　CHA_2DS_2-VASc 评分方法

缩写	危险因素	分值/分
C	充血性心衰/左心功能不全	1
H	高血压	1
A	年龄≥75 岁	2
D	糖尿病	1
S	中风/短暂性脑缺血发作/血栓史	2
V	血管病变（心肌梗死、周围血管病或主动脉粥样斑块史）	1
A	年龄 65～74 岁	1
Sc	性别（女性）	1
	总分值	10

CHA_2DS_2-VASc 评分的临床意义：CHA_2DS_2-VASc 评分用于评估非瓣膜性心房颤动患者发生脑卒中的风险，可对患者脑卒中发生风险进行分层，并指导其抗栓治疗，详见附表 20。

附表 20　非瓣膜性心房颤动患者预防血栓的药物选择

CHA_2DS_2-VASc 评分	推荐药物
≥2 分（高危）	口服抗凝药，如华法林
1 分（中危）	口服抗凝药或阿司匹林，优先考虑口服抗凝药
0 分（低危）	阿司匹林或不处理，优先考虑不处理

四、HAS-BLED 评分

HAS-BLED 评分是用于评估接受抗凝治疗患者出血风险的评分体系，该评分有助于及时调整治疗方案。详见附表 21。

附表 21　HAS-BLED 评分方法

缩写	危险因素	分值/分
C	充血性心衰/左心功能不全	1
H	高血压(收缩压>160 mmHg)	1
A	肝/肾功能不全(各 1 分)	1/2
S	卒中史	1
B	出血史	1
L	异常 INR 值	1
E	老年(年龄>65 岁)	1
D	服用增加出血倾向的药物或饮酒过量(各 1 分)	1/2
	最大分值	10

HAS-BLED 评分的临床意义:对心房颤动患者进行抗凝治疗时应注意平衡患者的脑卒中发生风险和大出血发生风险。当 HAS-BLED 评分≥3 分时,预示着潜在出血风险高,应对患者进行密切观察及对 INR 进行监测,及时调整口服抗凝药或阿司匹林的剂量。

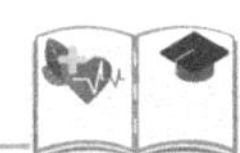

第六章　冠状动脉造影和介入治疗图示

一、正常的冠状动脉造影

病例：患者杨某某，女性，74岁，因"反复心慌、气累5年多，加重1个多月"入院。冠状动脉造影未见异常。冠状动脉造影显示：左主干未见狭窄，前降支未见明显狭窄，前向血流TIMI 3级。回旋支未见明显狭窄，前向血流TIMI 3级。右冠状动脉未见明显狭窄，前向血流TIMI 3级。详见附图2。

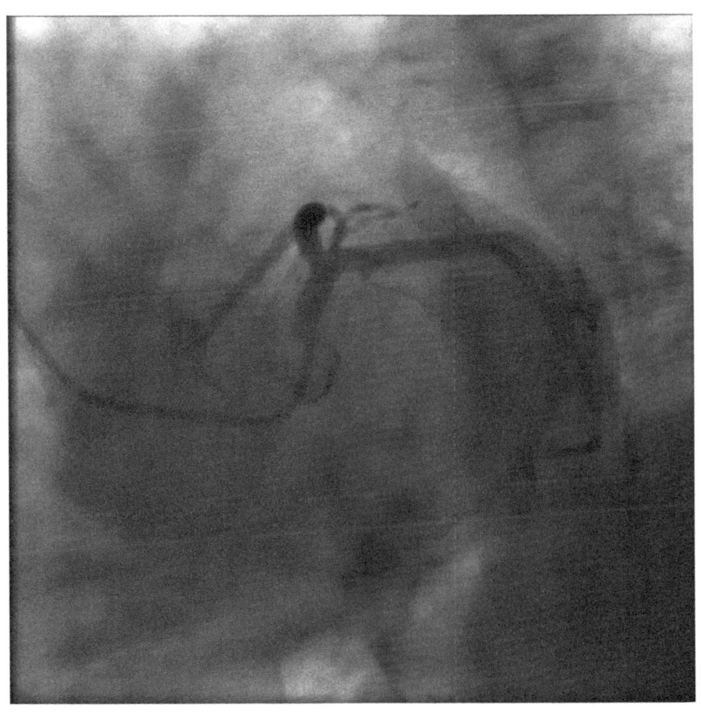

(1)蜘蛛位

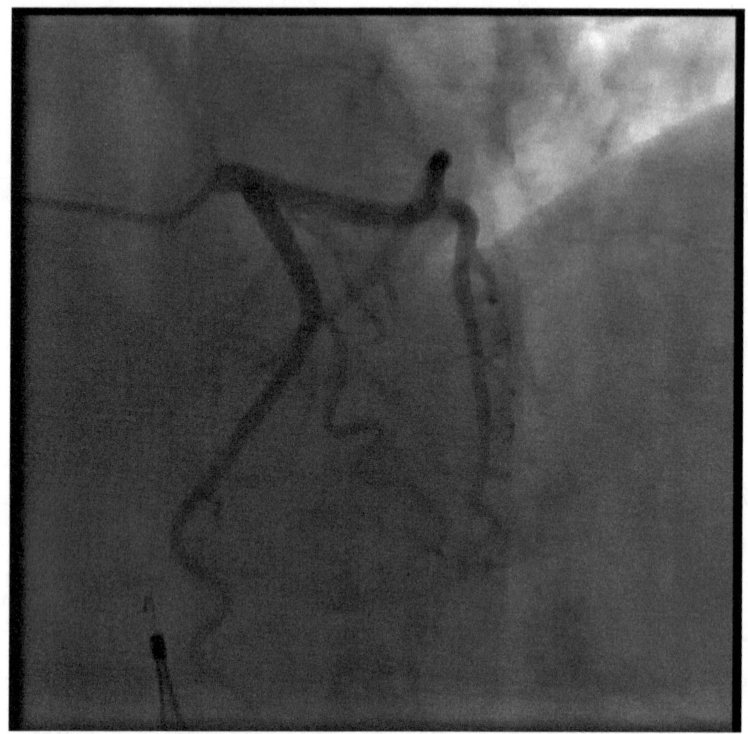

(2)左肩位

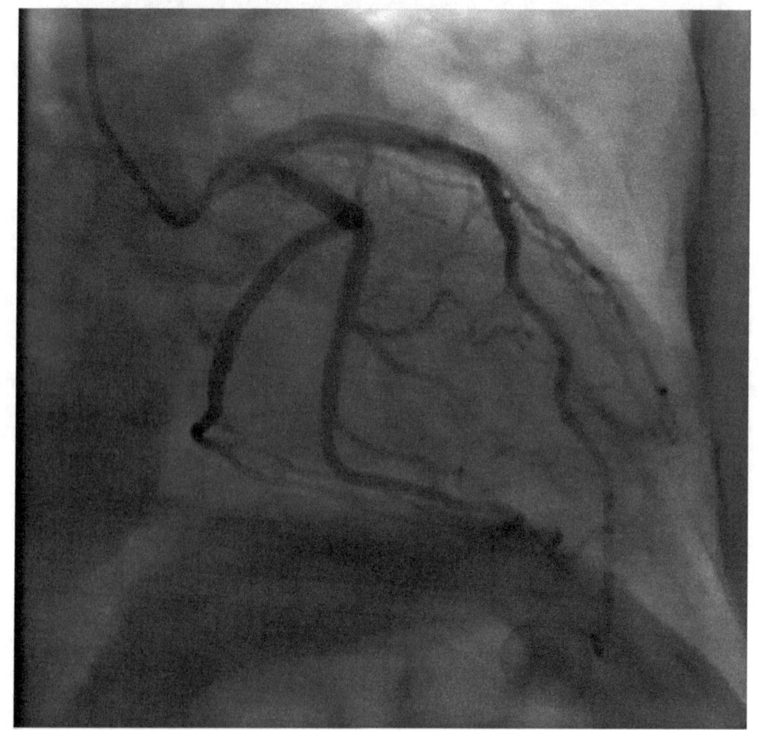

(3)右肩位

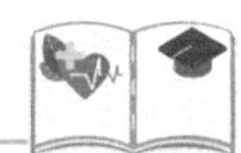

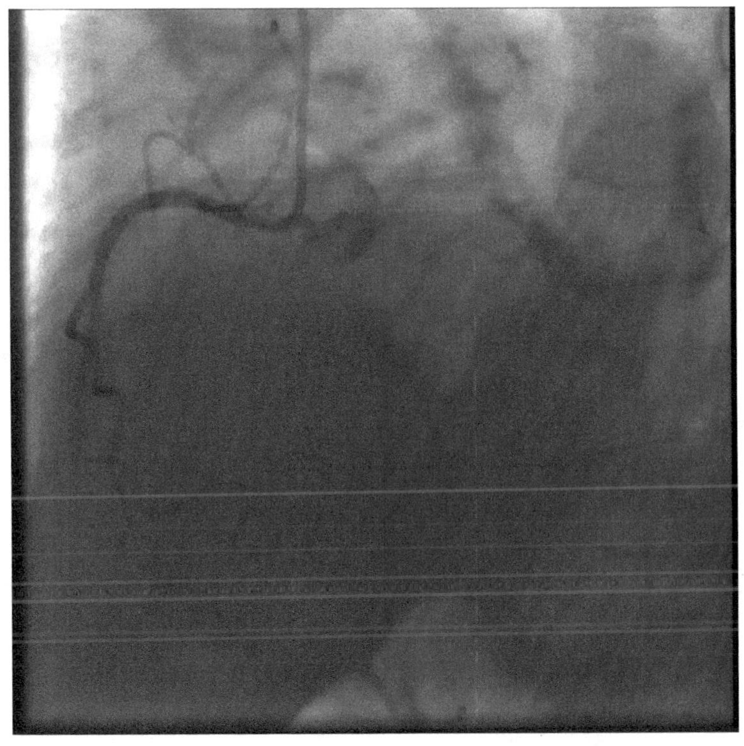

(3)右冠状动脉

附图 2 正常的冠状动脉造影

二、冠状动脉硬化的冠状动脉造影

病例:患者吴某某,男性,50 岁,因“反复头晕 5 年多,复发加重 4 天”入院。冠状动脉造影显示:左主干未见明显狭窄,前降支中段局限性狭窄 20%~30%,远段狭窄约 20%,前向血流 TIMI 3 级。回旋支未见异常。右冠状动脉未见异常,前向血流 TIMI 3 级。详见附图 3。

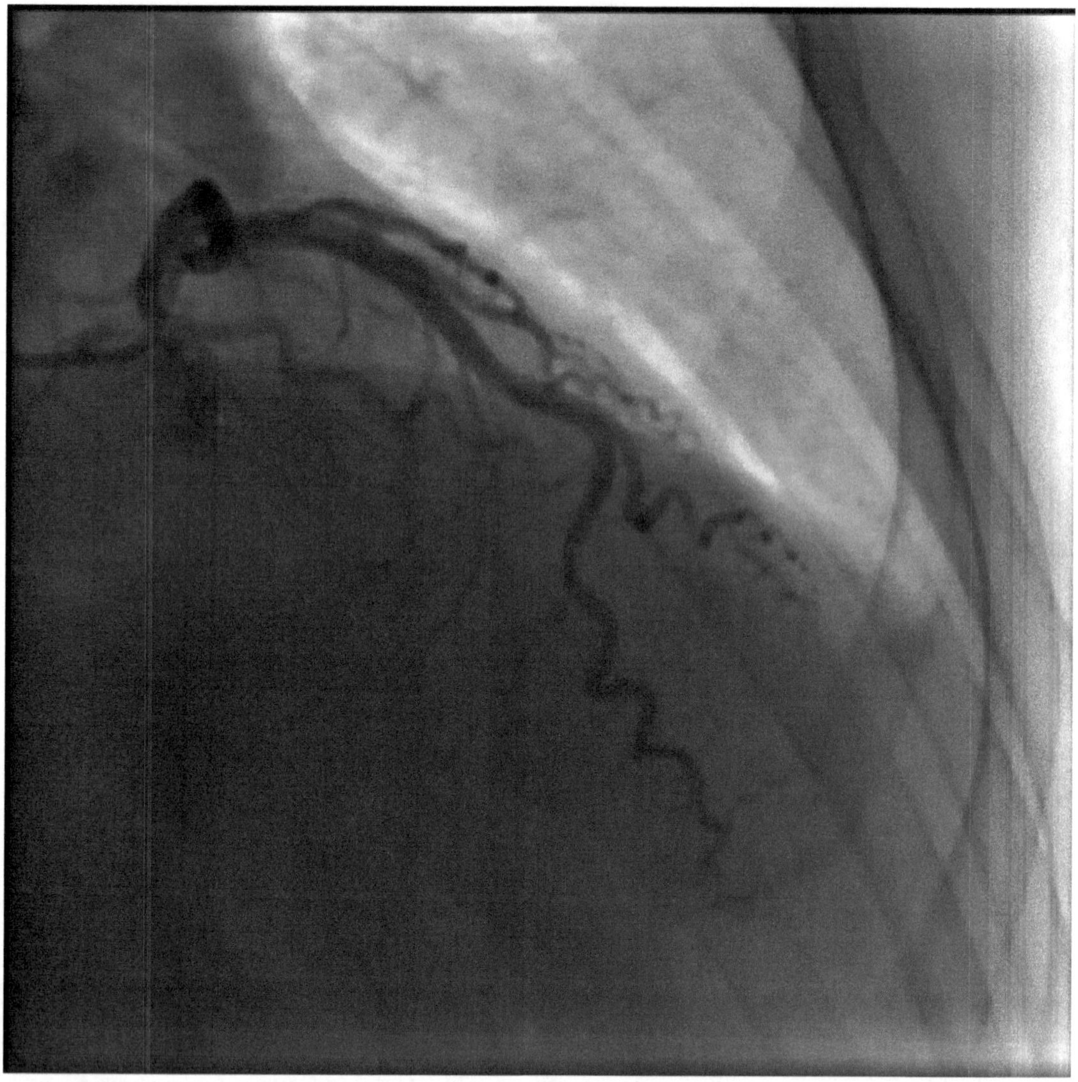

附图 3　冠状动脉硬化的冠状动脉造影

三、冠心病的冠状动脉造影

病例：患者潘某某，因“反复胸闷、气促 9 个多月，再发并加重 2 个多月”入院。冠状动脉造影显示：左主干未见明显狭窄，前降支近中段见弥漫性狭窄 60%～75%，远段未见明显狭窄，前向血流 TIMI 3 级；第二对角支开口以远完全闭塞，前向血流 TIMI 0 级；可见间隔支远端至对角支远端的逆灌血流。回旋支全程见弥漫性狭窄 40%～50%，前向血流 TIMI 3 级；第二钝缘支近段见节段性狭窄 60%～70%，前向血流 TIMI 3 级。详见附图 4。

调整 TIG 管至右冠状动脉口，变换各标准体位，注入对比剂造影，示右冠状动脉近段未见明显狭窄，中远段见弥漫性狭窄 50%～60%，前向血流 TIMI 3 级。详见附图 4。

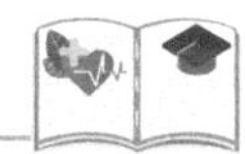

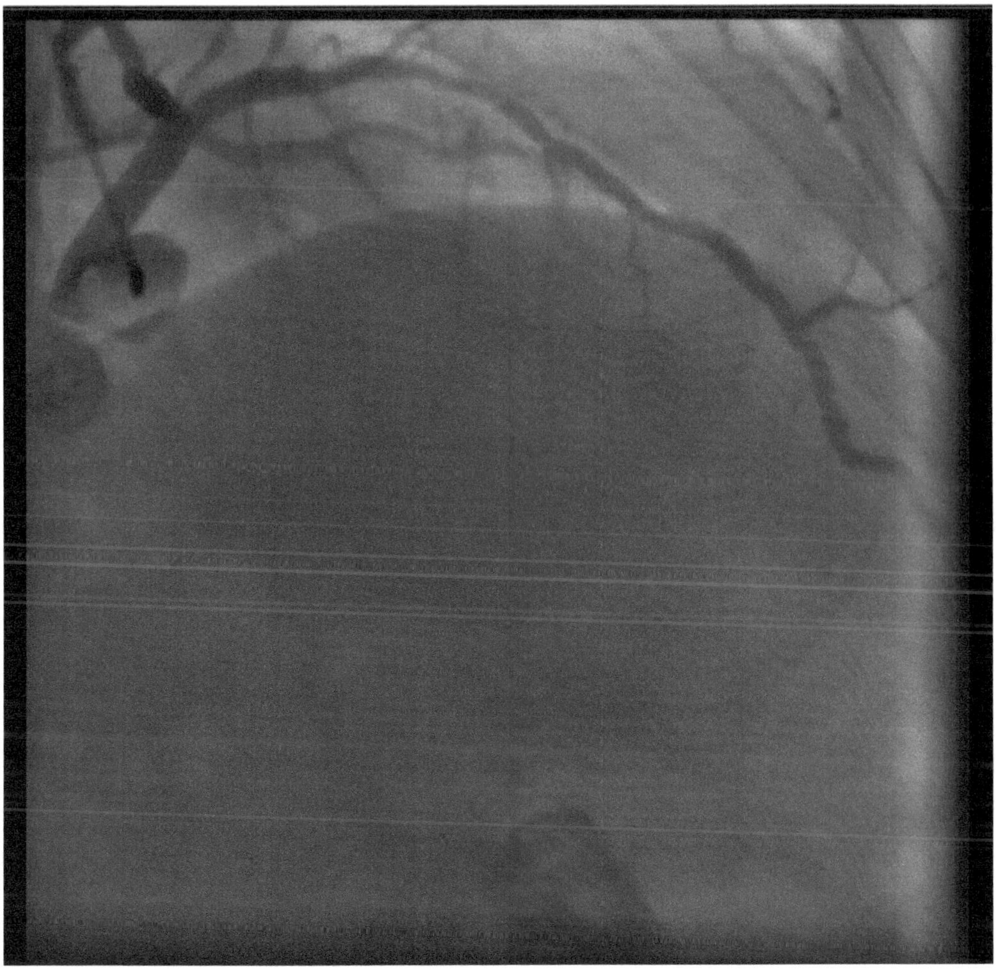

附图 4　冠心病的冠状动脉造影

四、急性心肌梗死的冠状动脉介入治疗

病例：患者鄢某某，66 岁，女性，因“阵发性心慌、气累半个月，加重 2 天”入院。入院诊断：冠心病急性 STEMI。急诊冠状动脉造影显示：左主干未见明显狭窄；前降支近中段见钙化影伴弥漫性狭窄 95%～99%，前向血流 TIMI 0～1 级；回旋支未见明显狭窄，前向血流 TIMI 3 级；右冠状动脉未见明显狭窄，前向血流 TIMI 3 级。详见附图 5。

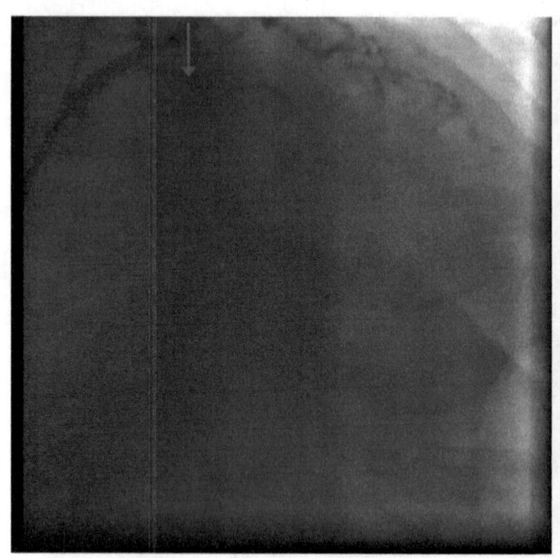
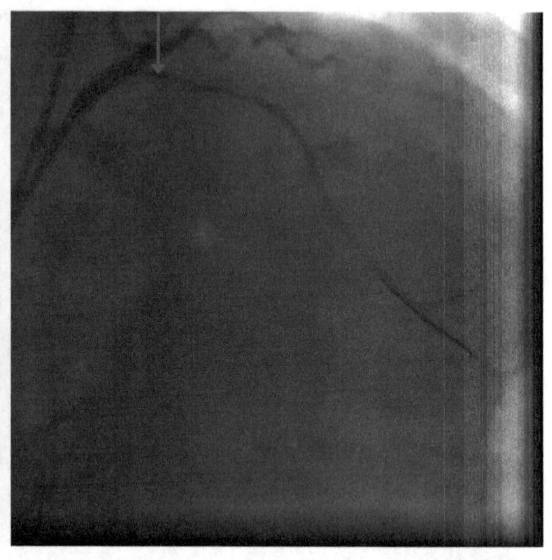

附图 5　急性心肌梗死的冠状动脉介入治疗

予冠状动脉介入治疗:沿动脉鞘以 J 型导丝引导置入 EBU. 35 Guiding 管,无法顺利至左冠状动脉口,保留 EBU. 35 Guiding 管在窦内,撤除 J 型导丝,沿 EBU. 35 Guiding 管置入 runstrough 导丝,导丝顺利下行进入回旋支远端,调整 EBU. 35 Guiding 管成功进入左冠状动脉口,再沿 EBU. 35 Guiding 管置入另一根 runstrough 导丝,导丝成功进入前降支远端,沿前降支导丝送入 1. 5 mm×15 mm 预扩张球囊至前降支近中段狭窄病变处,以 10 atm×6 s(1 atm≈100 kPa)由远及近扩张狭窄病变,重复冠状动脉造影示前降支全程血流恢复,未见血栓及夹层,前向血流 TIMI 3 级。

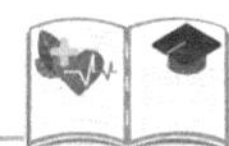

问题索引

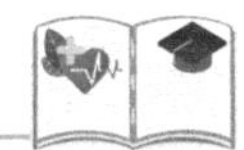

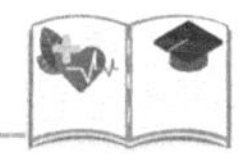

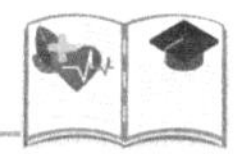

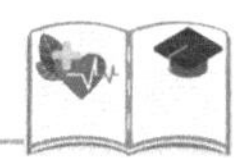